# 针灸临证医案集

ZHENJIU LINZHENG YIAN JI

王　薇　编著

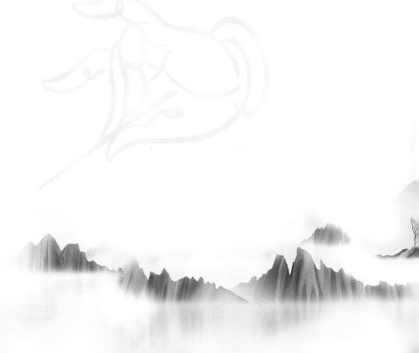

甘肃科学技术出版社

甘肃·兰州

图书在版编目（CIP）数据

　　针灸临证医案集 / 王薇编著. -- 兰州 ： 甘肃科学
技术出版社， 2024.9. -- ISBN 978-7-5424-3238-4

　　Ⅰ. R246

　　中国国家版本馆CIP数据核字第2024KQ7731号

**针灸临证医案集**

王　薇　编著

责任编辑　陈学祥
封面设计　麦朵设计

出　　版　甘肃科学技术出版社
社　　址　兰州市城关区曹家巷1号　　730030
电　　话　0931-2131572（编辑部）　　0931-8773237（发行部）

发　　行　甘肃科学技术出版社　　　　印　刷　甘肃日报报业集团印务分公司
开　　本　880毫米×1230毫米　1/32　印　张　9.625　插　页　2　字　数　229千
版　　次　2024年9月第1版
印　　次　2024年9月第1次印刷
印　　数　1~2000
书　　号　ISBN 978-7-5424-3238-4　　定　价　58.00元

# 自 序

"中医药是打开中华文明的钥匙。"针灸是中医药中独具代表性的治疗疾病的手段和方法,具有系统的理论体系,在中华民族繁衍生息和中华文明传承的历史长河中发挥着独特的作用。笔者于2019年2月10日受甘肃省卫生健康委选派赴甘肃—匈牙利岐黄中医中心(以下简称"中医中心")从事为期两年的中医医疗及中医药文化推广和宣传工作。

在中医中心工作期间,先后诊治了来自欧洲、美洲、亚洲、非洲等各大洲50多个国家的患者。为中国、挪威、韩国等国驻匈牙利大使馆工作人员及中国驻匈牙利各界传媒人士提供医疗服务;在《匈牙利新导报》发表中医科普文章20余篇;为当地从事中医药的医师及中医爱好者开展中医药讲座。参与匈牙利华人华侨"中国春"及匈牙利退休人员义诊活动；受邀出席了中国驻匈牙利大使馆举办的庆祝"建军92周年"活动和"庆祝中华人民共和国成立七十周年暨中匈建交七十周年"招待会；参加了中东欧中医药学会学术会议；参加了全球同庆首个"世界中医药日"庆典暨第十六届世界中医药大会的新闻发布会，并参加第十六届世界中医药大会。医疗工作中应用针灸、中药解除病痛，在各级各类场所、会议、活动中积极推介中医药文化。

新型冠状病毒感染疫情发生后，在国内新冠疫情严重之时，时刻关注国内疫情发展。自欧洲疫情蔓延以及匈牙利确诊病例出现以来，一直坚守在医疗一线，尤其在欧洲第二波疫情严重蔓延之时，仍然坚守医疗岗位，把凝结于中医药中的中国方案、中国智慧应用到防控匈牙利疫情的一线，为匈牙利人民、当地华人华侨提供一切可能的支持和帮助。坚持诊治来自匈牙利、美国、法国、韩国、俄罗斯等不同国家的患者，协助中国驻匈牙利大使馆为留学生准备防疫健康包，将中医中心化湿防瘟饮和清肺排毒汤胶囊等应用在当地防疫中。在匈牙利医师防疫群里，尽己所能为华人华侨普及抗疫知识并提供诊疗建议，分享甘肃防疫诊疗方案和经验。通过视频连线为欧洲各国患者及当地华人华侨给予诊疗中药处方和防疫方案推荐。也为在匈华为、中铁等中资企业提供防疫药物配方、咨询和建议。

在中医中心两年的医疗工作中，兢兢业业，尽职尽责，严于律己，顾全大局，勇于担当，用过硬的专业技术、专业素养和职业道德，尤其在抗击新冠疫情的战斗中，自始至终没有退缩。作为一名医务工作者，发挥了中医药优势，为匈牙利防疫工作，为匈牙利人民、欧美亚非等各大洲多国人士、华人华侨、中资企业员工的健康提供了专业的医疗保障。在中医药文化推广和宣传中，亲和自信，亲力亲为，充分展现了中医药及中国传统文化的魅力，在促进中医药对外传播和中匈文化交融和民心相通作出了应有的贡献。

医案作为诊疗过程最原始的记录，是临床最为重要的文献。在忙忙碌碌的援外医疗工作中，积累和整理医案近千个，通过精选，筛选出较为典型的医案166个。按照头面躯体痛证、内科病证、妇科病证、皮外伤科病证、五官科病证、其他病证等分类整理。每个医案按照患者国籍、姓名、年龄、诊断等基本信息登记，详细说明诊疗时间与经过。每个医案后附按语，按语详述疾病源流、病因病机、针灸处方、诊疗体会、调护宜忌等。本书集册付梓，既是对笔者援外医疗工作的总结，也是对针灸诊治经验的分享。本书由甘肃中医药大学针灸学学科、中共甘肃省委组织部人才项目"中医药防治高原骨代谢失衡制剂研发与创新人才培养"资助出版。本书成书过程中白金霞、杨钰婷、王彦斐、贾君、朱玉春、张浩令、齐雅茜、雷新宇等学生积极参与，在此一并表示感谢。本书插画由女儿宋美仪创作完成，深感欣慰与温暖。但在编写过程中，由于本人专业水平所限，难免纰漏，集结成册，当为吾愿，以飨读者。敬请读者批评指正。

聊做赘述，以述缘由，是为序。

王薇

2024年5月于金城

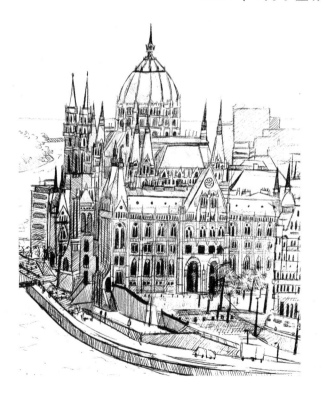

# 目　　录

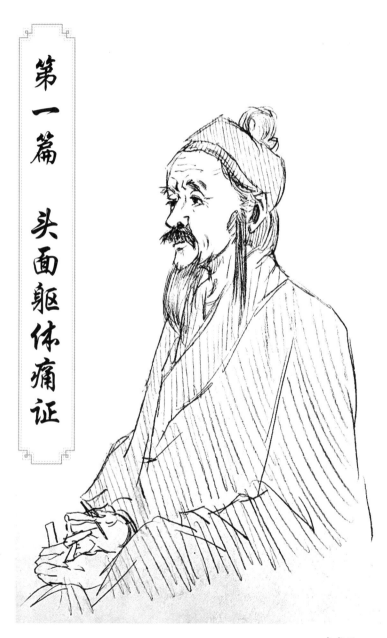

第一篇 头面躯体痛证

皇甫谧

# 病　案　1

国籍:匈牙利　　　　首诊时间:2019-5-2

姓名:Tóth J.　　性别:男　　年龄:59岁

**主诉:**前额部及后枕部疼痛5年。

**现病史:**患者前额部及后枕部疼痛5年,自觉疲乏,无胸闷,头痛发作时自测血压为135/95mmHg。有过敏性鼻炎病史12年,鼻流清涕,打喷嚏。睡眠欠佳,入睡困难,易醒。纳食可,二便可。舌淡体胖,边有齿痕,中有裂纹,脉细弦。

**既往史:**既往体健。

**诊断:**1.头痛(阳明、太阳头痛);2.不寐;3.鼻鼽。

**治疗:**首诊,针刺百会、阿是穴;双侧阳白、头维、安眠、内关、三阴交、昆仑;左侧足三里、神门;右侧阴陵泉、三间。

5月8日二诊,诉头痛减轻,睡眠改善。鼻流清涕,打喷嚏。舌淡体胖,边有齿痕,中有裂纹,脉细。在原方基础上去阿是穴,加引气归元、上星、印堂、双侧迎香。

5月14日三诊,诉前额及后枕部疼痛基本消失,睡眠改善,过敏症状减轻。在原方基础上去阳白、头维、昆仑,加补左侧照海、泻右侧申脉。

5月20日四诊,诉前额及后枕部疼痛消失,睡眠改善,睡眠时间延长,精神佳,过敏症状消失。上方继续巩固治疗。

**按语:**中医对头痛病认识已有两千多年的历史,早在殷商甲骨文中就有"疾首"的记载。头为"诸阳之会""清阳之府",手足三阳经和足厥阴肝经均上头面,督脉直接与脑府相联系,因此各种外感及内伤因素导致头部经络功能失常均可引起头痛。《伤寒论》记载了头痛各类不同证候的不同治法,如治疗厥阴头痛,"干呕,吐涎沫,头痛者,吴茱萸汤主之"。李东垣在《东垣十书》中,将头痛分为外感头痛和内伤头痛,根据症状和病机的不同而有伤寒头痛、湿热头痛、偏头痛、真头痛、气虚头痛、血虚头痛、气血俱虚头痛、厥逆头痛等。《丹溪心法》中补充了痰厥头痛和气滞头痛,并提出若头痛不愈可加引经药,言:"头痛需用川芎,如不愈,各加引经药。太阳羌活,阳明白芷,少阳柴胡,太阴苍术,厥阴吴茱萸,少阴细辛也。"部分医著中还记载有"头风"一名,王肯堂在《证治准绳》中论述:"浅而近者名头痛,其痛猝然而至,易于解散速安也。深而远者为头风,其痛作止无常,愈后遇触复发也。"清代医家王清任倡瘀血之说,用血府逐瘀汤治之。

　　本案患者前额部及后枕部痛,依据病变部位辨经为阳明及太阳头痛,针刺治疗首诊取百会、头维、阳白、阿是穴为局部选穴,体现"腧穴所在,主治所在",以疏通头部经络气血;足三里、三间、昆仑为远部选穴,分别疏通阳明、太阳经经气;阴陵泉以疏通阳明、太阴经经气;安眠穴为经验选穴,配合神门、内关穴以达宁心安神之功效。二诊针刺引气归元、上星、印堂、迎香。中脘、下脘、气海、关元为腹针疗法中的引气归元,中脘、下脘均属胃脘部,两穴有理中焦、调升降的作用,且手太阴肺经起于中焦,故有主肺气肃降的功能。气海为气之海,关元培肾固本。肾主先天之元气,四穴组合,具有治心肺、调脾胃、补肝肾之功效。上星、印堂、迎香以达宣通鼻窍之功效。三诊原方基础上去阳白、头维、昆仑,加补左侧照海、泻右侧申脉,跷脉主寤寐,照海通阴跷脉,申脉通阳跷脉,二穴相配可通过调节阴跷脉、阳跷脉以达安神助眠之功效。

头痛者,既是病,亦是症。病退症消,症减病去。针灸治病重在审因论治,辨证配穴。针灸组方遵阴阳、表里、寒热、虚实八纲之原则。主要症状与兼症共治,效果甚佳。

# 病　案　2

| | |
|---|---|
| 国籍:匈牙利 | 首诊时间:2020-2-5 |
| 姓名:Szász S. | 性别:男　　年龄:64岁 |

**主诉:**右侧偏头痛5年余,加重3月。

**现病史:**患者5年前修家中灯泡不慎触电,之后出现右侧偏头痛,当地医院就诊治疗后症状有所缓解。3月前右侧偏头痛再次复发并较前加重,每日均有发作,痛如针刺,严重时连及右眼眶及太阳穴,紧张、焦虑时症状加重。无恶心,无呕吐。右侧胁肋部挛痛,不能平卧,翻身时有痉挛、压迫感。胃脘部灼热,纳食可,睡眠尚可,二便可。舌暗体胖,边有齿痕,散在裂纹,脉弦涩。

**既往史:**左侧肾囊肿,前列腺钙化,高血压病,阑尾及膝关节术后。

**诊断:**1.偏头痛(少阳头痛,气滞血瘀);2.胁痛。

**治疗:**首诊,针刺中脘、下脘;双侧太阳、内关、蠡沟、太冲;左侧四渎、外关、丘墟;右侧率谷、头部阿是穴、日月、期门、胁肋部阿是穴。

2月18日二诊,诉头痛略有减轻,右胁痛减轻,可以平卧。原方基础上加右侧胁肋部及腹部刺络拔罐。

2月25日三诊,诉每天晨起头痛减轻,下午疼痛复现,但疼痛程度较前减轻。右侧胁肋痛及胃脘部灼热感消失。原方基础上去日月、期门、胁肋部阿是穴、中脘、下脘,加双侧血海,针刺后取双侧肝俞、膈俞行刺络拔罐疗法。

3月3日四诊,诉右侧偏头痛明显减轻,发作频率减少。因昨夜睡觉姿势不当出现右侧颈项部疼痛不适伴活动受限。针刺左侧落枕穴、外关,行运动针法强刺激,运动15min后诉颈项部疼痛消失,活动不受限。起针后继续针刺双侧太阳、内关、蠡沟、太冲;左侧外关、四渎、丘墟;右侧率谷。

3月12日五诊,诉右侧偏头痛、右侧胁肋痛及胃脘部灼热感均消失。继续针刺双侧太阳、内关、蠡沟、太冲;左侧外关、四渎、丘墟;右侧角孙。

2周后电话随访,未复发。

**按语**:偏头痛首载于《黄帝内经》,如《素问·奇病论》载:"……人有病头痛,以数岁不已……当有所犯大寒,内至骨髓,髓者以脑为主,脑逆故令头痛……"《丹溪心法》曰:"偏头痛者,头半边痛者是也。"偏头痛是以周期性发作的单侧头痛(双侧少见)为主症的病证,常局限于额部、颞部和枕部,疼痛开始时为激烈的搏动性疼痛,后转为持续性钝痛。发作时头痛部位可由头的一个部位到另一个部位,同时可放射至颈、肩部。任何时间可发作,但以早晨起床时为多发,症状可持续数小时到数天。典型的偏头痛有先兆症状,如眼前闪烁暗点、视野缺损、单盲或同侧偏盲,常伴有恶心、呕吐,对光及声音过敏等为特点。

本案依据发病部位辨经为少阳头痛,四诊合参辨证为气滞血瘀证。首诊针刺率谷、头部阿是穴、太阳、日月、期门、胁肋部阿是穴均为局部选穴,分别疏通头部、胁肋部经气;四渎、外关、丘墟、蠡沟、太冲为循经远部选穴，以达疏利少阳经气之功效；内关、中脘、下脘宽胸理气，健脾和胃。二诊原方基础上加右侧胁肋部及腹部刺络拔罐，以加强清泻肝胆、胃腑郁热之功。三诊加双侧血海，针刺后取双侧肝俞、膈俞行刺络拔罐疗法，以达疏肝解郁、活血化瘀止痛之功。四诊因睡觉姿势不当出现右侧颈项部疼痛不适伴活动受限，辨病为落枕（少阳经证），针刺取落枕穴为经验选穴，取外关以疏调少阳经气，通则不痛。

本案患者既患偏头痛，又添精神因素影响疾病，甚至加重原有疾病症状。治疗中当审因论治，调神与调气同治。

# 病　案　3

| | |
|---|---|
| 国籍：匈牙利 | 首诊时间：2019-12-18 |
| 姓名：Rutterschmidt Z. | 性别：女　　年龄：37 岁 |

**主诉**：前额及双侧眉棱骨疼痛半年余，加重 1d。

**现病史**：患者半年前无明显诱因出现前额及双侧眉棱骨疼痛，痛时伴有恶心、呕吐。1 月前行节食疗法后疼痛有所缓解，昨日食用少量麸制品后再次出现前额及双侧眉棱骨痛，并较前加重。纳食欠佳，腹胀，左侧下腹部疼痛，拒按。睡眠可，小便可，大便干。舌红体胖，有少许裂纹，苔黄，脉沉滑数。

**既往史**：既往体健。

**诊断**：1.头痛（阳明头痛，痰热上扰）；2.腹痛。

**治疗**：针刺印堂；双侧头维、头针胃区、阳白、攒竹、安眠、天枢、陷谷；左侧足三里、阴陵泉、内关；右侧合谷、上巨虚、丰隆、公孙。治疗后诉前额及双侧眉棱骨痛、左侧下腹部疼痛消失,腹胀症状减轻。嘱其口服健脾丸,10粒/次,2次/d,早上9:00~11:00、晚上5:00~7:00服用。

**按语:**头为诸阳之会,太阳、阳明、少阳等手足经脉皆上会于头,五脏精血、六腑清阳之气亦上荣于头。头痛病因虽有外感、内伤之别,但以六经定位识证当更为切体。阳明经居三阳之间,外邪直受少见,多由太阳之邪不解而传之。胃为燥腑,易生燥热,途循两路,上行则头痛,热漫全身,入腑则易生燥热结,症见日晡潮热、腹痛拒按、便秘等。

本案患者前额及双侧眉棱骨疼痛,属阳明头痛,四诊合参辨证为痰热上扰证。针刺印堂、头维、阳白、攒竹均为近部选穴,疏调头部气机;胃区、头针刺激区,可调节胃气、和胃降逆;阴陵泉、丰隆以健脾利湿化痰;合谷、足三里为手、足阳明经之腧穴,为同名经取穴法,以健脾和胃、通络止痛;上巨虚为大肠的下合穴,"合治内腑",配合天枢以达通调腑气之功;公孙为足太阴脾经的络穴,为八脉交会穴之一,通于冲脉。内关为手厥阴心包经的络穴,亦为八脉交会穴之一,通于阴维脉。内关配公孙为上下配穴法,可健脾和胃、降逆止呕;安眠为经验选穴,以达安神助眠之功;陷谷是足阳明胃经之输穴,五行属木,可理气止痛、健脾利湿。

胃为仓廪之官,五味出焉。受纳、消靡有度,气机升降有序。治疗贵在升降有司,通达有度。针灸治疗重在调气机,复功能。本案治疗医患合作甚为重要,医者重后天之本,调畅气机为治疗大法,患者饮食有节、起居有常为康复之要。

# 病　案　4

国籍:匈牙利　　　　　首诊时间:2019-9-2
姓名:Olah N.　　　性别:女　　年龄:35岁

**主诉:**前额、鼻根及眉棱骨痛16年。

**现病史:**患者16年前不明原因出现前额、鼻根及眉棱骨痛,头痛剧烈时伴恶心、呕吐,一周至少出现两次症状,有时连续疼痛3d。当地医生给予口服药物(具体不详),发作时首次口服治疗有效,二次发作时服药无效。畏寒肢冷,食欲欠佳,脘腹痞满,大便溏薄,2次/d,小便可。舌淡,苔白,边有齿痕,脉沉细弦。

**既往史:**既往体健。

**诊断:**头痛(阳明头痛,脾胃虚寒)。

**治疗:**首诊,针刺印堂;双侧头维、阳白、攒竹、章门、梁门;左侧内关、陷谷、足三里;右侧三间、阴陵泉、公孙。温灸器艾灸中脘至下脘段。给予中药汤剂5剂,1剂/d,2次/d。

吴茱萸9g　　　太子参15g　　　大枣10g　　　生姜18g

9月6日二诊,诉本周头痛发生频率明显减少,疼痛程度较前减轻,前额及鼻根疼痛消失,眉棱骨偶有疼痛,无恶心呕吐。食欲改善,脘腹痞满感消失,怕冷症状减轻,大便成形。原方去印堂、阳白、梁门、内关穴,余穴同前;嘱隔日交替自灸中脘至下脘段与脾俞至胃俞段,灸后饮温水。

**按语:**《素问·通评虚实论》认为头痛与脾胃有关,如"头痛耳鸣,九窍不利,肠胃之所生也"。

本案依据发病部位辨经为阳明头痛,四诊合参辨证为脾胃虚寒证。针刺印堂、头维、阳白、攒竹为近部选穴,以疏调头部经气;陷谷、三间、足三里、阴陵泉为远部选穴,以健脾和胃、通络止痛;内关为手厥阴经的络穴,又为八脉交会穴之一,通于阴维脉,可宽胸理气、和胃降逆;公孙为足太阴脾经的络穴,亦为八脉交会穴之一,通于冲脉,"冲脉为病,逆气里急",可调理脾胃、平逆止呕;"脏会"章门,为脾之募穴,配合梁门以健脾和胃、消食导滞。温灸器艾灸中脘至下脘段,以温补脾胃。另予吴茱萸汤加减以温中补虚、降逆止呕。二诊原方去印堂、阳白、梁门、内关穴,嘱隔日交替自灸中脘至下脘段与脾俞至胃俞段以温补脾胃。阳明经脾胃虚寒证引起的头痛,针药合用,灸疗兼施,效张力显。

## 病 案 5

| 国籍:匈牙利 | 首诊时间:2019-9-12 | |
|---|---|---|
| 姓名:Reichenbach P. | 性别:女 | 年龄:44 岁 |

**主诉:**巅顶痛10年,加重2周。

**现病史:**患者10年前因工作压力较大,情绪不佳,出现巅顶痛,2周前疼痛较前明显加重,伴眩晕,恶心,呕吐涎沫。1月前出现左膝关节痛,晨起自觉僵硬,活动不利。乳糖不耐受,食奶制品后胃脘部疼痛。睡眠可,纳食可,小便可,大便干。舌暗,苔白,中有裂纹,脉细弦。

**既往史:**既往体健。

**诊断:**1.头痛(厥阴头痛,肝郁气滞);2.膝痹。

治疗：针刺百会、四神聪；双侧疏肝穴、太冲；左侧内关、鹤顶、内膝眼、外膝眼、阳陵泉；右侧丘墟；膝关节拔罐。嘱其调畅情志，放松心情，避免熬夜。给予中药汤剂3剂：

吴茱萸9g　　　干姜12g　　　党参20g　　　大枣10g

治疗后即诉疗效显著，巅顶痛减轻，左膝关节痛消失。

1月后电话随访，疼痛偶有发生，但程度较轻，无眩晕，无恶心呕吐。

**按语：**《素问·五脏生成》提出"是以头痛巅疾，下虚上实"。属本虚标实头痛。《难经》进一步提出"厥头痛"和"真头痛"。《伤寒论》明确提出六经中头痛的只有太阳病、阳明病、少阳病、厥阴病，而少阴则无。晋·王叔和指出，肝胆气逆是引起头痛的重要原因之一。

本案依据发病部位辨经为厥阴头痛，四诊合参辨证为肝郁气滞证，病因因于肝，情志所伤，肝失疏泄，郁而化火，上扰清窍，而发为巅顶头痛。针刺百会、四神聪为局部取穴，可疏通头部经络气血；太冲为足厥阴肝经之原穴、输穴，配合丘墟共奏疏利肝胆气机之功；疏肝穴为经验选穴，位于内踝尖上3寸，胫骨内侧面中央，可疏肝解郁；选取内关穴，为同名经选穴法，可宽胸理气、降逆止呕；患者左膝关节疼痛，属中医膝痹范畴，以近部取穴为主，选取鹤顶、内膝眼、外膝眼和阴陵泉以疏调局部经络气血；"筋会"阳陵泉，选取该穴以舒筋止痛，配合膝关节局部拔罐，加强通络止痛之功。《兰室秘藏·头痛》中记载："厥阴头项痛，或吐痰沫，厥冷，其脉浮缓，吴茱萸汤主之。"治疗给予吴茱萸汤以温中补虚、降逆止呕。

头痛治疗，辨病与辨位甚为重要。病者治疗之所求，位者治疗之所途。求之在于循经，途之在于配伍。针通经络畅气机，药引经血归正途。针药并用,因势利导,各取所长是为本案治疗效如桴鼓之关键。

# 病 案 6

| 国籍:匈牙利 | 首诊时间:2020-3-12 | |
| --- | --- | --- |
| 姓名:Pálocska J. | 性别:男 | 年龄:48岁 |

**主诉:**巅顶部刀割样疼痛42年。

**现病史:**患者自6岁时不明原因出现头痛,自觉巅顶部疼痛,痛如刀割样,遇风加重。曾就诊于各大医院神经科,查MRI示:未见异常。给予口服止痛药,自觉无效,肌肉注射药物(具体不详)5min后痛止,持续2~3d后疼痛再次出现。右心室关闭不全。否认癫痫,否认糖尿病。睡眠欠佳,入睡困难,易醒。纳食可,二便可。舌暗红,苔白,中有裂纹,边有瘀紫,脉沉细涩。

**既往史:**心脏病,高血压病。

**诊断:**1.头痛(厥阴头痛,风寒痹阻兼瘀血);2.不寐。

**治疗:**给予罗布麻茶。针刺百会、四神聪、阿是穴、印堂;双侧风池、安眠、血海、疏肝穴、太冲;左侧内关;右侧列缺、丘墟。双侧耳尖点刺放血;双侧膈俞、肝俞刺络拔罐。针后患者即诉疼痛减轻。

1月后电话随访,受风后偶有巅顶部疼痛,但疼痛程度明显减轻,睡眠改善。

**按语:**《诸病源候论·伤寒候》指出头痛可能由伤寒引起,"夫伤寒病者,起自风寒,入于腠理,与精气交争,荣卫痞隔,周行不通。"在《素问·举痛论》中论述:"经脉流行不止,环周不休,寒气入经而稽迟,泣而不行,客于脉外,则血少,客于脉中,则气不通,故卒然而痛。"

本案因风邪侵袭于头,使清阳之气受阻,气血凝滞,脉络不通,血瘀于内而致头痛。依据发病部位辨经为厥阴头痛。针刺百会、四神聪、阿是穴为局部取穴,可疏通头部经络气血;太冲为足厥阴肝经之原穴、输穴,配合丘墟、疏肝穴以疏利肝胆气机;选取内关穴,为同名经选穴法,可宽胸理气;印堂为督脉经穴,督脉入络于脑,配合安眠穴可宁心安神以助眠;"头项寻列缺",列缺属手太阴肺经之络穴,八脉交会穴之一,通于任脉,配合风池穴可祛风解表散寒、通络止痛;选取血海配合双侧肝俞、膈俞刺络拔罐,以加强活血化瘀、通络止痛之功效;耳尖刺络放血以辅助降压。中药给予罗布麻茶,以达平肝安神、降脂降压之功。

起沉病必用重法。重法者,一为量大,二为法多。本案取其后者,多法并用,多病同治,多症同调,共奏取效。

# 病 案 7

| 国籍:匈牙利 | 首诊时间:2019-3-13 | |
|---|---|---|
| 姓名:Nagy L. | 性别:男 | 年龄:80岁 |

**主诉:**头胀痛伴眩晕1年余。

**现病史:**患者1年前患高血压病,最高血压145/90mmHg。自觉头胀痛伴眩晕,头部有压迫感,疼痛时情绪较差,口苦、胸胁满闷。晚上10点半睡觉,早晨5点起床,夜间醒来几次。大便正常,小便夜间2次。舌暗红,苔薄黄,脉弦数。

**既往史:**颈椎病。

**诊断:**1.头痛(肝阳上亢);2.眩晕。

**治疗:**首诊,针刺百会、印堂;双侧风池、头维、太阳、率谷;左侧内关、蠡沟、太溪;右侧合谷、太冲。双侧胆俞刺络拔罐。

3月20日二诊,诉治疗后头痛、眩晕症状减轻。继续上方治疗。

3月22日三诊,诉头胀痛基本消失,眩晕症状明显减轻。右肩痛,既往经常发作。原方基础上去头维、率谷、蠡沟、合谷穴,加右侧肩前、肩髎、曲池并配合肩部拔罐。

3月25日四诊,诉偶有眩晕,右侧肩痛经针刺、拔罐治疗后疼痛消失。今晨自觉心悸。上方基础上去肩前、肩髎、曲池,加双侧内关。针刺后患者诉自觉舒服,心悸症状针刺后即刻消失。

3月30日五诊,诉头痛及眩晕症状近期发作频率减少,症状均较前明显减轻,情绪稳定,无口苦。针刺百会、印堂;双侧风池、太阳;左侧内关、太溪;右侧太冲,以巩固疗效。

**按语:**《素问·脏气法时论》云:"肝病者虚则目无所见……取其经,厥阴与少阳。气逆则头痛,耳聋不聪,颊肿,取血者。"《素问·刺热论》:"先眩冒而热,胸胁满,刺足少阴、少阳。"

本案四诊合参辨证为肝阳上亢证,首诊针刺头部腧穴风池、头维、太阳、率谷均为局部选穴,可调和局部气血、通络止痛;百会、印堂清头目、止眩晕;内关、蠡沟为远部选穴法,又为同名经配穴法,一上一下,同气相求,疏导少阳、厥阴经气血;太溪、太冲相配滋阴潜阳;双侧胆俞刺络拔罐以清泻肝胆之火。三诊肩前、肩髎、曲池配合肩部拔罐,以疏通肩部经络气血。四诊右肩痛消失,有心悸。上方基础上去肩前、肩髎、曲池,加刺双侧内关穴,内关为心包经之络穴,功在宁心痛通络、安神定悸。

# 病 案 8

| 国籍:匈牙利 | 首诊时间:2019-12-17 | |
|---|---|---|
| 姓名:Méhes M. | 性别:女 | 年龄:31岁 |

**主诉:**右侧偏头痛伴视力下降15年。

**现病史:**患者15年前出现右侧偏头痛,发作时伴右眼视物模糊,视力下降,右侧肢体僵硬不适连及右侧胁肋部,眩晕,呕吐。双侧耳鸣,左耳听力下降,当地医生建议人工置换耳蜗,尚未采纳建议。有家族性焦虑症、恐惧症。睡眠欠佳,易醒,夜间醒来4~5次,纳食可,二便可。舌暗尖红,脉弦。

**既往史:**鼻窦炎,焦虑症,恐惧症。

**诊断:**1.偏头痛(少阳头痛,肝胆郁热);2.耳鸣;3.不寐。

**治疗:**首诊,针刺百会、印堂;双侧风池、光明、疏肝穴、太冲;左侧颔厌、四渎、外关、合谷;右侧率谷、悬厘、听宫、内关、期门、丘墟。

2020年1月15日二诊,诉治疗后偏头痛发生频率明显减少,针刺当晚睡眠较好,夜间醒来2次。继续上方治疗。

2020年1月22日三诊,诉偏头痛本周未发生过,睡眠好转,耳鸣发生频率减少,本周发生过1次,持续4~5min。继续上方治疗。

2020年3月6日四诊,诉自觉针刺有效,右侧偏头痛近1个月未出现。有鼻窦炎,鼻塞,流黄涕。原方基础上加上星、双侧迎香;双侧鱼际点刺放血;双侧肺俞刺络拔罐。

2020年7月14日五诊,近几个月内只发生过1次偏头痛,诉右侧胁痛消失,睡眠改善。自觉项背部僵硬不适。上方基础上去期门穴,加刺T₃~T₆棘突压痛点;双侧天宗、肩贞;项背部拔罐。

2020年7月29日六诊,诉右侧偏头痛近期基本未出现,视物较前清晰,耳鸣发生频率减少,右侧胁肋部疼痛消失,睡眠可,项背部不适消失。上方继续巩固治疗。

**按语:**偏头痛属于中医"头痛""偏头风"范畴。清代《冷庐医话·头痛》云:"属少阳者,上至两角,痛在头角。"《伤寒论》中有记载:"伤寒,脉弦细,头痛发热者属少阳。"明确指出头痛与少阳经之间的关系。

本案四诊合参,证属肝胆郁热证,依据发病部位辨经为少阳头痛《针灸甲乙经·六经受病发伤寒热病》曰:"热病偏头痛,引目外眦,悬厘主之。"《针灸甲乙经·足太阳阳明手少阳脉动发目病》曰:"目眩无所见,偏头痛,引目外眦而急,颔厌主之。"故悬厘、颔厌为治疗偏头痛的有效穴;风池疏利头部经气,为治疗头面五官病之要穴;率谷为治疗偏头痛之要穴;四渎、外关、丘墟为循经远端取穴,以疏调少阳经气血。患者耳鸣伴有听力下降,听宫为手太阳经与手、足少阳经的交会穴,具有聪耳启闭之功效,是治疗耳疾之要穴;内关宽胸理气止呕;百会、印堂清头目止眩晕;期门为肝之募穴,可疏利肝胆气机;"面口合谷收",配合局部太阳、攒竹,远部光明、太冲、疏肝穴可疏调眼络,养肝明目。二、三诊同前治疗。四诊有鼻窦炎,鼻塞,流黄涕。原方基础上加上星、双侧迎香,配合双侧鱼际点刺放血及双侧肺俞刺络拔罐,共奏疏散鼻部郁热而通鼻窍之功效。五诊项背部僵硬不适,针刺T₃~T₆棘突压痛点、天宗、肩贞配合项背部拔罐,以达疏通项背部经络气血而止痛的功效。

# 病 案 9

国籍:哥伦比亚　　　　首诊时间:2019-5-14

姓名:Maria　　　　性别:女　　　年龄:40 岁

**主诉:**右侧头痛、疲乏 1 年余。

**现病史:**患者 1 年前因各方面压力过大,情绪不佳,经常自觉右侧头痛,痛连及右侧耳后完骨,疲乏。白发增多,右侧胁肋部胀痛,项背部、腰部疼痛。2 月前查腹部彩超示:胆囊息肉 2mm×3mm。因孩子较小,夜间需要照顾,睡眠欠佳,纳食可,二便可。舌尖红,中有裂纹,苔黄腻,脉弦细。

**既往史:**既往体健。

**诊断:**1.偏头痛(少阳头痛,肝胆郁热);2.胁痛;3.痹证。

**治疗:**首诊,针刺下脘;双侧风池、太阳、商曲、血海、太冲;左侧四渎、外关;右侧率谷、完骨、期门、丘墟、养老;背腰部拔罐。

5 月 20 日二诊,诉自觉有压力,疲乏,右侧胁肋部胀痛。原方基础上加右侧胁肋部阿是穴、双侧疏肝穴,针刺后配合耳后完骨及右侧腹部拔罐。

5 月 27 日三诊,上方继续治疗。

6 月 3 日四诊,诉右侧头痛减轻,耳后完骨处疼痛消失,疲乏感减轻,项背部、腰部疼痛基本消失,右侧胁肋部胀痛消失,偶尔有压迫感。舌尖红,中有裂纹,苔薄黄,脉细。上方去右侧胁肋部阿是穴,去耳后完骨及右侧腹部拔罐。

6月13日五诊,诉天热自觉轻度右侧偏头痛。针刺下脘;双侧风池、太阳、商曲、血海、太冲;左侧四渎、外关、足临泣;右侧头部阿是穴、养老、丘墟。

6月20日六诊,诉右侧头痛明显减轻,偶尔压力大时发生右侧偏头痛,但程度较前明显减轻,耳后完骨处疼痛消失,疲乏感减轻。项背部、腰部疼痛基本消失,右侧胁肋部胀痛消失。因每天晚上和孩子一起睡觉,睡眠深度不够,易醒。舌淡,中有裂纹,苔薄白,脉细。上方基础上去右侧头部阿是穴、下脘、商曲、养老、足临泣、太冲;加百会、印堂;双侧安眠穴;左侧神门、补照海;右侧泻申脉。

6月28日七诊,诉本周右侧偏头痛未出现,右侧胁肋部胀痛消失。睡眠改善,精神状态好,自觉有力量。继续给予上方巩固治疗,并嘱其畅情志,适劳逸,适度锻炼。

**按语:**本案患者平素压力过大,情志不畅,致使肝气失于疏泄、条达,日久郁而化热。首诊选率谷、完骨、风池、太阳、期门均为近部选穴,以疏通头面部、胁肋部经络气血;四渎、外关、丘墟为循经远部选穴,以疏通少阳经经气;选取太冲为表里经取穴法,以疏肝利胆、清泻肝胆之热;选取下脘、商曲为腹针疗法的应用,依据腹穴与躯体对应关系,下脘相当于第7颈椎,可以治疗相应部位的疾病;商曲相当于颈肩结合部,治疗相应部位的疾病,两穴相配以调节项背部经络气血;养老为手太阳经的郄穴,阳经的郄穴强于止痛,多用以治疗顽固性的腰背痛;血海补血养血。配合背腰部拔罐,用以疏通整个项背部、腰部的经气。二诊原方基础上加右侧胁肋部阿是穴、双侧疏肝穴,用以加强疏利肝胆气机之功效。六诊该患者肝胆郁热之证已明显缓解,故在上方基础上足临泣、太冲;加百会、印堂、神门、补照海、泻申脉、双侧安眠穴,以安神助眠。

针刺治疗当配以生活作息习惯的调适。所谓治者医之外力也,疗者病之内力也。治疗取效,当内外兼顾、医患配合。医生是施治的主体,患者是疗愈的主体。针灸的治疗外在得效的同时,亦应当内调于心,外称于物。

# 病 案 10

| | | |
|---|---|---|
| 国籍:捷克 | 首诊时间:2020-2-18 | |
| 姓名:Jana M. | 性别:女 | 年龄:30岁 |

**主诉:**后枕部疼痛15年,加重半年。

**现病史:**患者15年前受风寒后出现后枕部疼痛,后每遇天气变化症状反复出现,半年前上述症状较前加重,疼痛频率明显增加,一周3~4次,痛从后枕部放射至项背部,双下肢有沉重感。自觉平素压力大,心烦易怒,焦虑。纳食欠佳,食后腹胀。睡眠尚可,小便可,大便溏薄。舌淡,苔白,边有齿痕,脉沉滑。

**既往史:**既往体健。

**诊断:**头痛(太阳头痛,寒湿证兼有肝郁)。

**治疗:**首诊,针刺大椎;双侧完骨、天柱、阿是穴、肩井、肝俞、脾俞、阴陵泉、昆仑;颈肩部拔罐。

2月24日二诊,诉上周工作忙碌仍有头痛,项背部僵硬不适,双下肢沉重。原方基础上加腰背部及双下肢拔罐;给予中药汤剂5剂:

防风10g　　羌活10g　　黄芩10g　　甘草6g

白芍 10g　　　葛根 10g　　　柴胡 12g　　　郁金 10g

大枣 10g　　　白芷 10g

3月2日三诊,诉上周末发生1次头痛,今日自觉颈项部肌肉略有僵硬。上方基础上去阿是穴;加刺双侧天宗穴。

3月6日四诊,诉本周二发生1次头痛。针刺大椎;双侧完骨、天柱、肩井、天宗、肝俞、脾俞、阴陵泉、昆仑。

3月16日五诊,诉上次治疗后至今未出现头痛,项背部僵硬不适消失,双下肢沉重及腹胀减轻,情绪稳定。停中药,继续给予针刺拔罐以巩固疗效。上方去天宗、完骨,余同。

1月后电话随访未复发。

**按语:**《灵枢·经脉》:"膀胱足太阳经脉,其直者:从巅入络脑,还出别下项,循肩膊内,挟脊抵腰中,入循膂,络肾,属膀胱。"

本案依据发病部位,辨经为太阳头痛,四诊合参辨证为寒湿证兼有肝郁。首诊选完骨、天柱、阿是穴、肩井为局部选穴,用以疏通头部、项背部经络气血;昆仑为循经远部选穴,以加强疏调太阳经经气之功效;大椎为"诸阳之会",可温阳益气、散寒除湿;肝俞、脾俞、阴陵泉以疏肝健脾利湿。配合颈肩部拔罐,用以行气活血、祛湿止痛。二诊上周工作忙碌仍有头痛,项背部僵硬不适,双下肢沉重。原方基础上加腰背部及双下肢拔罐,疏通腰背部及下肢部气血,以达散寒除湿、通络止痛之功。配合中药九味羌活汤加减,以祛风除湿、疏肝解郁、活络止痛。方中羌活辛苦温,入太阳经,散表寒、祛风寒、利关节、止痹痛,为治疗风寒湿邪在表的要药,故以之为君药。防风辛甘性温,长于祛风除湿、散寒止痛,为风药中之润剂;白芷散寒祛风,宣痹以止头身痛;葛根升阳解肌、通经活络;柴胡、郁金疏肝解郁、活血通络;菊花平肝潜阳;黄芩清泻里热,并防诸辛温燥烈之品伤津,均为佐药。甘草调和诸药为使。五诊继续给予针刺拔罐以巩固疗效。

# 病　案　11

| | |
|---|---|
| 国籍:俄罗斯 | 首诊时间:2019-12-16 |
| 姓名:Evgeniya | 性别:女　　年龄:35 岁 |

**主诉:**前额痛5年,加重1周。

**现病史:**患者5年前出现前额痛,加重1周,发生频率较前明显增加,有时头痛一日发生2~3次,眩晕,心悸,无恶心,无呕吐。素体脾胃虚弱,纳食欠佳,形体消瘦,平日饮食稍有不当即出现胃痛、腹胀。睡眠欠佳,入睡困难。小便可,大便溏薄,便后疲乏。舌淡,苔薄白,边有齿痕,脉沉细弱。

**既往史:**既往体健。

**诊断:**1.头痛(阳明头痛,气血不足);2.不寐。

**治疗:**针刺百会、神庭、印堂、中脘、下脘、气海;双侧头维、阳白、安眠、内关、天枢、章门、三阴交、陷谷;左侧神门、足三里;右侧三间、阴陵泉。给予中药汤剂7剂:

| 党参20g | 白术15g | 茯苓15g | 炙甘草9g |
|---|---|---|---|
| 当归10g | 熟地10g | 白芍10g | 酸枣仁10g |
| 远志10g | | | |

　　1月后随访,头痛发生频率明显减少,偶尔饮食不当,胃脘部不适时出现头痛,但疼痛程度较轻,睡眠改善。嘱其调饮食,避免食用生冷刺激之品。

**按语:**本案属阳明头痛,气血不足证。《针灸大成·胜玉歌》

"头痛眩晕百会好",首诊取百会以疏调头部气血止眩晕;《针灸大成·玉龙赋》"神庭理乎头风",《针灸大成·玉龙歌》"头风呕吐眼昏花,穴取神庭始不瘥",故选取神庭配合局部印堂、头维、阳白穴,以疏通局部气血、止痛定眩;三间、陷谷为循经远部选穴法,均为输穴,用以疏通阳明经气、通络止痛;"脏会"章门、"腑会"中脘,配合下脘、气海、天枢、足三里、阴陵泉以达健脾和胃、益气养血之功;三阴交为足三阴经的交会穴,可健脾益气、调补肝肾;内关为八脉交会穴之一,通于"阴维脉",功在宁心通络、安神定悸;安眠属经外奇穴,为对症选穴,可宁心安神;神门为手少阴心经之原穴、输穴,为"安神之要穴",可宁心安神以助眠;配合中药八珍汤加减,以加强补益气血之功效。方中党参与熟地相配,益气养血,共为君药;白术、茯苓健脾渗湿;当归、白芍养血行气;酸枣仁、远志宁心安神;炙甘草为使,益气和中、调和诸药。

# 病　案　12

| 国籍:俄罗斯 | 首诊时间:2019-8-23 |  |
| --- | --- | --- |
| 姓名:Ekatherina | 性别:女 | 年龄:42岁 |

**主诉:**鼻根部及双侧眉棱骨疼痛2年。

**现病史:**患者2年前每遇天气变化及胃脘部不适时,出现鼻根部及双侧眉棱骨疼痛,眩晕,疲乏,喜叹息,每遇情志不畅时上述症状加重。肝胆区不适,经常性颈项部僵硬不适。纳食欠佳,经常饭后几小时出现胃脘部不适,有嘈杂感,腹胀,腹痛。左肾结石,分别为25mm×20mm、10mm×10mm。睡眠可,小便可,大便时有溏薄。舌暗,苔薄白,边有齿痕,脉沉细弦。

**既往史:**左肾结石。

**诊断:**1.头痛(阳明头痛,肝胃不和);2.项痹。

**治疗:**首诊,针刺百会、印堂、中脘、下脘;双侧头维、攒竹、商曲、期门、天枢、疏肝穴、太冲;左侧内关、足三里、阴陵泉;右侧章门、合谷、上巨虚。给予中药汤剂5剂:

| | | | |
|---|---|---|---|
| 柴胡12g | 枳壳6g | 白芍10g | 甘草6g |
| 白术10g | 太子参15g | 茯苓10g | 香附6g |
| 鸡内金10g | 延胡索10g | 焦山楂10g | |

9月3日二诊,诉上次针刺后鼻根部及双侧眉棱骨疼痛消失,近期旅游较好,昨天变天,眉棱骨疼痛出现但并不严重。腹痛消失,胃脘部嘈杂感减轻,食后偶有腹胀。上方停中药,原方去上巨虚。

9月6日三诊,诉经过针刺治疗后鼻根部及双侧眉棱骨疼痛消失,周三坐地板20min后出现尿频,周三到周四每1~1.5h解小便,但无尿痛,无灼热感,色正常,既往查膀胱无异常。上方去印堂、头维、攒竹穴,加刺气海、中极;双侧三阴交、太溪。嘱温灸器自灸命门至腰阳关段,灸后饮温水。

9月23日四诊,诉经针刺及自行艾灸后上述症状均明显改善,小便正常,大便成形。昨日感冒,鼻塞,咽干,夜间咳嗽,咳痰,但无头痛。将上方改为针刺上星、印堂、廉泉、天突、中脘、下脘;双侧风池、迎香、少商;左侧列缺、合谷、丰隆;右侧鱼际、尺泽、阴陵泉;配合天突、膻中、中脘拔罐。

9月30日五诊,诉经过治疗后鼻根部及双侧眉棱骨疼痛未再出现,自觉有力量,胃脘部、肝胆区不适症状及颈项部僵硬不适基本消失,二便调,感冒症状消失。

　　1月后电话随访,精神状态佳,鼻根部及双侧眉棱骨疼痛未再出现,各方面症状均明显改善。

　　**按语:**《灵枢·经脉》:"胃足阳明之脉,起于鼻,交頞中,旁约太阳之脉,下循鼻外,入上齿中,还出挟口,环唇,下交承浆,却循颐后下廉,出大迎,循颊车,上耳前,过客主人,循发际,至额颅。"

　　本案患者鼻根部及双侧眉棱骨疼痛,依据患病部位辨经为阳明头痛。肝主疏泄,性喜条达,其经脉布胁肋循少腹。肝气郁结,经气不利故见胁肋部不适;肝气犯胃故见脘腹胀满;肝失疏泄,则情志抑郁易怒、喜叹息。脉弦为肝郁不舒之证。首诊取百会、印堂、头维、攒竹为近部选穴,以疏通头面部经气,止痛定眩;中脘、期门、天枢、疏肝穴、太冲、足三里、阴陵泉、章门共奏疏肝和胃、健脾利湿、通络止痛之功效;合谷、上巨虚通调腑气、通经止痛;内关宽胸理气、定眩止呕;商曲、下脘为腹针取穴法,对应颈项部,两穴相配以调节颈项部经络气血。配合柴胡疏肝汤加减,以加强疏肝理气、和胃止痛之功效。方中柴胡功善疏肝解郁,用以为君药;香附疏肝理气止痛;白芍、甘草养血柔肝;白术、茯苓健脾利湿;枳壳理气行滞;延胡索行气止痛;鸡内金、焦山楂消食导滞;太子参益气健脾。三诊经过针刺治疗后鼻根部及双侧眉棱骨疼痛消失,周三坐地板20min后出现尿频,此为外感寒湿之邪所致,故上方去印堂、头维、攒竹穴,加刺气海、中极;双侧三阴交、太溪,以补肾培元;温灸器灸命门至腰阳关段,可温阳益气、散寒除湿。四诊昨日感冒,鼻塞,咽干,夜间咳嗽,咳痰,但无头痛。穴取廉泉、天突、合谷、列缺、少商、鱼际、尺泽以清利头目、宣肺利咽;风池为治风之要穴,用以疏散风邪;印堂、上星、迎香宣通鼻窍;丰隆、阴陵泉健脾利湿化痰。

　　经络者气血运行之通道,阳明经者气血皆旺。针对阳明头痛、肝胃不和证的治疗，针灸擅长通调经络而止痛，重在疏通气血。中药长于引药入经而止痛，重在和营调达。两种治法，相须为用，各取所长。通经络祛其痛，和营血畅调达。

<h1 style="text-align:center">病　案　13</h1>

| 国籍:匈牙利 | 首诊时间:2019-8-16 | |
|---|---|---|
| 姓名:Szeremi L. | 性别:女性 | 年龄:69岁 |

**主诉:**右侧面痛4年。

**现病史:**患者4年前出现面痛，从耳前至右侧鼻翼旁、口角及颈部，说话时、压迫时疼痛出现并呈闪电样，匈牙利当地医生认为与反酸有关。纳食尚可，面痛发作时睡眠欠佳。小便可，患有大肠炎，腹泻4年，腹泻与便秘交替出现。舌红，苔黄，脉沉滑。

**既往史:**高血压病，甲状腺功能减退症，胰腺炎。

**诊断:**面痛(手阳明、足阳明、手太阳经证)。

**治疗:**针刺双侧陷谷、内庭、太冲;左侧合谷;右侧下关、地仓、颧髎、颊车。起针后配合面部扳机点埋入皮内针，嘱患者避免针刺部位沾水，2~3d后将皮内针起出，如有不适可随时起针。

2周后电话随访，面痛发作频率明显减少，疼痛程度减轻。

**按语:**面痛又名"面风痛""面颊痛"，好发于40岁以上女性。其发生常与外感、外伤及情志不调等因素有关。病位在面部，与手足三阳经、足厥阴肝经有密切的关系。《医学纲目》提及"鼻额间痛""连口唇颊车，发际皆痛，不能开口，虽言语饮食亦妨，在额与颊上常如糊，手触之则痛"称为面痛。明·薛己在《薛己医案》

中曰："老人累岁患颊车痛,每多言伤气,不寐伤神则大发。"清·张石顾在《张氏医通》中也谓:"有老人过劳,饮则面痛。"清·徐大椿在《杂病证治》主张面痛的治疗应"高者抑之,郁者开之,客者散之,闭者通之"。

本案依据病变部位结合经脉循行,辨经为手、足阳明和手太阳经证。首诊选下关、地仓、颧髎、颊车均为局部选穴,以疏通面部经络气血;陷谷、内庭为远部选穴,分别为足阳明胃经之输穴与荥穴,具有泻阳明之热而止痛之功;合谷、太冲分属手阳明、足厥阴经,两经均循行于面部,两穴相配为"四关穴",可祛风通络止痛。

## 病　案　14

| 国籍:越南 | 首诊时间:2019-11-15 |
|---|---|
| 姓名:Nam N. | 性别:男 | 年龄:39岁 |

**主诉:**右侧颈肩部疼痛伴活动受限3d。

**现病史:**患者3d前因睡姿不当,晨起出现右侧颈肩部疼痛,伴活动受限,头歪向右侧,向左侧旋转时疼痛加重。纳食欠佳,食后腹胀。因疼痛而无法正常入睡,二便可。舌暗,苔薄白,边有齿痕,脉沉弦滑。

**既往史:**既往体健。

**诊断:**落枕(少阳经证)。

**治疗:**首诊,给予健脾丸。针刺健侧外劳宫,强刺激,边行针边嘱患者向左侧旋转。10min后诉颈肩痛明显减轻,向左旋转时右侧肩部略有疼痛。加刺健侧外关穴,强刺激,操作同前;针后给予颈肩部拔罐。治疗后诉疼痛消失,活动不受限。

11月18日二诊,诉右侧颈肩部疼痛消失,活动自如。口服药物后腹胀减轻,食欲改善。舌淡苔薄白,边有齿痕,脉沉滑。欲巩固治疗以健脾胃。针刺引气归元;双侧梁门、章门、足三里。针后给予颈肩部拔罐。治疗后诉自觉颈肩部、胃脘部舒服。

**按语**:落枕又称"失枕""失颈",属于颈部伤筋的范畴,病位在颈项部经筋,是一种常见病,也是针灸的优势病,与督脉、手足太阳经和足少阳经密切相关。

本案依据病变部位辨经为少阳经证。首诊取健侧外劳宫,又名落枕穴,是治疗该病的经验穴,外关为循经远部选穴,同样选取健侧,两者配合,行运动针法,可疏调颈项部经络气血、舒筋通络止痛。穴取健侧,"左病右治,右病左治",即当左侧出现病变时,可以通过调节右侧的气血来进行治疗;同样,当右侧出现病变时,也可以通过调节左侧的气血来进行治疗。二诊欲巩固治疗以健脾胃。取引气归元,以调脾胃、补肝肾;梁门、章门、足三里用以健脾和胃、消食导滞。

# 病　案　15

| | |
|---|---|
| 国籍:匈牙利 | 首诊时间:2019-2-15 |
| 姓名:Lisztes E. | 性别:女　　年龄:77岁 |

**主诉**:左侧颈项部疼痛伴活动受限1d。

**现病史**:患者左侧颈项部疼痛1d,活动受限,向右旋转及低头时疼痛加重。查 $C_6$、$C_7$ 棘突压痛（++），左侧颈肩部压痛（+++）。诉上腹部、胁肋部疼痛10年余，加重2年，2004年查胃镜、肠镜、CT均未见明显异常。纳食可，二便可。舌胖大，苔薄黄，脉沉弦。

**既往史：**颈椎病。

**诊断：**落枕（督脉、少阳经证）。

**治疗：**针刺健侧外劳宫、外关，患侧后溪穴，强刺激，边行针边嘱患者活动颈项部。针后颈肩部拔罐。治疗后诉疼痛基本消失，活动度明显改善。嘱其适劳逸，适度功能锻炼。

**按语：**本案患者左侧颈项部疼痛伴活动受限，向右旋转及低头时疼痛加重。根据经络循行路线结合病变部位辨经为督脉、少阳经证。首诊取外劳宫、外关，两者配合，行运动针法，可疏调颈项部经络气血、舒筋通络止痛；后溪为手太阳小肠经的输穴，八脉交会穴之一，通督脉，可疏通督脉经络气血。

# 病 案 16

| 国籍：中国 | 首诊时间：2019-12-11 | |
|---|---|---|
| 姓名：Wu L. | 性别：女 | 年龄：37岁 |

**主诉：**项背部疼痛伴活动受限2d。

**现病史：**患者2d前因姿势不当，晨起出现项背部疼痛伴活动受限，向前低头及向后仰头时疼痛加重。查：项背部压痛（+++），睡眠因疼痛无法入睡，纳食可，二便可。舌尖红，苔白，脉弦数。

**既往史**:恶性甲状腺结节术后,胆囊切除术后。

**诊断**:落枕(督脉、太阳经证)。

**治疗**:针刺双侧外劳宫;左侧后溪;右侧养老,行运动针法,强刺激,边行针边嘱患者活动颈项部。15min后诉疼痛减轻。继续给予项背部刺络拔罐。治疗后诉疼痛基本消失,活动不受限。

**按语**:本案患者项背部疼痛伴活动受限,向前低头及向后仰头时疼痛加重。根据经络循行路线结合病变部位辨经为督脉、太阳经证。首诊取外劳宫,可疏调颈项部经络气血、舒筋通络止痛;后溪为手太阳小肠经的输穴,八脉交会穴之一,通督脉,可疏通太阳经及督脉的经络气血;养老为手太阳经的郄穴,阳经的郄穴在临床中多用于治疗急性、顽固性痛证,具有舒筋活络止痛之功效。

落枕之为病,每责之于风寒湿邪侵袭。急性发病,属筋伤范畴。针灸强于疏通经络,通调经脉气血。其发病特点是起病急、疼痛重、颈项部活动度受限大,针灸治疗特点是选穴少、见效快,每每治病,针到病除,针起痛消。

## 病 案 17

| 国籍:匈牙利 | 首诊时间:2019-4-25 |
| --- | --- |
| 姓名:Angyal A. | 性别:男 | 年龄:62岁 |

**主诉**:右肩前外部疼痛1年余,近期加重伴活动受限1月。

**现病史**:患者2018年3月开始出现右肩前外部疼痛,近1个月加重伴活动受限,上举、后伸及外展均感困难。其职业是大车司机,长期久坐,脊柱曲度异常,双下肢麻木。曾做心脏搭桥手术,多汗。查:右侧肩髃、中府压痛(++)。纳食可,睡眠可,二便调。舌暗体胖,中有裂纹,边有齿痕,脉沉滑。

**既往史:**心脏搭桥术后。

**诊断:**漏肩风(手阳明、手太阴经证)。

**治疗:**针刺双侧血海;左侧三间条索状物处、鱼肩穴、合谷、条口透承山、阳陵泉下0.5寸处压痛点;右侧肩前、肩髃、中府、臂臑、曲池、复溜;右肩部刺络拔罐。治疗后诉疼痛明显减轻,活动度改善。

**按语:**漏肩风是以肩部疼痛,痛处固定,活动受限为主症的疾病。后期常出现肩关节的粘连,活动明显受限,又称"肩凝证""冻结肩"等。因多发于50岁左右的成人,故俗称"五十肩"。本病病位在肩部筋肉,与手三阳、手太阴经密切相关。

本案患者右肩前外部疼痛,近期加重伴活动受限,上举、后伸及外展均感困难。右侧肩髃、中府压痛(++)。辨经为手阳明、手太阴经证。本病为"筋病",首诊取局部肩前、肩髃、中府、臂臑,体现"在筋守筋",以达疏通肩部经络气血、通经活血而止痛之功;阳陵泉舒筋止痛;条口透承山可疏导太阳、阳明两经气血,为临床经验用穴;中府穴处疼痛,病在手太阴经,针鱼肩穴(鱼际穴下约0.5寸第一掌骨侧赤白肉际处),对应肩部穴处;肩前外侧痛病在手阳明经,针三间处条索状物;曲池为治疗上肢病要穴,可疏通上肢部经气;血海属足太阴脾经经穴,可疏经活血,改善下肢麻木症状;患者多汗,针刺合谷、复溜以调汗。

# 病 案 18

国籍:中国　　　　　　　首诊时间:2019-9-17
姓名:Wang D.　　　　　性别:女　　　年龄:46岁

**主诉:**左侧肩外侧疼痛伴活动受限3月余。

**现病史:**患者3月前因长时间开车吹空调后出现左侧肩外侧疼痛,活动受限,外展疼痛加重,晨起严重。查:左侧肩髎压痛(++),外展困难。纳食可,睡眠欠佳,夜间痛醒,二便可。舌暗,苔薄白,边有齿痕,脉细弦。

**既往史:**既往体健。

**诊断:**漏肩风(手少阳经证,寒凝经脉)。

**治疗:**首诊,针刺健侧条口透承山,强刺激,并嘱其活动左侧肩关节,诉改善50%。针刺双侧阳陵泉下0.5寸处压痛点;左肩阿是穴刺络拔罐。治疗后诉好转70%。

9月27日二诊,诉经过针刺治疗后左肩痛好转,活动度改善,针刺前夜间经常痛醒,治疗后疼痛夜间未再出现。针刺左侧肩髎、阿是穴、肩前;双侧阴陵泉、条口。

**按语:**本案为漏肩风,辨经为手少阳经证,辨证为寒凝经脉证。首诊选取健侧条口透承山,行运动针法,条口透承山可疏导太阳、阳明两经气血,为临床经验用穴;阳陵泉舒筋止痛;阿是穴刺络拔罐疏通局部气血。二诊,取局部肩髎、阿是穴、肩前以疏通肩部经络气血;条口为经验选穴;阴陵泉散寒除湿、通络止痛。

# 病 案 19

| 国籍:匈牙利 | 首诊时间:2019-5-13 | |
| --- | --- | --- |
| 姓名:Pólós K. | 性别:女 | 年龄:51岁 |

**主诉:** 双侧肘关节外上方痛2周。

**现病史:** 患者因在银行工作,每周打字超过26h,长期劳损后出现双侧肘关节外上方疼痛,右侧腕关节、指关节痛,皮下有多个筋结,右肩痛。眼睑轻度浮肿。纳食可,但食后有腹胀。睡眠可,小便调,大便秘结。查:双侧肱骨外上髁压痛(++)。舌淡,边有齿痕,脉沉缓。

**既往史:** 糖尿病,青光眼,高血压病,心脏造影术后。

**诊断:** 肘劳(手阳明筋经证)。

**治疗:** 首诊,给予健脾丸。针刺双侧曲池、手三里、天枢、阳陵泉;左侧支沟、三间、足三里;右侧合谷、养老、上巨虚。

5月22日二诊,诉上次针刺后自觉很有效,右侧疼痛明显缓解,上一周工作后症状未出现,左侧症状也有缓解。继续上方治疗。

7月10日三诊,诉便秘好转,左侧上肢外侧疼痛,右侧腕关节、指关节疼痛,右背肩井处痛。上方基础上加双侧滑肉门。双侧上肢及右肩背部拔罐。

7月15日四诊,诉双侧肘关节,右侧腕关节、指关节疼痛明显减轻。排便较前通畅。上方继续治疗。

7月24日五诊,诉各方面症状得到明显改善,腹胀消失,双侧肘关节,右侧腕关节、指关节疼痛明显消失。因在银行工作,长期从事电脑工作,每周打字超过26h,长期劳损,此次治疗有效率为75%~80%。胃肠功能改善,大便每日1次。上方去天枢;继续针刺双侧曲池、手三里、阴陵泉;右侧合谷、养老、阳陵泉、滑肉门;左侧支沟、三间、足三里,以巩固疗效。

**按语:**肘劳属中医学"伤筋""痹症"范围。多因慢性劳损所致。本案为手阳明筋经证,为"筋病","在筋守筋",首诊选取局部曲池、手三里,合谷、三间为循经远部取穴,二者结合,共奏疏通阳明经经气之功;阳陵泉舒筋止痛;天枢、上巨虚、支沟、足三里通调腑气、润肠通便;养老疏通腕关节局部经气以止痛。三诊选取双侧滑肉门,此为腹针疗法中的取穴方法,滑肉门对应肩关节,疏通肩部经气。

# 病 案 20

国籍:匈牙利　　　首诊时间:2019-4-18
姓名:Posztós I.　　性别:女　　年龄:59岁

**主诉:**左侧肱骨内、外上髁疼痛3周。

**现病史:**患者因工作原因长期劳损致左侧肱骨内、外上髁处疼痛近3周。有干咳10年的病史,现偶有干咳。入睡困难,易醒。纳食可,二便可。舌暗体胖大,苔薄黄,边有齿痕,中有裂纹,脉沉细数。

**既往史:**既往体健。

**诊断:**1.肘劳(手阳明、手太阳筋经证);2.不寐;3.咳嗽。

**治疗**：首诊，针刺天突、膻中；双侧安眠；左侧局部阿是穴、少海、神门，补照海；右侧阳陵泉、泻申脉。鱼际刺络放血。天突、膻中及局部阿是穴拔罐治疗5min。

4月23日二诊，诉左侧肱骨内上髁疼痛消失。原方基础上去少海，加曲池。

4月29日三诊，诉左侧肱骨外上髁略有疼痛。继续上方治疗。鱼际刺络放血。天突、膻中、中脘、左侧肱骨外上髁拔罐5min。

5月6日四诊，诉左侧肱骨内、外上髁疼痛消失，有干咳。舌淡体胖大，苔薄白，边有齿痕，脉沉细。针刺双侧肺俞、膏肓俞、脾俞、肾俞。背俞穴闪罐、留罐。

**按语**：本案为肘劳，依据发病部位辨经为手阳明、手太阳筋经证，同时患者还有睡眠及干咳的问题，针灸治疗整体论治，故首诊取局部阿是穴、少海以通络止痛；远取阳陵泉舒筋止痛；天突、膻中宽胸理气止咳；照海、申脉、安眠穴调和阴阳、安神助眠。鱼际刺络放血以清泻肺热。四诊左侧肱骨内、外上髁疼痛消失，有干咳。舌淡体胖大，苔薄白，边有齿痕，脉沉细。针刺双侧肺俞、膏肓俞、脾俞、肾俞，配合背俞穴闪罐、留罐，以健脾益肺补肾而止咳。

# 病　案　21

| | | |
|---|---|---|
| 国籍：中国 | 首诊时间：2020-10-27 | |
| 姓名：Cai M. | 性别：男 | 年龄：28岁 |

**主诉**：腰痛半年余。

**现病史:**患者近半年因过度劳累后出现腰部两侧肌肉疼痛,自觉疲乏无力,精力无法集中。畏寒,四肢不温,嗜睡。情绪低落,口淡不欲饮。性欲减退,遗精,阳痿。纳食可,睡眠欠佳,入睡困难,晨起疲乏。小便频,尿不尽。食用辛辣刺激、生冷之品后腹泻。舌暗体胖,边有齿痕,舌根白腻,脉沉细弦。

**既往史:**既往体健。

**诊断:**腰痛(足太阳经证,脾肾阳虚)。

**治疗:**首诊,给予金匮肾气丸、参苓白术丸。嘱自灸中脘至下脘段,后灸涌泉;大椎、至阳、命门至腰阳关段,后灸涌泉,两组交替进行,灸后饮温水。给予中药汤剂加减7剂:

| | | | |
|---|---|---|---|
| 桂枝12g | 龙骨20g | 牡蛎20g | 白芍10g |
| 柴胡12g | 山萸肉10g | 补骨脂10g | 炙甘草3g |
| 炙黄芪10g | 白术10g | 茯苓10g | 干姜6g |

11月4日二诊,诉腰痛基本消失,情绪明显改善,疲乏感减轻。上周四、周五至本周整体状态佳,男性功能改善,小便次数减少。睡眠改善,入睡较前容易。注意力可集中,手足转温。舌暗体胖,苔薄,边有齿痕,脉沉且较前有力。继续给予上方中药汤剂7剂。嘱其畅情志,适劳逸,调饮食,中药汤剂停药后,继续服用中成药。

**按语:**《素问·脉要精微论》指出:"腰者,肾之府,转摇不能,肾将惫矣。"《素问·刺腰痛》认为腰痛主要属于足六经之病,并分别阐述了足三阳、足三阴及奇经八脉经络病变时发生腰痛的特征和相应的针灸治疗。《黄帝内经》在其他篇章还分别叙述了腰痛的性质、部位与范围,并提出病因以虚、寒、湿为主。《丹溪心法·腰痛》指出腰痛病因有"湿热、肾虚、瘀血、挫闪、痰积",并强调肾虚的重要作用。

本案证属脾肾阳虚证,辨经为足太阳经证。首诊灸中脘至下脘段,后灸涌泉;大椎、至阳、命门至腰阳关段,后灸涌泉,两组交替进行,以达温补脾肾之功效,每组灸后均灸涌泉,用以引热下行。中药配合给予桂枝龙骨牡蛎汤加减,以调理阴阳、调和营卫、交通心肾。方中桂枝为君药,配合白芍以通阳固阴;甘草、干姜、大枣,补虚益气;龙骨、牡蛎为佐药,重镇安神;山萸肉补益肝肾、收敛固涩;补骨脂温肾助阳、固精缩尿、温脾止泻;柴胡疏肝解郁;黄芪、白术、茯苓健脾益气。二诊腰痛基本消失,情绪明显改善,疲乏感减轻。上周四、周五至本周整体状态佳,男性功能改善,小便次数减少。睡眠改善,入睡较前容易。注意力可集中,手足转温。舌暗体胖,苔薄,边有齿痕,脉沉且较前有力。效不更方,继续给予上方巩固治疗。

# 病　案　22

| | |
|---|---|
| 国籍:匈牙利 | 首诊时间:2019-3-1 |
| 姓名:SZ-Vicsek B. | 性别:男　　年龄:24岁 |

**主诉:**腰痛伴晨僵1年余。

**现病史:**患者1年前因工作原因久坐后出现腰痛,尤以右侧为重,晨起疼痛伴僵硬。查X线片示:未见异常。先天性免疫功能下降,乳糖不耐受性腹泻。纳食欠佳,食后腹胀。睡眠尚可,小便调,大便溏薄。舌体胖大湿滑,苔白,边有齿痕,脉沉滑。

**既往史:**先天性免疫功能下降。

**诊断:**腰痛(足太阳经证,脾虚湿困)。

**治疗**：首诊,给予风湿丸。针刺命门、腰阳关;双侧脾俞、肾俞、大肠俞、阴陵泉、昆仑;左侧养老;腰部闪罐,留罐10min。嘱温灸器自灸命门至腰阳关段,灸后饮温水。

3月10日二诊,诉经针刺及自行艾灸后右侧腰痛及晨起僵硬感明显减轻。上方继续治疗。

2周后随访腰痛,腹胀消失,晨僵明显减轻,食欲改善,大便成形。

**按语**：本案患者右侧腰痛,晨起疼痛伴僵硬。纳食欠佳,食后腹胀,大便溏薄。舌体胖大湿滑,苔白,边有齿痕,脉沉滑。依据发病部位辨经为足太阳经证,四诊合参辨证为脾虚湿困证。首诊选取命门、腰阳关以温阳除湿;取脾俞、阴陵泉以健脾利湿;取肾俞、大肠俞配合昆仑、养老为近部选穴与远部选穴相结合,以达疏通太阳经经气之功。温灸器自灸命门至腰阳关段以温阳散寒除湿。

# 病 案 23

| 国籍:匈牙利 | 首诊时间:2019-11-6 | |
|---|---|---|
| 姓名:Terpó V. | 性别:女 | 年龄:35岁 |

**主诉**：腰骶部正中刺痛4年。

**现病史**：患者4年前因工作原因长时间久坐后出现腰骶部正中刺痛,双侧下肢内侧疼痛并伴有沉重感,查腰椎CT示:$L_4 \sim L_5$椎间盘突出。幽门螺杆菌阳性,无胃痛,无腹胀。情绪欠佳,双侧手掌散在湿疹,自觉瘙痒。睡眠尚可,纳食可,二便可。舌暗红,舌体湿滑,苔薄白,脉弦滑。

**既往史**:十二指肠球部溃疡。

**诊断**:1.腰痛(督脉证,瘀血兼寒湿);2.湿疮。

**治疗**:首诊,针刺腰痛穴、大椎、腰骶部压痛点;双侧大杼、膈俞、脾俞、胆俞、大肠俞、关元俞、委中;左侧后溪。湿疹局部刺络放血;腰骶部、委中刺络拔罐。

11月13日二诊,诉针刺及刺络拔罐治疗后腰骶部刺痛消失,双下肢内侧疼痛好转,按压时略有压痛,湿疹好转。舌淡红,舌体湿滑,苔薄白,脉沉滑。针刺中脘、下脘;双侧天枢、气穴、大腿内阿是穴、血海、阴陵泉、疏肝穴、太冲;左侧足三里;右侧合谷、太白。湿疹局部点刺放血;下肢内侧拔罐。

11月21日三诊,诉昨日久坐使用电脑后无腰骶部刺痛,自觉双侧下肢内侧肌肉较前松软,沉重感减轻。湿疹明显好转,无瘙痒。舌淡体胖,苔薄白,脉沉细。继续给予上方治疗,并配合背腰部及双侧委中拔罐。

**按语**:腰痛的病位在腰部,腰为肾之府,肾经贯脊属肾,膀胱经夹脊络肾,督脉并于脊里,根据疼痛部位进行经络辨证,疼痛在腰脊中部者为督脉病证,疼痛在腰脊两侧者为足太阳经证。

本案辨经为督脉证,辨证为血瘀兼寒湿证。首诊选取腰痛穴,腰痛穴是以部位功能定位的特定靶穴,此穴位于前额正中,具有通经活络、散瘀止痛之功效;腰骶部压痛点、大肠俞、关元俞均为局部选穴,可通经活络、行气止痛;大杼为足太阳膀胱经的腧穴,是手太阳小肠经、手少阳三焦经和足少阳胆经之交会穴,又是八会穴中的骨会,具有舒筋壮骨之功效;膈俞是八会穴中之血会,与胆俞合称"四花穴",具有补血化瘀之功效;后溪通督脉,配合大椎穴可舒筋活络止痛;委中为足太阳膀胱经之合穴,"腰背委中求",是治疗腰背部疾病的主穴;脾俞有健脾利湿、益气统摄之功。二诊穴取天枢、气穴可治疗相应腰骶部疾病;疏肝穴、太冲疏肝解郁;合谷、血海活血化瘀、通络止痛;中脘、下脘、阴陵泉、足三里、太白健脾利湿;阿是穴通络止痛。三诊湿疹明显好转,无瘙痒。舌淡体胖,苔薄白,脉沉细。效不更方,继续给予上方巩固治疗。

# 病　案　24

| | |
|---|---|
| 国籍:土耳其 | 首诊时间:2019-5-15 |
| 姓名:Ufuk P. | 性别:男　　　年龄:32岁 |

**主诉:**腰部酸痛5年,加重1个月。

**现病史:**患者5年前因久居潮湿之地后出现腰部酸痛,局部热敷后自行缓解。1个月前外出旅行坐卧湿地后再次出现腰部两侧肌肉酸痛,遂就诊于当地诊所,拍X线片示:腰椎曲度异常。平素压力过大,思虑过度,疲乏,偶尔胸闷,腹胀,矢气。睡眠可,纳食可,小便可,大便溏薄。舌淡,苔白,边有齿痕,脉沉缓。

**既往史:**既往体健。

**诊断:**腰痛(足太阳经证,寒湿证)。

**治疗:**首诊,针刺膻中、引气归元;双侧内关、天枢、疏肝穴;左侧足三里、太白;右侧阴陵泉、养老。温灸器灸腰骶部命门至腰阳关段。治疗后诉腰部酸痛消失。嘱其改变生活习惯,改善居住环境,避免坐卧潮湿之地,这样有利于疾病的恢复。

**按语:**《景岳全书》对寒湿腰痛记载:"腰痛证,旧有五辨……五日寝卧湿地。"书中又曰:"腰痛证……遇阴雨或久坐,痛而重者,湿也。遇诸寒而痛,或喜暖而恶寒者,寒也。"《诸病源候论》中曰:"……或因卧湿当风,而风湿乘虚搏于肾经,与血气相击而腰痛,故云风湿腰痛。"

本案患者有坐卧湿地病史,依据发病部位辨经为足太阳经证,辨证为寒湿证。选用天枢,天枢穴相当于侧腰部,是腹针治疗腰肌疾病的常用穴位;足三里、阴陵泉健脾利湿;太白为足太阴经之输穴,脾主四肢肌肉,输主体重节痛,可通络止痛;养老为手太阳经的郄穴,多用来治疗急性、顽固性的痛证,可达通络止痛之功效;膻中、内关宽胸理气;疏肝穴疏肝解郁;引气归元治心肺、调脾胃、补肝肾;温灸器灸腰骶部命门至腰阳关段,配合针刺共奏温阳散寒除湿之功。

# 病  案  25

| 国籍:匈牙利 | 首诊时间:2020-7-30 |
|---|---|
| 姓名:Kovacsevics A. | 性别:男　　年龄:69岁 |

**主诉:**腰痛2年。

**现病史:**患者2年前因劳累后出现腰痛,查腰椎X线示:L<sub>5</sub>~S<sub>1</sub>椎间隙狭窄。双膝以下自觉麻木。自觉从中午开始至夜间头部闷胀不适。双足动脉粥样硬化,心律不齐,心肌缺血,心绞痛,主动脉狭窄,既往患癃闭,医院给予导尿术,并长期口服药物。否认前列腺疾病,否认糖尿病。睡眠欠佳,长期服用安眠药。小便频,大便尚可,偶尔便干。舌淡,苔薄黄,散在裂纹,脉沉细数。

**既往史:**高血压病,起搏器术后。

**诊断:**1.腰痛(肝肾亏虚);2.头痛。

**治疗:**首诊,针刺百会、膻中、引气归元、腰痛穴;双侧天枢、气穴、三阴交、悬钟、太溪、太冲;左侧郄门、内关;右侧第二掌骨腰腹穴、肾穴。然谷点刺放血。

8月7日二诊,诉腰痛症状有所减轻,下午仍自觉头部有闷胀感,心脏不适感减轻。嘱其自查所服药物的不良反应,查明头痛的原因。上方加刺四神聪、太阳;双侧风池;左侧第二掌骨头穴。配合腰骶部拔罐。

8月13日三诊,诉腰痛减轻,但双侧下肢仍有麻木,下午头部仍有闷胀感,但症状均较前减轻。自查药物说明,头痛与用药不良反应有关。继续上方治疗。配合腰骶部拔罐。

8月19日四诊,诉腰痛基本消失。双下肢走路时麻木消失,平躺或坐位时有麻木,但麻木感较前减轻。针刺百会、四神聪、腰痛穴、膻中、引气归元;双侧风池、太阳、天枢、气穴、三阴交、悬钟、太溪、太冲;左侧郄门、内关、第二掌骨头穴;右侧第二掌骨腰腹穴、肾穴、然谷。腰骶部及下肢委中、承山拔罐。

8月25日五诊,诉腰痛消失,头部闷胀感基本消失,走路平稳,心脏功能改善,心绞痛发作频率减少。继续上方巩固治疗。

**按语:**本案患者年老体弱,肝肾亏虚,病情复杂,临床治疗相对棘手,考虑其有心脏问题,针刺处方主要以头面部、胸腹部穴位为主。首诊选取天枢、气穴,在此均为腹针疗法中的取穴方法,天枢相当于侧腰部,治疗腰肌的疾病;气穴相当于第四、五腰椎旁,治疗相应部位疾病;腰痛穴具有通经活络、散瘀止痛之功效;从生物全息理论出发,认为机体腰背可等同于手背,中指掌骨对应脊柱,第二掌骨远端对应颈椎,第二掌骨近端对应腰部,选用第二掌骨腰腹穴、肾穴,具有治疗相应部位和相关脏腑疾病的作用;三阴交、悬钟、太溪、太冲滋补肝肾;引气归元治心肺、调脾胃、补肝肾;百会清利头目;膻中、郄门、内关宁心通络、安神定悸;然谷为足少阴肾经之"荥穴",心绞痛多为心阳不振、气滞血瘀所致,胸部又为肾经所过,心经与肾经为同名经,刺然谷放血可祛胸中之瘀血,"菀陈则除之",调畅胸中之气机,振奋阳气以止痛。二诊腰痛症状有所减轻,但下午仍自觉头部有闷胀感。加刺四神聪、太阳、风池、第二掌骨头穴,以加强清利头目之功效。五诊继续给予针刺以巩固治疗。

# 病　案　26

| 国籍:英国 | 首诊时间:2020-8-17 | |
| --- | --- | --- |
| 姓名:Haydn | 性别:男 | 年龄:49 岁 |

**主诉:**腰部隐痛 2 年余,加重 1 周。

**现病史:**患者 2 年前过度劳累后出现腰部隐隐作痛,自行揉按后缓解,期间每遇劳累疼痛出现,但未进行系统诊疗。1 周前加班熬夜后腰痛再次出现,并较前加重,伴疲乏,记忆力减退。有吸烟史。因腰痛而无法入睡,纳食欠佳,腹胀,二便可。舌淡,苔薄白,脉沉细弦。

**既往史:**阑尾切除术后。

**诊断:**腰痛(肾虚证)。

**治疗:**首诊,针刺引气归元;双侧气旁、气穴、天枢、大横、三阴交、大钟;左侧养老;右侧颊针腰、骶。腰部及委中拔罐。

8月19日二诊,诉腰痛明显好转。上方去颊针,加刺平衡针腰痛穴,余同。

9月14日三诊,诉腰痛基本消失,欲巩固治疗。针刺命门、腰阳关、委中、太溪;双侧大杼、肾俞、腰眼、关元俞。嘱其适劳逸,卧硬板床,演示八段锦,建议平素练习八段锦。

**按语:**《黄帝内经》中称腰痛为腰痹。《杂病源流犀烛·腰脐病源流》云:"腰痛,精气虚而邪客病也……肾虚本也,风寒湿热痰饮,气滞血瘀闪挫其标也。"

本案为肾虚腰痛,首诊取颊针腰、骶,颊针疗法属于微针疗法的一种,是通过针刺面颊部的特定穴位治疗全身疾病的一种针灸新疗法。《灵枢·卫气》指出:"胸气有街,腹气有街,头气有街,胫气有街。"说明头、胸、腹、胫四个地方是经脉之气聚集循行的重要部位,气机在此处可以贯通经络、连通全身。面颊部主要为手、足阳明经和手、足少阳经所经过,存在着一个涵盖整个人体的全息微缩系统,通过针刺面颊部能够防治全身疾病。养老是手太阳小肠经的郄穴,手太阳经在背部交会于督脉和足太阳经,太阳经贯通上下,达于四肢,故可疏通经络、活血化瘀;三阴交调补肝肾;大钟为足少阴肾经的络穴,可滋肾清肺;天枢、大横、气旁、气穴为腹针疗法的取穴法,治疗相应腰骶部疾病;引气归元治心肺、调脾胃、补肝肾。二诊腰痛明显好转,上方去颊针,加刺平衡针腰痛穴,平衡针疗法从中医学的心神调控学说,进一步阐明了人体最高平衡系统是"心为君主之官"的最高平衡系统,通过西医学中枢调控理论进一步论证了中医脏腑学说理论的正确性。平衡针疗法通过针刺中枢神经分布在周围神经上的特定靶穴来调节、修复大脑基因程序,使失调、紊乱、破坏的中枢管理系统恢复到原来的平衡状态,间接地依靠患者自身去调节、修复、治疗自身的疾病。三诊针刺命门、腰阳关以壮腰补肾;委中、太溪、大杼、肾俞、腰眼、关元俞以强筋壮骨、健腰益肾、活血通络。练习八段锦,以扶助正气、强筋壮骨、疏通经络、防病保健。

## 病　案　27

| | |
|---|---|
| 国籍:荷兰 | 首诊时间:2019-10-14 |
| 姓名:Jim K. | 性别:男　　　年龄:33岁 |

**主诉**:右侧腰痛2月。

**现病史**:患者2月前因长时间睡觉姿势不当出现右侧腰痛,当右上肢上举或身体向左旋转时疼痛加重。多虑,睡眠欠佳,入睡困难,易醒,多梦。纳食少,每天运动但体重增加较多,二便可。每日吸烟10~20支。舌红,苔黄,脉沉数。

**既往史**:既往体健。

**诊断**:1.腰痛(足太阳经证);2.不寐。

**治疗**:给予归脾丸。针刺左侧颊针腰、骶穴,针后嘱患者上举右上肢及向左旋转身体,10min后诉疼痛减轻。再针平衡针腰痛穴、左侧养老,养老穴强刺激,边行针边嘱患者运动,诉针后疼痛减轻85%。起针后配合腰部阿是穴刺络拔罐。治疗后上举右上肢及向左旋转身体时疼痛消失。

**按语**:根据疼痛部位进行经络辨证,疼痛在腰脊中部者为督脉病证,疼痛在腰脊两侧者为足太阳经证。根据笔者临床治疗心得,对于疼痛剧烈并伴有活动受限的案例,首诊采用远部选穴法,避开病痛局部,远取颊针腰、骶穴,平衡针腰痛穴、养老穴,行运动针法,必要时配合病痛局部刺络拔罐疗法,均可收到立竿见影之效。

# 病　案　28

| | |
|---|---|
| 国籍:美国 | 首诊时间:2020-11-12 |
| 姓名:Ratay C. | 性别:男　年龄:54 岁 |

**主诉:**腰部隐隐作痛 3 年。

**现病史:**患者 3 年前无明显诱因出现腰部隐痛,喜揉喜按,每遇劳累后出现或加重,自行揉按后症状缓解。右侧膝关节不慎扭伤 2d,局部肿痛。血压不稳定略有升高,未服用任何降压药。否认糖尿病。纳食可,睡眠可,二便可。舌红,少苔,中有裂纹,脉滑数。

**既往史:**既往体健。

**诊断:**1.腰痛(肝肾亏虚);2.右膝关节扭伤。

**治疗:**首诊,针刺引气归元;双侧天枢、气旁、气穴、水泉、太溪、太冲;左侧阳陵泉、复溜、左侧腕关节对应膝关节的压痛点、平衡针膝痛穴、颊针膝穴;右侧照海。膝关节刺络拔罐。

11 月 16 日二诊,诉腰痛减轻,右膝痛明显减轻,欲提高免疫力。针刺引气归元;双侧天枢、气旁、气穴、水泉、太溪、太冲;左侧阳陵泉、复溜;右侧内膝眼、外膝眼、鹤顶、膝关、膝阳关、照海;膝关节拔罐。嘱患者温灸器自灸足三里,坚持练习八段锦。

11月18日三诊,诉腰痛好转,膝痛消失。针刺引气归元;双侧天枢、气旁、气穴、水泉、太溪、太冲;左侧复溜;右侧照海。嘱其适劳逸,避风寒,练习八段锦。

**按语:** 本案患者四诊合参辨证为肝肾亏虚证。首诊选取天枢、气旁、气穴,用于治疗腰部疾病;水泉在足跟,可滋阴补肾;太溪是肾经的输穴,也是原穴,可调治三焦、滋阴补肾;复溜是肾经之经穴,有培补肾气的作用,可以滋阴补肾、清热利湿;照海在肾经属水,为八脉交会穴之一,通阴跷脉,有清心神、利咽喉、泄湿热的作用,可以滋阴补肾;太冲为肝经之原穴、输穴,可滋补肝肾。本案属于膝部伤筋,采用关节对应法,膝关节对应肘关节,故选取左侧腕关节对应膝关节的压痛点;阳陵泉舒筋止痛;平衡针膝痛穴位于肩关节至腕关节连线的中点,具有舒筋通络、活血化瘀、消肿止痛之功效;颊针膝可通络止痛。膝关节局部刺络拔罐,可活血化瘀、消肿止痛。二诊针刺膝关节局部腧穴,以达通络止痛、活血化瘀之功。欲提高免疫力,灸足三里及练习八段锦,可调理胃肠、补益气血、培补肝肾,从而达到扶助正气、强筋壮骨之功。

# 病 案 29

| | | |
|---|---|---|
| 国籍:匈牙利 | 首诊时间:2020-10-5 | |
| 姓名:Dombi E. | 性别:女 | 年龄:41岁 |

**主诉:** 腰痛伴左下肢后侧疼痛1年余,加重半月。

**现病史:** 患者因常年从事园林工作,1年前出现腰痛伴左下肢后侧疼痛,期间时好时坏,劳累后加重,休息后缓解。近半月腰痛伴左下肢后侧疼痛再次出现,并较前加重,既往查腰椎 X 线片示:曲度异常。今日月经第五天,量多,经期 5~7d,月经周期 21~24d。纳食少,进食辛辣刺激食物后胃脘部有烧灼感,进食除蜂蜜以外的甜食后出现胃脘痛。有抑郁症,忧郁不畅,易怒善哭,喜叹息,脘腹痞闷。有痔疮。睡眠尚可,睡眠时间 6h 左右,二便可。舌尖红,苔黄,舌根黄腻,左脉弦,右脉沉细。

**既往史:**既往体健。

**诊断:**1.腰腿痛(足太阳经证);2.郁证;3.痔疮。

**治疗:**首诊,针刺百会、平衡针腰痛穴、膻中、中脘;双侧二白、伏兔、悬钟、昆仑;左侧内关、足三里;右侧神门、阳陵泉、丰隆。考虑经期第五天,量多,故不予针刺腰骶部、小腹部腧穴,不予拔罐。给予中药汤剂 7 剂:

| | | | |
|---|---|---|---|
| 香附 10g | 川芎 12g | 栀子 10g | 神曲 10g |
| 柴胡 12g | 黄芩 10g | 苍术 10g | 炒白术 10g |

10 月 12 日二诊,诉腰腿痛减轻,周末饮食不当后出现胃脘部疼痛,腹泻。针刺脊柱压痛点;双侧肝俞、胃俞、肾俞、大肠俞、委中;左侧臀部阿是穴;右侧养老;脊柱、双侧委中及左侧臀部拔罐。

10 月 19 日三诊,诉腰痛基本消失,左侧臀部略有疼痛。胃脘痛消失,腹泻消失。口服汤药后自觉情绪稳定,痔疮改善。舌淡红,苔薄白,少许散在裂纹。欲巩固治疗。针刺中脘、下脘;双侧二白、天枢、章门、三阴交、太冲;左侧梁丘、上巨虚;右侧平衡针臀痛穴、丰隆、阴陵泉。左侧臀部及腰背部拔罐。治疗后诉全身放松,自觉舒服。给予中药汤剂 7 剂:

香附 10g　　川芎 12g　　苍术 10g　　栀子 10g

神曲 10g　　炒白术 10g

**按语**：本案患者腰痛伴左下肢后侧疼痛，依据发病部位辨经为足太阳经证。首诊选平衡针腰痛穴，用以通经活络、散瘀止痛；伏兔、悬钟、阳陵泉、昆仑疏通下肢经络气血；脑为元神之府，督脉入络脑，百会可调神解郁；心主神明，故取心之原穴神门，以宁心安神。内关为心包经的络穴，与气会膻中合用，可宽胸理气解郁；中脘、足三里调理肠胃、行气活血、清热化滞；丰隆为化痰之要穴；二白为经外奇穴，是治疗痔疮的有效穴，可调和气血、缓急止痛。患者有抑郁症，忧郁不畅，易怒善哭，喜叹息，脘腹痞闷。给予中药越鞠丸加减，该方出自《丹溪心法》，具有理气解诸郁之功效。方中香附疏肝解郁，以治气郁，为君药；川芎以治血郁，可助香附行气解郁之功，为臣药；栀子清热泻火，以治火郁；苍术燥湿运脾，以治湿郁；神曲消食导滞，以治食郁；黄芩清热泻火；白术健脾渗湿。二诊经期已过，选取局部腧穴配合远端腧穴，以疏通足太阳经经气；《针灸大成·玉龙赋》就有记载："腿风湿痛，居髎兼环跳与委中。"三诊给予针刺配合中药以巩固治疗。针刺选用中脘、下脘、天枢、章门、三阴交、梁丘、上巨虚以调理胃肠；肝之原穴太冲，可疏肝理气解郁；丰隆、阴陵泉健脾利湿化痰；平衡针臀痛穴，此穴位于肩关节腋外线的中点及肩峰至腋皱襞连线的 1/2 处，具有舒筋通络、活血化瘀、消肿止痛之功效。

# 病　案　30

| | |
|---|---|
| 国籍:匈牙利 | 首诊时间:2019-5-28 |
| 姓名:Békefi L. | 性别:男　　年龄:54岁 |

**主诉:**腰痛伴左下肢外侧放射痛20余年。

**现病史:**患者年轻时喜露营,经常坐卧湿地,之后逐渐出现腰痛并伴有左下肢外侧放射痛,下肢有沉重感,犹如灌铅一般沉重。曾查MRI提示:$L_4$~$L_5$腰椎间盘突出。于1995年行腰椎间盘摘除术,术后仍感疼痛不适。现自觉腰部及左下肢外侧疼痛,肢体沉重。纳食尚可,眠可,二便调。舌淡,边有齿痕,中有裂纹,脉沉滑。

**既往史:**既往体健。

**诊断:**腰腿痛(足少阳经证,寒湿证)。

**治疗:**首诊,针刺膻中、引气归元;双侧天枢、大横、气穴;左侧内关、风市、阳陵泉、悬钟;右侧郄门、伏兔。腰部及左侧下肢外侧拔罐。嘱温灸器自灸腰骶部,灸后饮温水。

5月31日二诊,上方继续治疗。

6月4日三诊,上方继续治疗。加耳穴贴压坐骨神经、腰骶椎、心、肝、神门。嘱其定时按压,忌揉搓,2~3d后自行摘取。

6月11日四诊,诉治疗后腰腿痛症状减轻,心脏功能有改善。继续上方巩固治疗。

6月14日五诊,诉腰腿痛基本消失。心脏功能改善。针刺膻中、引气归元;双侧天枢、大横、气穴;左侧内关、风市、阳陵泉、悬钟;右侧郄门、间使、伏兔、然谷。嘱其调畅情志,适劳逸,避免坐卧湿地。

**按语:**《金匮要略·五脏风寒积聚病脉证并治》中所说:"肾著之病,其人身体重,腰中冷,如坐水中,形如水状,反不渴,小便自利,饮食如故,病属下焦。身劳汗出,衣里冷湿,久久得之,腰以下冷痛,腰重如带五千钱。"本案患者四诊合参辨证为寒湿证,依据发病部位辨经为足少阳经证。腰腿痛是针灸科常见病、优势病,考虑该患者不仅有腰腿痛,同时还有心脏的问题,针灸取穴治疗整体论治。取引气归元、天枢、大横、气穴均为腹针疗法中的取穴方法,引气归元治心肺、调脾胃、补肝肾;天枢、大横、气穴分别对应腰两侧肌肉及第四、五腰椎旁,治疗相应部位疾病;风市、阳陵泉、伏兔疏通下肢经络气血;膻中心包之募穴,又为气会,可化瘀止痛;内关与阴维脉相通,"阴维为病苦心痛",是治疗胸痹心痛之要穴,不论寒热虚实皆可用之;郄门为心包经之郄穴,二穴合用多用于治疗心脏急症。

本病案为寒湿证,湿邪趋下,重着,黏滞,湿邪致病缠绵难愈,而灸疗具有扶助阳气、散寒除湿之功效。故嘱患者温灸器自灸腰骶部,配合针刺以加强散寒除湿之功。

# 病 案 31

| | |
|---|---|
| 国籍:匈牙利 | 首诊时间:2019-3-27 |
| 姓名:Kovács A. | 性别:女　　年龄:46岁 |

**主诉:**右侧腰痛伴右下肢前、后侧疼痛1年,加重1月。

**现病史**:患者1年前右侧腰痛伴右下肢前、后侧疼痛,运动后加重,右下肢前面有烧灼感,夜间甚。查腰椎MRI示:$L_4$~$L_5$椎间盘突出。双下肢无力,上下楼困难,走路不稳,眩晕。左侧肩痛及上肢痉挛、疼痛,左手麻木。胃镜检查有胃食管反流,饭后腹胀,查胃脘部压痛(++)。月经停经2个月。入睡可,夜间易醒。小便少,2次/d;大便秘结,服通便药(具体不详)后1次/2d。舌淡,苔薄黄,舌体湿滑,边有齿痕,脉沉数。

**既往史**:鼻窦炎,胃食管反流,多发性硬化症。

**诊断**:1.腰腿痛(足阳明、足太阳经证,湿热证);2.眩晕。

**治疗**:首诊,针刺百会、印堂、引气归元;双侧风池、安眠、天枢、三阴交、内庭;左侧曲池、合谷、梁丘、足三里、阴陵泉;右侧支沟、伏兔、血海、悬钟。左手示、中指点刺放血;背腰部及左上肢拔罐。

4月2日二诊,诉右下肢烧灼感好转,眩晕好转,上次针刺后小便量明显增多。但仍感腰痛、腹胀,有鼻窦炎,鼻塞严重。点按鼻通穴,原方基础上加上星;双侧迎香、梁门穴。配合腰部阿是穴刺络拔罐,左上肢、下肢闪罐、留罐。针刺后即诉各方面症状均有好转。

4月5日三诊,诉腰痛及腹胀减轻,右下肢烧灼感消失。舌淡,苔薄白,脉沉细。针刺左侧颊针腰、骶,嘱其活动5min,5min后诉活动度较前灵活,腰痛明显减轻。继续针刺上方,配合腹部拔罐。

4月8日四诊,诉自觉有力量,右下肢烧灼感消失。近期未出现眩晕症状,腹胀减轻。针刺百会、上星、印堂、引气归元;双侧风池、安眠、迎香、天枢、三阴交、内庭;左侧曲池、梁丘、足三里、合谷、阴陵泉;右侧支沟、伏兔、血海、悬钟。背腰部拔罐。

4月15日五诊,诉各方面症状明显改善,腰痛基本消失,精力充沛,下肢较前灵活,上下楼梯时更灵活,更敏捷,每日可以走1~1.5个小时,下肢沉重感减轻,略有腹胀,大便正常。左手示、中指经点刺放血后麻木感减轻,欲拇指点刺放血。自觉肩部及肌肉更加轻松,左侧上肢活动度明显改善,上举高度较前明显抬高,疼痛基本消失。继续上方治疗,并配合腹部及下肢拔罐。左手拇、示指点刺放血。

**按语:**本案患者病情较为复杂,针灸治疗整体论治。首诊选取天枢,治疗腰部疾病;曲池、血海、梁丘、三阴交、足三里、伏兔、悬钟分别疏通上、下肢经气;合谷活血化瘀、通络止痛;阴陵泉、内庭调理肠胃、清利湿热;支沟清利三焦之热,为治疗便秘的有效穴;引气归元调脾胃、补肝肾;百会、印堂清利头目止眩晕。二诊腹胀,有鼻窦炎,鼻塞严重。点按鼻通穴、上星、迎香以宣通鼻窍;梁门以消食导滞。

# 病　案　32

| | |
|---|---|
| 国籍:匈牙利 | 首诊时间:2019-2-18 |
| 姓名:Vas Z. | 性别:女　　年龄:54岁 |

**主诉:**右侧腰痛伴右下肢后侧、外侧放射性疼痛15年。

**现病史:**患者职业为运动员,15年前腰部过度劳损出现右侧腰痛伴右下肢后侧、外侧放射性疼痛。半年前查CT、MRI示:腰部$L_3$~$L_5$椎间隙变窄,钙化,生理曲度异常;$L_5$~$S_1$腰椎间盘突出;髋骨两侧异常,软骨磨损,钙化;颈椎曲度异常,骨质增生,硬膜囊轻度受压，$C_2$~$C_3$、$C_4$~$C_7$椎间隙变窄，$C_6$椎间盘向前突出，颈椎退行性改变。潮热，盗汗，脑鸣。纳食可，睡眠可，二便可。舌暗红，边有齿痕，脉沉缓。

**既往史**：高血压病，高胆固醇血症，左侧腕管综合征手术后，颈椎病。

**诊断**：腰腿痛（足太阳、足少阳经证，肾精不足）。

**治疗**：首诊，给予六味地黄丸。针刺引气归元、腰痛穴；双侧气旁、气穴、悬钟、三阴交、太溪；左侧第二掌骨腰穴、腿穴；右侧风市、中渎、阳陵泉。臀部阿是穴、委中刺络拔罐。嘱患者避风寒，适度功能锻炼。

2月21日二诊，诉平日坐5min后起立即出现右侧腰及下肢疼痛。针刺左侧颊针腰，强刺激，嘱其坐5min后起立，诉针后疼痛明显减轻。起针后配合背腰部、臀部、右侧下肢拔罐。

2月25日三诊，诉治疗前开车5min腰痛及下肢疼痛，治疗后开车后未出现疼痛。针刺命门、腰阳关；双侧大杼、肾俞、腰眼穴、大肠俞、委中、昆仑；右侧臀部阿是穴、环跳、居髎、承扶、承山、风市、中渎、阳陵泉、悬钟；阿是穴、双侧委中刺络拔罐，以巩固疗效。

**按语**：《素问·六节藏象论》："肾者，主蛰，封藏之本，精之处也，其充在骨。"精是人体生命活动的基本物质，是脏腑形体官窍机能活动的物质基础，而肾藏精，精生髓，若肾精不足，骨骼得不到充养，继则发生骨关节疾病。

本案患者年老，肝肾亏虚，筋骨失养而发本病。首诊针刺引气归元以调脾胃、补肝肾；腰痛穴为平衡针取穴法，用于治疗腰部疾患；气旁、气穴为腹针取穴法，分别相当于2、3腰椎和4、5腰椎旁，治疗相应部位疾病；风市、阳陵泉、三阴交疏通下肢经络气血以止痛;悬钟、太溪益肾填髓;第二掌骨腰穴、腿穴是根据第二掌骨全息选取的方法,用于治疗腰腿痛。二诊针刺左侧颊针腰,以加强镇痛之功。三诊针刺命门、腰阳关、肾俞以补益肾精;《针灸甲乙经》记载:"腰背痛,大杼主之。"大杼系足太阳膀胱经、手太阳小肠经、手少阳三焦经和足少阳胆经之会穴,又是八会穴之骨会,可舒筋壮骨;腰眼穴,见于《肘后备急方》,别称鬼眼,穴当腰部两侧凹陷之处,该处状似眼伏,有补肾壮腰之效;委中、昆仑循经远部取穴,疏通腰背部经气;大肠俞、臀部阿是穴疏通腰部及臀部经络气血;环跳、居髎、风市、中渎、阳陵泉疏通下肢少阳经气血;承扶、承山疏通下肢太阳经气血。

# 病案 33

| | |
|---|---|
| 国籍:匈牙利 | 首诊时间:2019-9-3 |
| 姓名:Kolozsvári K. | 性别:女　　年龄:31岁 |

**主诉:**腰骶部酸痛伴肢体困重3月余。

**现病史:**患者3月前出现腰骶部酸痛伴肢体困重,右侧大腿内侧及足大趾麻木,查MRI示:$L_4$~$L_5$腰椎间盘突出。平素自觉压力较大,情绪欠佳,右侧胁肋部胀痛。有鼻窦炎,鼻塞,流黄涕。多痰,面部散在粟粒型痤疮。对面粉过敏,进食面食后出现心悸、腹胀、恶心、呕吐等症状,乳糖不耐受。食欲欠佳,脘腹满闷。睡眠欠佳,易醒,晨起精神欠佳,自觉疲乏。小便调,大便溏薄。舌淡,苔白,脉沉滑。

**既往史:**鼻窦炎。

诊断：1.腰腿痛（寒湿证）；2.胁痛；3.痤疮；4.不寐。

治疗：首诊，针刺百会、上星、印堂、腰痛穴、关元；双侧迎香、气穴、疏肝穴、太冲；左侧神门、足三里；右侧期门、血海、阴陵泉。双侧鱼际点刺放血；腰骶部及右侧胁肋部拔罐。

9月11日二诊，诉治疗后腰骶部酸痛、右胁胀痛及右下肢内侧麻木明显好转。今日进食意大利面后出现心悸、腹胀、恶心、呕吐。舌红苔黑（口服药物染苔），脉弦数。上方基础上加膻中、中脘；左侧内关；右侧公孙。针刺后即刻感觉舒服，心率减慢。继续给予右侧胁肋部及腰骶部拔罐；耳穴贴压坐骨神经、胃、肝、神门、内分泌。嘱其定时按压，切忌揉搓，2~3d后摘除。

9月18日三诊，诉上次针刺后腰骶部酸痛、右侧胁肋部胀痛及右下肢、足大趾麻木消失。睡眠改善，情绪较前稳定，疲乏感减轻。心率减慢，过敏症状明显减轻。黄涕转为清涕，粟粒型痤疮减少，食欲较前旺盛，欲巩固治疗。上方去内关、公孙；余同，以巩固治疗。

1月后随访腰骶部酸痛未复发，各方面症状均明显改善。

按语：本案四诊合参辨证为寒湿证。首诊取腰痛穴、关元、气穴用以治疗腰部疾病；足三里、阴陵泉散寒除湿；血海活血养血；疏肝穴、太冲、期门疏肝解郁；百会、上星、印堂、迎香清利头目、宣通鼻窍；鱼际点刺放血清肺热；二诊加膻中宽胸理气降逆；内关安神定悸；中脘、公孙健脾和胃、降逆止呕。《灵枢·口问》曰："耳者，宗脉之所聚也。"六阳经循行于耳中或分布于耳周，六阴经通过各自的经别间接上达于耳。阴、阳跷脉并入耳后，阳维脉循头入耳。故耳与脏腑、经络有着密切的关系，配合耳穴贴压坐骨神经、胃、肝、神门、内分泌，可调整相应脏腑、经络的功能，从而达到治疗疾病的目的。三诊睡眠改善,情绪较前稳定,疲乏感减轻。心率减慢,过敏症状明显减轻。黄涕转为清涕,粟粒型痤疮减少,食欲较前旺盛。继续治疗以巩固疗效。

# 病 案 34

国籍:匈牙利       首诊时间:2020-6-3

姓名:Müllerné T.A.       性别:女       年龄:68岁

**主诉:**腰痛伴双下肢后侧痛4年,加重半月。

**现病史:**患者4年前出现腰痛伴双下肢后侧疼痛,近半月加重,侧卧位时疼痛加重,每日服用2~3粒止痛药。2016年5月查腰椎MRI示:$L_2$~$L_4$椎间盘突出,腰椎钙化,骨质疏松。双侧膝关节疼痛。纳食可,因腰痛睡眠欠佳,手足不温,小便不利,夜间小便1次,大便可。舌淡体胖,边有齿痕,脉沉细弱。

**既往史:**高血压病,左侧乳腺囊肿。

**诊断:**腰腿痛(足太阳经证,肝肾亏虚)。

**治疗:**首诊,针刺$L_2$~$S_1$夹脊穴;双侧肝俞、痞根、肾俞、承扶、阿是穴、委中、阳陵泉、承山、昆仑;右侧养老。腰部及双下肢拔罐。中药汤剂5剂:

| | | | |
|---|---|---|---|
| 白芍10g | 柴胡12g | 干姜6g | 龙骨20g |
| 牡蛎20g | 炙甘草6g | 补骨脂10g | 车前子10g |
| 红枣10g | | | |

6月8日二诊,诉治疗后腰痛及双下肢后侧疼痛改善,睡眠改善,较易入睡,小便不利改善,欲继续治疗。上方去阿是穴,加

殷门。中药汤剂4剂,上方去车前子,柴胡用量减半,加泽泻10g、猪苓10g。

6月12日三诊,诉腰以及双下肢后侧疼痛好转,小便流畅,睡眠改善,入睡容易,近几日阴雨天,双侧膝关节疼痛。针刺气海、关元、中极;双侧天枢、气旁、气穴、鹤顶、内膝眼、外膝眼、阳陵泉、三阴交、太溪、太冲;左侧神门;右侧养老;腰部拔罐。继续给予中药汤剂4剂:

| 炙甘草6g | 干姜6g | 白芍10g | 龙骨20g |
| 牡蛎20g | 补骨脂10g | 泽泻10g | 猪苓10g |
| 柴胡6g | | | |

6月16日四诊,诉腰腿痛好转80%,膝关节疼痛消失,小便流畅。上方去鹤顶、内膝眼、外膝眼;加水道穴,余同。

6月19日五诊,诉腰腿痛消失,不用服用止痛药。双侧膝痛消失,小便流畅,睡眠佳。近一周监测血压,血压基本正常,120~129/73~83mmHg。针刺$L_2$~$S_1$夹脊穴;双侧肝俞、痞根、肾俞、承扶、阿是穴、委中、阳陵泉、承山、昆仑;右侧养老。腰及双下肢后侧拔罐。

**按语:**《外台秘要》中曰:"肾主腰脚,肾经虚损,风冷乘之,故腰痛也。"《三因极一病证方论》认为:"失志伤肾,郁怒伤肝,皆致腰痛者,以肝肾同系,最致腰痛。"

本案为肝肾亏虚型腰腿痛,首诊穴取$L_2$~$S_1$夹脊穴、痞根穴、阿是穴,以疏通腰部经络气血;肝俞、肾俞滋补肝肾;承扶、委中、阳陵泉、承山疏通下肢经气;昆仑为循经远部取穴,是足太阳经之经穴,配合养老穴,为同名经配穴法,在"同气相通"的理论指导下相配,可通经活络止痛;中药汤剂桂枝龙骨牡蛎汤加减以调和阴阳、镇静安神。二诊中药汤剂原方加泽泻、猪苓以加强利尿通淋之功。三诊诉双膝关节疼痛。取鹤顶、内膝眼、外膝眼以疏通膝部经络气血；气海、关元、天枢、气穴、气旁共奏疏通腰骶部经气之功效；太冲、太溪滋补肝肾；养老通络止痛；三阴交为肝脾肾三阴经之交会穴，为治疗泌尿系疾病的要穴，配合膀胱之募穴中极穴，以疏利膀胱气机、利尿通淋；神门宁心安神。四诊诉腰腿痛好转80%，膝关节疼痛消失，小便流畅。上方去鹤顶、内膝眼、外膝眼；加水道穴，以加强通调水道之功。五诊诉腰腿痛消失，不用服用止痛药。双侧膝痛消失，小便流畅，睡眠佳。针刺以巩固疗效。

# 病 案 35

| | |
|---|---|
| 国籍：匈牙利 | 首诊时间：2019-7-12 |
| 姓名：Ladányi P. | 性别：女 年龄：42岁 |

**主诉：**腰痛放射至右下肢小腿及足外侧针刺样疼痛半年。

**现病史：**患者因工作原因长时间久坐，半年前下蹲起立时突然出现腰痛，腰痛放射至右下肢小腿及足外侧，呈针刺样疼痛，坐位时严重。查腰椎MRI示：$L_4$向后滑移，$L_3$~$L_4$椎间盘突出。刻下症见：腰痛剧烈，肌肉僵硬，右下肢小腿及足外侧针刺样疼痛。疲乏，手足不温，近期晨起腹痛、腹泻。纳食可，睡眠可。舌暗，苔薄，边有齿痕，脉沉细涩。

**既往史：**既往体健。

**诊断：**1.腰腿痛（足少阳经证、瘀血证）；2.泄泻。

**治疗：**首诊，针刺脊柱压痛点；双侧痞根、大肠俞、委中；左侧环跳、阳陵泉、悬钟、足临泣；右侧上巨虚、下巨虚。腰及下肢阿是穴刺络拔罐。治疗后诉腰部、右下肢小腿及足外侧针刺样疼痛明显减轻。给予中药汤剂5剂：

当归15g　　丹参20g　　乳香6g　　没药6g

白芍10g　　赤芍12g　　地黄15g　　甘草6g

7月23日二诊，诉经针刺及口服药物治疗后腰、右下肢小腿及足外侧针刺样疼痛逐渐消失。晨起腹痛、腹泻症状消失，偶有疲乏，手足不温。上方去上巨虚、下巨虚。嘱自灸命门至腰阳关段。

**按语：**《素问·厥论》："少阳厥逆，机关不利，腰不可以行。"《素问·刺腰痛》云："足少阳脉令人腰痛，如以针刺其皮中，循循然不可以俯仰，不可以顾。"《灵枢·营卫生会》云："夫血之与气，异名同类……营卫者精气也，血者神气也，故血之与气，异名同类焉。"《灵枢·天年》记述："其气之盛衰，以至其死……五脏始定，血气已通，其气在下，故好走……"气血盛衰与运动能力紧密相关，筋骨强健也是气血旺盛的体现。

本案辨证为瘀血证。首诊选取阿是穴可疏通局部气血；痞根疏通腰部经络气血；环跳、阳陵泉、悬钟可疏通经络、舒筋止痛；足临泣为足少阳胆经之输穴，以通经活络；大肠俞、上巨虚、下巨虚调理肠道止泻。配合中药汤剂活络效灵丹以活血化瘀、通络止痛。方中当归为血中之气药，有补血活血的功效，配合丹参可加强活血祛瘀的功效；乳香、没药皆为活血止痛的良药，配合使用，可活血化瘀；赤芍清热凉血、散瘀止痛；白芍养血敛阴、柔肝止痛；地黄清热凉血、益精填髓；甘草缓急止痛。二诊晨起腹痛、腹泻症状消失，偶有疲乏，手足不温。自灸命门至腰阳关段，以温阳益气。

# 病　案　36

| | |
|---|---|
| 国籍:匈牙利 | 首诊时间:2020-8-14 |
| 姓名:Zágon R. | 性别:男　　年龄:74岁 |

**主诉:**双侧腕关节、指关节刺痛伴屈曲受限7月余。

**现病史:**患者8年前左侧足趾肿痛,医生诊断为痛风,口服药物治疗后症状消失。今年1月出现双侧腕关节,左手无名指,右手示指、无名指关节刺痛伴关节屈曲受限。口服类固醇治疗后缓解,停药后症状再次出现。口服11种药物,包括降压药(血压正常但医生建议服用)、抗凝血剂、利尿剂、维持心脏的药物。口服利尿剂后夜间小便5~6次,影响睡眠。纳食可,大便溏薄。舌淡,苔薄黄,脉沉滑数。

**既往史:**左膝关节术后,心脏起搏器术后。

**诊断:**浊瘀痹(痰瘀痹阻)。

**治疗:**首诊,针刺天地针;双侧大横、水道、上风湿外点、血海、三阴交、太白、八邪;左侧阴陵泉、阳陵泉;右侧丰隆。右手示指关节阿是穴点刺放血。给予中药汤剂4剂:

| | | | |
|---|---|---|---|
| 黄芪20g | 远志6g | 牛膝10g | 金银花10g |
| 地龙10g | 防己10g | 泽泻10g | 通草6g |
| 五加皮10g | | | |

8月17日二诊,诉口服中药未见不适,右手示指关节刺痛消失,但双侧腕关节、无名指关节隐隐作痛。上方基础上加腕痛穴;右侧三间、合谷。双手无名指关节阿是穴点刺放血。治疗后

诉疼痛消失。继续给予中药3剂。

8月20日三诊，诉经治疗后腕关节、指关节刺痛消失，夜间及晨起隐隐作痛，有晨僵。肤色偏紫暗，触其手冰凉。针刺天地针；双侧大横、水道、上风湿外点、血海、三阴交、太白、八邪、腕痛穴；左侧阴陵泉、阳陵泉、外关、养老；右侧合谷、三间、丰隆。局部阿是穴刺络放血后行艾条温和灸。

8月24日四诊，诉未服止痛药，腕关节、指关节刺痛消失，偶有局部隐痛，触其手温较前温暖，肤色偏于正常，晨僵减轻。上方去阿是穴刺络放血，余同。

8月30日五诊，诉欲巩固治疗。针刺天地针；双侧大横、水道、上风湿外点、血海、三阴交、太白、八邪、腕痛穴；左侧阴陵泉、阳陵泉、外关、养老；右侧合谷、三间、丰隆。局部阿是穴艾条温和灸。

**按语：**元代朱丹溪首次在《格致余论》"痛风"中指出"痛风者，大率因血受热，以自沸腾，其后或涉冷水，或立湿地，或扇取凉，或卧当风，寒凉外抟，热血得寒，污浊凝涩所以作痛，夜则痛甚，行于阴也"。认为痛风产生的病因有痰、风热、风湿和血虚。汉代张仲景《金匮要略》中记载"病历节不可屈伸疼痛"皆由"风湿""风血相搏"所致。唐代王焘《外台秘要》中记载："大多是风寒暑湿之毒，因虚所致，将摄失理……昼静而夜发，发时彻骨绞痛。"清代林佩琴《类症治裁》中记载："痛风，痛痹之一症也……初因风寒湿郁痹阴分，久则化热致痛，至夜更剧。"祖国医学认为，痛风属"痹证"范畴。痛风是西医的病名，而非中医病名。朱良春认为：痛风之名，中西医病名虽同，概念则异。从病因来看，受寒受湿虽是诱因之一，但不是主因，湿浊瘀滞内阻，才是其主要病机，而非风邪作祟，故提出了"浊瘀痹"的新病名。概括了痛风"浊毒瘀滞"的病机本质,既有别于西医,又统一于中医痹证范畴,补充了《黄帝内经》《金匮要略》中痹证分类不足的问题。

本案首选天地针,由中脘与关元组成,可补脾养肾;大横配水道可调理脾胃、利水祛湿。太白为脾经的络穴,可健脾利湿、通络止痛;三阴交是足三阴经的交会穴,具有调理三经气血及肝脾肾三脏的功能;阴陵泉是脾经的合穴,也是利湿之要穴。阴陵泉、阳陵泉合用,使邪有出路,而不致入内。丰隆为五脏六腑之大络,具阳明、太阴之性,发营血、脏腑精气,为化痰除湿要穴。上风湿外点位于滑肉门外1寸,祛风除湿、通络止痛,治疗腕关节周围疾病;血海活血化瘀、通络止痛;八邪疏通局部经络气血;"菀陈则除之",指关节阿是穴刺络放血可泻热逐瘀、活血通络,使邪气随血而出,迅速缓解关节肿痛的症状;配合中药四神煎加减以达清热解毒、活血通利关节之功。方中黄芪为补气圣药,气为血之帅,气行则血行;远志祛痰消肿;牛膝强筋壮骨、祛瘀止痛;金银花清热解毒;地龙通络止痛;防己、通草、泽泻祛风止痛、利水消肿;五加皮祛风除湿、补益肝肾、强筋壮骨、利水消肿。二诊加腕痛穴,此穴位于足背踝关节横纹中央,为了取穴方便,在旁开1寸处取穴,可疏经通络、活血化瘀、消肿镇痛;三间、合谷以活血化瘀、通络止痛。治疗后诉疼痛消失。三诊加外关、养老,以加强通络止痛之功;配合艾条温和灸,以温经散寒、祛湿通络。患者长期从事手工劳动,腕关节、指关节存在劳损情况,故嘱其避免过度使用腕关节、指关节,避免关节受凉,可局部自灸。

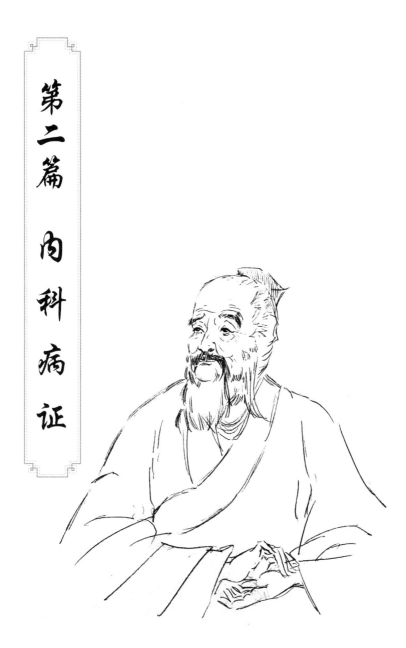

第二篇 内科病证

岐伯

# 病　案　1

国籍:斯洛伐克　　　　首诊时间:2020-10-5

姓名:Daniela　C.　　　性别:女　　　　年龄:31岁

**主诉:**颈项部僵硬、疼痛半年余。

**现病史:**患者半年前因夜寐露肩后出现颈项部僵硬、疼痛,每遇阴雨天加重,局部热敷后缓解,未曾进行系统诊疗。无眩晕,无恶心,无呕吐,无上肢麻木。乳糖不耐受,对青霉素过敏。既往有过敏性鼻炎,贫血。左侧耳鸣,手足不温,疲乏。纳食可,睡眠可,小便可,大便时有溏薄。舌红,苔薄白,边有齿痕,脉细弦。

**既往史:**过敏性鼻炎,贫血。

**诊断:**1.项痹(寒湿证);2.耳鸣。

**治疗:**首诊,针刺大椎;双侧天柱、肩井、大杼、肩贞、天宗、膈俞;左侧听宫、翳风、颈痛穴;右侧中渚、后溪。给予中药汤3剂:

葛根30g　　白芍20g　　桂枝12g　　干姜9g

炙甘草6g　　大枣10g　　鸡血藤15g

10月13日二诊,诉颈项部僵硬、疼痛减轻,疲乏感减轻。左侧耳鸣。上方基础上加双侧肾俞、太溪。继续给予中药汤剂4剂。灸气海至关元段,灸后嘱饮温水。

10月21日三诊,诉颈项部僵硬、疼痛基本消失,左侧耳鸣好转。继续上方巩固治疗。停中药。配合颈肩拔罐;嘱自灸脾俞、肾俞。

11月11日四诊,诉近2周颈项部疼痛消失,耳鸣减轻,手足转温,大便成形。原方去颈痛穴。颈项部拔罐。嘱避风寒,适劳逸,避免长时间伏案工作,练习八段锦,适度功能锻炼。

**按语:**本案四诊合参辨证为寒湿证,首诊取颈痛穴,位于手背部,半握拳第四掌骨与第五掌骨之间,即指掌关节前凹陷中,可疏通经络、活血止痛;天柱,有通经活络之功,为治疗颈项部疾病的主穴;骨会大杼,具有舒筋壮骨之功,天柱配合大杼用来治疗项背部疼痛;肩井为足少阳、手少阳、足阳明经和阳维脉的交会穴,有疏通经络的功效,配合肩贞、天宗治疗项背部疾病;大椎属于督脉的腧穴,为诸阳之会,督脉为"阳脉之海",总督一身之阳气,可振奋阳气,达到通阳化湿之功;后溪通督脉,以疏通颈项部经络气血;膈俞调补气血;听宫配合翳风均为局部选穴,可启闭开窍;中渚为循经远部选穴,可开窍聪耳、舒筋利节;配合葛根汤加减,方中葛根解肌散邪、生津通络;辅以麻黄、桂枝疏散风寒、发汗解表;芍药、甘草生津养液、缓急止痛;生姜、大枣调和脾胃、鼓舞脾胃生发之气;鸡血藤活血补血、舒筋活络;诸药配伍,共奏发汗解表、升津舒筋、温通经脉之功效。二诊上方基础上加双侧肾俞、太溪以补益肾气;灸气海至关元段,以益气养血、培补肝肾。四诊原方去颈痛穴,给予颈项部拔罐,以巩固治疗。

# 病　案　2

| 国籍:巴西 | 首诊时间:2019-7-17 | |
| 姓名:Anna J.G. | 性别:女 | 年龄:27岁 |

**主诉:**颈肩部僵硬、酸困不适5年。

**现病史:**患者因长期伏案工作,5年前出现颈肩部僵硬、酸困不适,右侧重于左侧,有时双侧均有疼痛。右侧偏头痛5年,每日均有发作,疼痛剧烈伴恶心,有家族遗传史。睡眠欠佳,深度不够,易醒,夜间醒来4~5次。纳食可,二便可。舌淡,苔白,边齿痕,脉弦细。

**既往史:**子宫内膜炎。

**诊断:**1.项痹(寒湿证);2.偏头痛;3.不寐。

**治疗:**首诊,针刺大椎;双侧阿是穴、肩井、天宗、肩贞、阳陵泉;左侧内关、后溪、丘墟;右侧率谷、完骨。颈肩部拔罐。

7月24日二诊,诉颈肩部僵硬不适明显减轻。偏头痛,睡眠欠佳。原方基础上加刺双侧太阳、安眠、太冲;左侧四渎、外关、补照海;右侧泻申脉。

8月3日三诊,上次针刺治疗后偏头痛基本消失,今日自觉头痛但症状较前减轻,无恶心,睡眠改善。继续上方治疗。

10月15日四诊,诉颈项部僵硬、酸困不适感基本消失。头痛频率减少,治疗前几乎每天头痛,治疗后偶尔一周发作1~2次,疼痛程度减轻,无恶心。继续上方治疗,以巩固疗效。

10月21日五诊,诉颈项部僵硬、酸困不适感消失。治疗前几乎每天均有头痛,治疗后右侧偏头痛基本消失,睡眠好。上方去颈肩部阿是穴,余同。颈肩部拔罐。

1月后随访,未复发。

**按语:**痹病是以肌肉、筋骨、关节酸痛、麻木、重着、屈伸不利或关节灼热、肿大为主症的一类病证。《素问·痹论》曰:"黄帝问曰:痹之安生?岐伯对曰:风寒湿三气杂至,合而为痹也。其风气胜者为行痹,寒气胜者为痛痹,湿气胜者为着痹也。"

本案四诊合参,辨证为寒湿证。首诊取肩贞、天宗,为局部选穴,两穴均为手太阳小肠经的腧穴,《灵枢·经脉》小肠手太阳之脉"出肩解,绕肩胛,交肩上",肩贞、天宗同属此经脉,配合"筋会"阳陵泉,可舒筋活络止痛;肩井属于足少阳胆经的腧穴,为手少阳、足阳明、阳维脉之会穴,配合肩部阿是穴,可通经活络止痛;后溪通督脉,配合大椎可通阳散寒、除湿止痛;内关宽胸理气止呕;率谷、完骨疏通头部少阳经气。二诊原方基础上,加刺太阳、四渎、外关,远近结合,以加强疏通少阳经经气之功;安眠、申脉、照海调和阴阳、安神助眠。颈项部拔罐。练习八段锦,以扶助正气,强筋壮骨,疏通经络。

# 病　案　3

| | |
|---|---|
| 国籍:西班牙 | 首诊时间:2019-9-23 |
| 姓名:Lourdes P. | 性别:女　　　　　年龄:63岁 |

**主诉:**右侧肩背刺痛14年。

**现病史:**患者14年前因乳腺癌行右侧胸部手术,术后逐渐出现右侧肩部刺痛并放射至右上肢,症状时轻时重,劳累后加重,期间未进行系统诊治,发作时自行口服止痛药。全身散在老年斑。消化不良,食后腹胀。因疼痛导致睡眠欠佳,睡眠时间3~4h,常年服用安眠药助眠。小便可,夜间小便1次,大便有时1次/2d。舌暗尖红,苔薄白,脉沉细涩。

**既往史:**乳腺癌术后。

**诊断:**1.肩痹(瘀血证);2.不寐。

**治疗**：首诊，给予健脾丸。针刺中脘、下脘；双侧天枢、血海、足三里、三阴交；左侧肩痛穴、支沟、合谷；右侧阿是穴、肩髃、肩髎、曲池、外关。阿是穴及双侧膈俞穴刺络拔罐。

9月25日二诊，诉治疗后右肩部及右上肢刺痛基本消失，腹胀、便秘症状改善。针刺中脘、下脘、气海；双侧大横、足三里、阴陵泉、三阴交；右肩阿是穴、曲池、外关。

**按语**：本案患者术后胸背部经络气血痹阻不通，不通则痛，故见右肩部及右上肢刺痛，刺痛为瘀血之表现。选取局部阿是穴，阿是穴是局部气血经气于体表的反映，也是脏腑在体表的投射点，针刺阿是穴可直达病所，通畅经气、活络止痛，疗效显著；肩为手三阳经的交会处，通过刺激手三阳经上的腧穴以促进肩部瘀阻的气血在经脉中运行畅达，使经脉发挥正常的生理作用，从而减轻疼痛的症状，取肩髃配合肩髎可舒筋活血；外关系手少阳三焦经之络穴，八脉交会穴之一，通阳维脉，具有通经活络的作用，是治疗肩部及上肢部疾病的要穴；合谷为全身镇静镇痛之要穴，具有活血化瘀、通经止痛之功；血海活血化瘀；曲池为治疗上肢病的要穴，可通络止痛；中脘、下脘调理肠胃、消食导滞；支沟为治疗便秘的有效穴，疏调三焦之气机；天枢通调腑气、润肠通便；配合阿是穴及血会膈俞刺络拔罐，以加强活血化瘀、通经止痛之功。给予健脾丸以健脾和胃、消食导滞，用于治疗消化不良，食后腹胀。

# 病　案　4

| 国籍:中国 | 首诊时间:2020-6-2 | |
|---|---|---|
| 姓名:Xu M. | 性别:女 | 年龄:36岁 |

**主诉:**左肩背刺痛3月。

**现病史:**患者3月前左上肢上举时不慎拉伤,之后出现左肩背及上肢刺痛,活动受限,自行外敷药物治疗后略有缓解。3年前也曾出现过类似情况,但症状较轻。近3个月因新冠疫情,内心焦虑,思虑过度后出现睡眠差,经常彻夜难眠,多梦,晨起疲乏,注意力难以集中。二便可。舌暗红,脉沉弦有力,尺脉弱。

**既往史:**既往体健。

**诊断:**1.肩痹(瘀血证);2.不寐。

**治疗:**首诊,针刺左肩阿是穴4穴、肩髃、肩髎、曲池;右侧条口透承山;左肩刺络拔罐。中药汤剂5剂,第一剂睡前服用。

| 党参10g | 黄芪10g | 白术10g | 木香6g |
|---|---|---|---|
| 柴胡12g | 当归10g | 远志6g | 干姜6g |
| 龙骨20g | 牡蛎20g | 炙甘草6g | 酸枣仁10g |

6月3日电话反馈:左肩痛基本消失,活动度明显改善。服中药后当晚11点有睡意,即入睡至第二天清晨,晨起后自觉仍有睡意,再次入睡至醒。

**按语:**本案患者肩部拉伤致使局部经络气血痹阻,不通则痛。首诊选局部阿是穴、肩髃、肩髎以疏通肩背部经络气血;条口透承山为治疗肩周疾病的经验选穴;曲池是治疗上肢病的要穴;配合左肩刺络拔罐,以加强活血化瘀、通络止痛之功。中药归脾汤加减以益气养血、健脾养心。方中党参、黄芪健脾益气;白术温中健脾;木香行气止痛;柴胡疏肝解郁;当归、远志、酸枣仁养血安神;干姜温中散寒;龙骨、牡蛎重镇安神;炙甘草补中益气。

# 病 案 5

国籍:法国　　　　　首诊时间:2020-7-1

姓名:Ludivine P.　　性别:女　　　年龄:33岁

**主诉:**右肩痛伴上肢抬举无力1月余。

**现病史:**患者1月前因工作劳累后出现右侧肩部疼痛不适,右上肢抬举无力。平素体虚易感,疲乏无力,少气懒言,自汗。患过敏性鼻炎,对粉尘过敏,自觉鼻部干燥不适,咽痒,眼痒,耳痒。纳食欠佳,食后腹胀。睡眠可,小便调,大便完谷不化。舌红,边有齿痕,苔薄黄,脉细数。

**既往史:**既往体健。

**诊断:**1.肩痹(气阴两虚);2.鼻鼽。

**治疗:**首诊,给予健脾丸、玉屏风丸。针刺大椎;双侧天宗、肺俞、膏肓俞、脾俞、委中、足三里、太溪;右侧肩井、肩贞、肩胛部阿是穴。肩部拔罐。

7月9日二诊,诉上次针刺治疗后症状明显减轻,欲继续治疗。上方继续治疗。

7月15日三诊,诉右肩痛明显好转,纳食可,二便可,对粉尘过敏,鼻干,咽痒,眼痒,耳痒。针刺上星、印堂、天突、中脘、下脘、气海;双侧太阳、迎香、太渊、条口、足三里、三阴交、太溪;左侧养老;右侧肩部阿是穴、肩髃、曲池。给予三伏贴:天突、大椎;双侧肺俞、膏肓俞、肾俞。

7月23日四诊,诉经过上次针刺后右肩痛基本消失,三伏贴治疗效果明显,鼻干、咽痒、眼痒、耳痒症状明显缓解,自觉有力量。嘱自灸中脘、气海、关元、足三里、涌泉,灸后饮温水。

7月29日五诊,针刺大椎;双侧肩井、肩贞、肩髃、天宗、肺俞、膏肓俞、督俞、肾俞、太溪。三伏贴:天突、膻中、气海、大椎;双侧肺俞、膏肓俞、肾俞。

8月5日六诊,诉右肩痛消失,上肢抬举有力,过敏症状明显减轻。三诊处方去右肩部阿是穴、肩髃。配合颈肩部拔罐。三伏贴:天突、中脘、大椎、至阳;双侧肺俞、肾俞、膏肓俞。

12月11日七诊,诉1个月前飞机往返于法国和匈牙利之间,随之出现味觉、嗅觉丧失,严重疲乏,嗜睡,呼吸困难,上下楼梯时严重。晨起干咳,背痛。自测核酸阳性。自服维生素。1周前味觉、嗅觉恢复,但仍有呼吸困难,疲乏,嗜睡,晨起干咳症状,扁桃体肿大,咽痛。过敏性鼻炎加重,背痛。舌淡,边有齿痕,中有裂纹,苔白,体胖大。诊断:新型冠状病毒肺炎;给予甘肃方剂宣肺化浊汤加减。服药后诉自觉有力量,精神状态好转。

**按语:**《济生方·痹》曰:"皆因体虚,腠理空疏,受风寒湿气而成痹也。"本案患者右肩痛伴上肢抬举无力,体虚易感,少气懒言,自汗等,四诊合参辨证气阴两虚证。首诊针刺大椎,该穴为诸阳之会,可通阳扶正;天宗、肩井、肩胛部阿是穴可舒筋止痛,《针灸甲乙经》中记载"缺盆肩中热痛麻痹不举,肩贞主之";委中为远部取穴,"腰背委中求";肺俞可养阴清肺,有调补肺气之功;脾俞健脾利湿、益气统血;膏肓俞清肺养阴、补益虚损,具有补益气血的作用,用于治疗一切的虚劳羸弱,常用来扶助正气;足三里是强壮之要穴,可益气固表,也是治疗胃肠疾病的常用腧穴;太溪滋补肾阴;给予健脾丸健脾养胃;玉屏风丸益气固表。三诊对粉尘过敏,鼻干,咽痒,眼痒,耳痒。选取印堂,该穴为督脉腧穴,位于两眉间,督脉为阳脉之海,上通于脑,下过鼻柱连于鼻窍,故针刺印堂不仅可以鼓舞阳气,还可以调神醒脑、疏通鼻部经络气血,为治疗鼻病之要穴;迎香穴为大肠经腧穴,位于鼻旁,肺与大肠相表里,针刺迎香穴可宣通鼻窍;天突宽胸理气利咽;中脘、下脘用以补益后天之气;气海补益先天之气;配合冬病夏治之三伏贴。

冬病夏治是中国传统中医药疗法中的特色疗法。根据《素问·四气调神论》中春夏养阳的中医养生治病指导思想,冬为阴,夏为阳,冬病指好发于冬季,或冬季易加重的虚寒性疾病。由于机体素来阳气不足,又值冬季外界气候阴盛阳衰,致正气不能祛邪于外,或感阴寒之邪,造成一些慢性疾病。如慢性咳嗽、关节冷痛、体虚易感等。夏治是夏季三伏时令,自然界和机体阳气最旺之时通过温阳散寒、活血通络措施,一方面增强机体抗病邪的能力,另一方面又有助于祛阴寒之邪。虚寒性疾病发病在冬季,缓解或消失在夏季。此法体现中医既发之时治其标,未发之时治其本的原则。三伏贴为穴位贴敷法,属于天灸疗法,它能使局部血管扩张,促进血液循环,改善周围组织营养,提高机体免疫力,改善内分泌免疫系统。穴取肺俞、膏肓俞、肾俞、至阳、大椎等,灌注脏腑经气,针刺之可振奋机体阳气、补肺肾之气。

七诊感染新型冠状病毒肺炎,临床治疗时考虑匈牙利和甘肃纬度相近,四季分明,气候特征相似,故治疗给予甘肃方剂宣肺化浊汤加减。

# 病 案 6

| | |
|---|---|
| 国籍:法国 | 首诊时间:2020-7-31 |
| 姓名:Julie L. | 性别:女　　　　年龄:38岁 |

**主诉:**右肩背痛3周。

**现病史:**患者因天气炎热经常夜间开窗睡觉,3周前突然出现右侧肩背痛,疼痛剧烈,痛有定处,日轻夜重,伴活动受限,颈项部旋转时有牵拉痛。咽部不适,有异物感。纳食尚可,睡眠欠佳,有时因疼痛影响睡眠,二便可。舌淡,苔白,脉沉紧而有力。

**既往史:**既往体健。

**诊断:**肩痹(寒凝经脉)。

**治疗:**首诊,针刺大椎;双侧安眠、风门、肺俞、天宗、肩贞、第二掌骨颈肩穴;左侧肩痛穴;右侧阿是穴、肩井、肩髃、肩髎。温灸器艾灸右侧肩背部;给予天突穴位贴敷。嘱其夜间关窗睡觉。

8月4日二诊,诉肩背痛及咽部不适感均减轻。继续上方治疗,配合脊柱及双肩拔罐,温灸器自灸右侧肩背部。

8月14日三诊,诉肩痛基本消失,咽部不适感明显减轻。处方同前,给予天突穴位贴敷。嘱避风寒,适度功能锻炼,自灸颈肩部。

**按语:**本案患者夜间开窗睡觉,寒邪侵袭肩背部,致使经络阻滞,气血不畅,经筋失养。首诊选取局部阿是穴、风门、天宗、肩井、肩髃、肩髎、肩贞,共奏祛风通络、通利关节之功;大椎通阳散寒;肺俞清肺利咽;安眠穴宁心安神;配合温灸器艾灸右侧肩背部用以温经散寒;天突穴位贴敷,以加强利咽之功。

# 病 案 7

国籍:匈牙利　　　　　　首诊时间:2020-2-18

姓名:Radványi L.　　　性别:男　　　年龄:43岁

**主诉:**左侧肩背部疼痛10年,加重1月。

**现病史:**患者10年前出现左侧肩背部疼痛,曾行注射类固醇治疗,症状时好时坏,缠绵难愈。近1月复因劳累上述症状加重,伴左侧上肢酸痛,活动受限,不能上举,不能后伸,不欲再行类固醇治疗。爱好打网球,右侧肱骨外上髁疼痛。纳食可,食奶制品后腹胀。近期家中变故,情志不畅,睡眠欠佳,入睡困难,夜间痛醒。小便可,大便不成形。舌淡,苔白,边有齿痕,脉沉滑。

**既往史:**高血压病,高胆固醇血症,高脂血症。

**诊断:**1.肩痹(痰湿阻滞);2.肘劳。

**治疗:**首诊,未进早餐,嘱其进食早餐,餐后行针刺治疗。针刺双侧足三里、太冲;左侧天宗、肩周阿是穴4穴、肩髎、肩髃、臂臑、曲池、阴陵泉、丰隆;右侧肘髎、手三里、阳陵泉、条口。左肩及上肢部拔罐;耳尖点刺放血。给予中药汤剂4剂:

| | | | |
|---|---|---|---|
| 茯苓10g | 枳壳12g | 白术30g | 法半夏9g |
| 党参20g | 干姜9g | 羌活10g | 丹参10g |
| 炙甘草6g | | | |

2月24日二诊,诉左侧肩背痛减轻,活动度改善,可以上举及后伸。腹胀减轻。但家庭有变故,情绪差,血压不稳定,睡眠欠佳。上方去阿是穴、阳陵泉、臂臑,加针刺左侧阳陵泉及下

0.5寸左右稍后方;鱼肩穴(鱼际穴下约0.5寸一条索状物处);疏肝穴、安眠穴;右侧三间处条索状物和第二掌骨肩穴。右侧肱骨外上髁刺络拔罐;颈肩部拔罐。嘱其按时服用降压药,每日监测血压。

2月27日三诊,诉左肩痛明显改善,活动自如,肱骨外上髁疼痛明显减轻。血压监测数值仍高于正常,嘱其一日至少监测5次血压,按时服用降压药。诉不欲口服西药,嘱其专科医生调整降压药。上方基础上加耳尖点刺放血;双侧膈俞刺络拔罐。

3月2日四诊,诉经过针刺治疗后左侧肩背部疼痛减轻60%,活动度明显改善,上举、后伸均不困难,肱骨外上髁疼痛减轻。血压控制不理想,本周预约专科医生调整降压药。上方基础上加双侧膈俞刺络拔罐,左肩背部拔罐。继续口服中药4剂。

3月6日五诊,诉左侧肩背痛减轻80%,右侧肱骨外上髁痛减轻70%。本周找专科医生调整了降压药,血压略有下降。针刺处方同前,停中药。

3月12日六诊,诉左侧肩背痛基本消失,改善90%以上,活动不受限,右侧肱骨外上髁疼痛减轻80%。情绪稳定,调整降压药后,血压略高于正常。处方同上,配合耳穴贴压耳背降压沟。

3月16日七诊,诉停服止痛药已经一段时间了,经过治疗,左侧肩背痛及右侧肱骨外上髁疼痛减轻98%。针刺双侧安眠、足三里、疏肝穴、太冲;左侧天宗、肩髎、肩髃、曲池、阴陵泉、丰隆;右侧肘髎、手三里、阳陵泉、条口。嘱其畅情志,调饮食,适劳逸,按时服降压药,注意监测血压。

**按语**《推求师意》言:"由风寒湿气,则血凝涩不得流通,关节诸筋无以滋养,真邪相搏,历节痛者……或脾胃之湿淫泆,流于四藏筋骨皮肉血脉之间者,大概湿主痞塞,以故所受之藏气涩,不得疏通,故本藏之病因而发焉。"

首诊选用天宗舒筋活络、理气止痛;阿是穴疏通局部气血;肩髎、肩髃、臂臑为局部取穴,"腧穴所在,主治所在",主治肩背部疾病;曲池疏通经络、调和气血,主治上肢病;足三里、阴陵泉、丰隆利湿化痰;阳陵泉舒筋止痛;条口为治疗肩周疾病的经验穴;太冲疏肝解郁;耳尖点刺放血,辅助降压。给予中药指迷茯苓丸加减,以燥湿和中、化痰通络,用于治疗痰湿阻滞所致的臂痛难举。方中茯苓健脾和胃、利水渗湿;枳壳行气化痰;法半夏燥湿化痰;白术健脾益气、燥湿利水;党参健脾益气;丹参活血化瘀、通经止痛;羌活祛风除湿止痛;炙甘草调和诸药。二诊上方加刺左侧阳陵泉及下0.5寸左右稍后方,鱼肩穴(鱼际穴下约0.5寸一条索状物处),右侧三间处条索状物和第二掌骨肩穴均为治疗肩背痛的经验选穴;疏肝穴、安眠穴用以疏肝解郁、安神助眠。六诊症状基本消失,情绪稳定,调整降压药后,血压略高于正常。配合耳穴贴压耳背降压沟,以辅助降压。

## 病 案 8

| | |
|---|---|
| 国籍:哈萨克斯坦 | 首诊时间:2019-12-13 |
| 姓名:Gulnara | 性别:女 年龄:38岁 |

**主诉:**右肩痛伴活动受限1月。

**现病史:**患者1月前久坐于电脑前工作导致右肩痛,活动受限。双侧肘关节疼痛。平素颈项部肌肉僵硬不适,有灼热感。1周前感冒,咳嗽,前额痛,流黄涕。肩痛影响睡眠,睡眠欠佳,入睡困难,夜间12点至凌晨1点入睡,清晨较难醒来,疲乏。纳食可,小便可,大便溏薄。舌暗尖红,苔薄黄,脉沉细弱。

**既往史:**鼻窦炎。

**诊断:**1.肩痹(气血瘀滞);2.咳嗽。

**治疗:**首诊,针刺左侧条口透承山,强刺激,边行针边活动右肩,每5min行针1次,20min后诉疼痛较前减轻,活动度改善。双侧风池、阳白、迎香、大横;左侧第二掌骨颈肩穴、合谷、阳陵泉;右侧肩部阿是穴6穴、曲池、外关。鱼际点刺放血;右肩颈拔罐。给予中药汤剂7剂:

| | | | |
|---|---|---|---|
| 百部9g | 紫菀10g | 苦杏仁6g | 紫苏子10g |
| 党参15g | 莱菔子10g | 白术15g | 茯苓15g |
| 陈皮6g | 炙甘草6g | | |

12月16日二诊,诉右肩痛减轻,颈项部有烧灼感。咳嗽消失,前额痛及黄涕消失。上方右侧肩部阿是穴6穴现为阿是穴1穴,停中药,加大椎刺络拔罐。

2020年1月13日三诊,诉右肩痛及颈项部烧灼感消失。睡眠好转,大便成形。针刺印堂、中脘、下脘;双侧安眠、迎香、商曲、滑肉门、阴陵泉、条口、三阴交、太冲。颈肩部、背部拔罐。

**按语:**《医林改错·卷下·痹症有瘀血说》中提到"痹有瘀血"的学术观点。《血证论》记载:"瘀血在经络脏腑之间,则周身作痛……所谓痛则不通也。"表明瘀血阻碍全身气血运行从而导致疼痛。

本案患者因长期伏案工作导致颈肩部气血痹阻不通,不通则痛。首诊选条口透承山,行运动针法,为经验选穴;肩部阿是穴、第二掌骨颈肩穴为第二掌骨全息,治疗颈肩部疾病;阳陵泉舒筋止痛;合谷活血化瘀止痛;曲池、外关舒筋止痛;风池祛风之要穴,善治头面五官病,可祛风散寒、宣通鼻窍;阳白为近部选穴,以清利头目;迎香宣通鼻窍;大横调脾气;鱼际点刺放血以清肺热;肩颈拔罐通络止痛。口服中药汤剂宣肺止咳化痰,方中百部润肺止咳;紫菀润肺下气,消痰止咳;苦杏仁降气止咳平喘;紫苏子降气消痰、止咳平喘;党参健脾益气;莱菔子降气化痰;白术、茯苓健脾益气;陈皮理气化痰;炙甘草止咳化痰。二诊加大椎刺络拔罐以清热。三诊针刺印堂、中脘、下脘;双侧安眠、迎香、商曲、滑肉门、阴陵泉、条口、三阴交、太冲及颈肩部、背部拔罐以巩固疗效。

# 病 案 9

| | |
|---|---|
| 国籍:美国 | 首诊时间:2020-8-31 |
| 姓名:Cinthya | 性别:女    年龄:58岁 |

**主诉:**膝关节疼痛40余年,加重3月。

**现病史:**患者14岁时跳舞不慎膝关节摔伤,之后逐渐出现双侧膝关节疼痛,今年6月症状加重,上下楼梯及关节屈伸时疼痛剧烈,右侧较左侧严重。1998年行甲状腺手术。患有抑郁症,丈夫去世后症状加重,长期服用抗抑郁药物治疗。否认心脏病、高血压病、糖尿病。有脂肪肝。双手及双下肢水肿,纳食可,对海鲜、洋甘菊、万寿菊、树木过敏。形体肥胖,体重120kg。因膝关节疼痛影响睡眠,睡眠时间2~4h。小便不利,大便溏薄。舌尖红中有裂纹,边有齿痕,苔白,脉沉滑数。

**既往史:**抑郁症,脂肪肝。

**诊断：**1.膝痹(痰湿阻络)；2.水肿。

**治疗：**首诊,给予五苓散颗粒、山楂降脂茶。针刺双侧鹤顶、内膝眼、外膝眼、膝关、膝阳关、阴陵泉、丰隆；左侧膝痛穴。建议减重,以减轻对膝关节的负担。

9月1日二诊,诉膝痛减轻,左侧较右侧减轻明显,睡眠改善,小便较前流畅。上方加刺双侧悬钟及双侧膝关节刺络拔罐。

9月7日三诊,诉左膝痛基本消失,右膝上周三至周五疼痛明显减轻,上楼梯无疼痛,夜寐安,小便流畅。针刺处方同上,双侧膝关节刺络拔罐改为拔罐。

9月11日四诊,诉左膝痛消失,右膝针刺及拔罐后较好,上楼梯无碍,但在下楼梯时偶有疼痛,膝关节屈伸时活动度改善,双手及双下肢水肿消失。针刺处方去左侧鹤顶、内膝眼、外膝眼、膝关、膝阳关；余同。

9月16日五诊,诉左膝痛消失,右膝痛明显减轻,频率减少,程度减轻。针刺右侧鹤顶、内膝眼、外膝眼、膝关、膝阳关、阴陵泉、阳陵泉、丰隆、三阴交、悬钟。双侧膝关节拔罐。治疗后诉疼痛基本消失。

1月后电话随访,诉膝痛消失,上下楼梯均无碍。

**按语：**以膝关节疼痛或伴活动受限为其主要自觉症状,归属于中医"膝痹"的范畴。陈士铎《辨证录》云："风寒湿之邪,每籍痰为奥援,故治痹者必治痰……痰消而风寒湿无可藏之薮。"《类证治裁》曰："痹久必有浊痰败血,瘀滞经络。"

本案四诊合参,辨证为痰湿阻络证。取鹤顶疏通经络,通利关节,与阳陵泉相配,治疗膝部肿痛；阴陵泉、丰隆健脾利湿、化痰通络；内膝眼、外膝眼和膝阳关行气活血、通络止痛；《针灸大成》提到："膝关,主风痹,膝内廉痛引髌,不可屈伸……"膝关具有疏经活络、消肿止痛之效;《素问·脉要精微论》:"膝者筋之府,屈伸不能,行则偻俯,筋将惫矣。"《针灸甲乙经》提出:"筋急,阳陵泉主之。"阳陵泉为八会穴之筋会,主治"筋"病,故取阳陵泉以舒筋通络;膝痛穴位于肩关节至腕关节连线的中点,具有疏经通络、活血化瘀、消炎镇痛的作用;悬钟以祛风止痛、补髓壮骨。双侧膝关节刺络拔罐,以活血化瘀、通络止痛。配合五苓散颗粒利水渗湿、温阳化气以消水肿;山楂降脂茶活血降脂、清热化痰。

# 病 案 10

| | |
|---|---|
| 国籍:匈牙利 | 首诊时间:2019-12-4 |
| 姓名:Lukacs L. | 性别:女　年龄:69岁 |

**主诉:**双侧膝关节疼痛3年,加重1周。

**现病史:**患者3年前因骑自行车不慎摔伤后导致膝关节严重受伤,遂住院行手术治疗,术后局部石膏固定,并于2年前就诊,行针刺、微波治疗后疼痛缓解。近1周膝关节疼痛再次出现并较前严重,局部肿胀,右膝较左膝严重,活动受限,不能屈膝,行走困难。心前区不适,胸闷,心律不齐,长期口服复方丹参片。纳食可,睡眠可,小便频,大便可。舌暗体胖,脉沉滑。

**既往史:**高血压病,2型糖尿病。

**诊断:**膝痹(痰瘀阻络)。

**治疗:**首诊,针刺膻中;双侧内关、梁丘、鹤顶、血海、内膝眼、外膝眼、膝关、膝阳关、阴陵泉、三阴交、悬钟、太冲;左侧足三里、阳陵泉;右侧阴谷、丰隆。双侧膝关节闪罐、留罐。

12月6日二诊,诉左膝疼痛缓解,右膝关节后侧疼痛。心前区不适及胸闷症状改善。针刺双侧心俞、膈俞、委中、委阳、承山、昆仑;左侧丰隆;右侧膝关节阿是穴、阴谷、阳陵泉、悬钟。膝关节后阿是穴刺络拔罐。针刺后即诉疼痛基本消失。

12月9日三诊,诉上次针刺治疗后双侧膝痛明显减轻,昨日劳累后自觉左侧腰部疼痛。上方基础上加刺$L_4$~$S_1$棘突压痛点;左侧腰部阿是穴、环跳;右侧养老。膝关节后侧及左侧腰骶部拔罐。

12月11日四诊,诉左侧腰痛消失,右膝后侧略有疼痛。心前区不适及胸闷症状明显改善。针刺处方同前;右侧膝关节后侧及左侧腰部拔罐。

12月13日五诊,诉双侧膝关节疼痛消失,左侧腰痛消失。心前区不适及胸闷症状消失。针刺膻中;双侧内关、梁丘、鹤顶、血海、内膝眼、外膝眼、膝关、膝阳关、阴陵泉、三阴交、悬钟、太冲;左侧足三里、阳陵泉;右侧阴谷、丰隆。双侧膝关节闪罐、留罐。选用首诊方以巩固疗效。嘱患者避风寒,适劳逸,注意膝关节保暖,规律服用降压药。

**按语:**《素问·至真要大论》曰:"诸湿肿满,皆属于脾。"水湿停留则出现四肢关节肿胀等症状。《临证指南医案》云:"痹者,闭而不通之谓也,正气为邪所阻,脏腑经络不能畅达,皆由气血亏损,腠理疏豁,风寒湿三气得以乘虚外袭,留滞于内,致湿痰浊血流注凝涩而得之。"关于"毒"邪致痹,孙思邈提出:"风热毒流入四肢,历节肿痛。"《外台秘要》提出:"风寒暑湿之毒,因虚所致。"《医林改错》有"瘀血致痹"说。

本案四诊合参,辨证为痰瘀阻络证。首诊选取局部腧穴鹤顶,该穴属于经外奇穴,可疏通经络、通利关节;内膝眼、外膝眼行气活血、通络止痛;《针灸大成》中记载"梁丘……主膝脚腰痛,冷痹不仁,跪难屈伸,足寒……";《黄帝内经》中记载"邪(斜)外加于辅骨,上结于膝外廉";"是主血所生病者……膝膑肿痛……"梁丘穴是足阳明胃经的郄穴,阳经郄穴多治疗痛证,又位于膝关节周围,故取梁丘穴可以活血化瘀、通络止痛;膝阳关位于膝关节外侧,主治膝关节屈伸不利,具有舒筋利节、温经散寒之功效;膝关疏经活络、消肿止痛;阴谷肾经之合穴,可调补肝肾、清热利湿,治疗膝关节内侧疼痛;阳陵泉舒筋止痛;悬钟益精填髓;阴陵泉、足三里、丰隆健脾利湿化痰以通络止痛;血海健脾祛湿、活血化瘀、通络止痛;三阴交为足三阴经交会穴,针之可健脾和胃、调补肝肾;膻中、内关、太冲以宽胸理气、宁心安神。二诊右膝关节后侧疼痛,故处方以背俞穴及膝关节后侧腧穴为主,以加强相应脏腑功能及疏通膝关节后侧经络气血;配合膝关节后阿是穴刺络拔罐,以加强活血化瘀止痛之功,针刺后即诉疼痛基本消失。三诊左侧腰痛。上方基础上加刺 $L_4 \sim S_1$ 棘突压痛点、左侧腰部阿是穴、环跳、右侧养老,以疏通腰背部经络气血。五诊双侧膝关节疼痛消失,左侧腰痛消失。心前区不适及胸闷症状消失。继续选用首诊方以巩固疗效。

# 病案 11

| | |
|---|---|
| 国籍:匈牙利 | 首诊时间:2019-9-13 |
| 姓名:Szaplonczay K. | 性别:女　　年龄:69岁 |

**主诉:**双侧膝关节酸痛15年。

**现病史：**患者因长期从事园林工作，15年前出现双侧膝关节酸痛，局部热敷后缓解，夜间及阴雨天加重，膝关节僵硬，活动受限，不能弯曲，上下楼梯困难，下肢沉重。查：双侧膝关节变形。食肉后出皮疹、呕吐，对多种食物过敏，偶有腹泻。6年前因肠炎诱发心肌炎，时有疲乏，有脐疝、痔疮。睡眠欠佳，入睡困难，易醒。小便可。舌淡，苔薄白，脉沉滑。

**既往史：**高血压病，痔疮。

**诊断：**1.膝痹（寒湿证）；2.不寐。

**治疗：**首诊，针刺双侧天枢、鹤顶、内膝眼、外膝眼、膝关、阴陵泉、阳陵泉；左侧二白、足三里；右侧合谷。温灸器灸双侧膝关节。

9月20日二诊，诉针刺后第二天膝关节酸痛明显减轻。昨夜睡眠欠佳，睡眠时间3h，疲乏。上方基础上加刺双侧安眠穴；左侧内关、神门。双侧膝关节拔罐；嘱温灸器自灸双侧膝关节。

10月7日三诊，诉膝痛好转，睡眠改善。继续给予上方治疗。

10月28日四诊，诉膝痛消失，睡眠佳，自觉有力量，痔疮近期未发作。针刺双侧安眠、天枢、鹤顶、内膝眼、外膝眼、膝关、阴陵泉、足三里、三阴交、悬钟；左侧神门。膝关节拔罐，以巩固治疗。

**按语：**《张氏医通》云："膝者筋之府，膝痛无有不因肝肾虚者，虚则风寒湿气袭之。"《素问·痹论》又云："痹在于骨则重，在于脉则血凝而不流。"

本案患者长期从事园林工作，久处潮湿之地，寒湿之邪乘虚而入，四诊合参辨证为寒湿证。选取鹤顶、内膝眼、外膝眼、膝关均为近部选穴，祛风散寒、祛湿宣痹、行气活血、通络止痛；阴陵泉健脾利湿、通经活络；阳陵泉为八会穴之筋会，主治一切筋病；合谷活血化瘀、通络止痛；天枢、足三里以调理脾胃气机、健脾止泻;二白穴属于经外奇穴,具有调和气血、缓急止痛之功效,主治痔疮;内关、神门、安眠穴宁心安神以助眠;温灸器灸双侧膝关节以加强散寒除湿之功效。

# 病 案 12

国籍:爱尔兰　　　　　首诊时间:2019-9-16
姓名:Sibhán K.　　　性别:女　　　年龄:32岁

**主诉:**膝关节疼痛15年,加重2月。

**现病史:**患者15年前因膝关节受凉后出现右侧膝关节疼痛,期间症状时好时坏,每遇天气变化、下楼梯及行走过多时疼痛出现。2月前外出旅行,在海边复感风寒后膝关节疼痛再次出现,疼痛剧烈,痛有定处,左侧较右侧严重,但膝关节活动度如常,屈伸自如。查:膝关节局部无肿胀,局部冰凉。平时有腰痛,未曾系统诊治。自觉压力大,焦虑。思虑过度导致睡眠欠佳,睡眠深度不够,多梦,易醒,晨起疲乏。纳食可,喜食冷饮,大便时有溏薄。舌暗,苔薄白,脉弦紧。

**既往史:**既往体健。

**诊断:**1.膝痹(寒凝经脉);2.不寐。

**治疗:**首诊,给予归脾丸。针刺腰痛穴;双侧安眠、内膝眼、外膝眼、膝关、膝阳关、三阴交、阴陵泉、阳陵泉;左侧神门、泻申脉;右侧梁丘、太白、补照海。配合温灸器艾灸双侧膝关节;腰骶部拔罐。

9月19日二诊,诉右侧膝痛基本消失,左膝痛减轻80%。腰痛近日未出现,睡眠改善。上方继续治疗,配合双侧膝关节拔罐。

9月23日三诊,诉右膝痛消失,左膝痛减轻95%,睡眠时间7~8h,少梦,晨起自觉有力量。针刺印堂;双侧安眠、内膝眼、外膝眼、膝关、膝阳关、三阴交、阴陵泉、阳陵泉;左侧神门、泻申脉;右侧梁丘、太白、补照海。膝关节、背腰部拔罐。嘱其避风寒,适劳逸,注意膝关节保暖,继续口服归脾丸,温灸器自灸双侧膝关节。

**按语:**《类证治裁·卷之五》提到:"诸痹,风寒湿三气杂合,……风寒湿乘虚内袭,正气为邪气所阻,不能宣行,因而留滞,气血凝涩,久而成痹。"外邪侵袭人体,气血受阻,凝而不流则成瘀,闭阻不通,不通则痛,症见关节胀痛或刺痛,痛处固定不移,疼痛持久且活动后甚。

本案四诊合参,辨证为寒凝经脉证。首诊选用内膝眼、外膝眼、膝关、膝阳关扶正祛邪、祛风散寒、行气活血、通络止痛,从而能够有效改善膝关节局部痹阻,以使气血调畅,肌肉、关节、筋骨均得以濡养;梁丘可活血化瘀、通络止痛;阴陵泉益气补肾、通经活络;阳陵泉舒筋通络;腰痛穴通络止痛;安眠穴为经验选穴,具有镇静安神之功,主治失眠;神门为心经之原穴配合太白脾经之原穴,以补益心脾;《针灸甲乙经》:"病目不得瞑者,卫气不得入于阴,常留于阳,留于阳则阳气满,阳气满则阳跷盛,不得入于阴,则阴气虚,故目不瞑也。"说明失眠与卫气运行障碍,阴跷脉、阳跷脉功能失调有关,照海通阴跷,申脉通阳跷,故补照海,泻申脉,治以调和阴阳、安神助眠。配合口服归脾丸以加强补益心脾、养心安神之功。配合温灸器艾灸双侧膝关节以加强散寒通络止痛之功效。三诊针刺印堂;双侧安眠、内膝眼、外膝眼、膝关、膝阳关、三阴交、阴陵泉、阳陵泉;左侧神门、泻申脉;右侧梁丘、太白、补照海,以巩固治疗。温灸器自灸双侧膝关节,以温经散寒巩固疗效。

# 病 案 13

国籍:匈牙利　　　　首诊时间:2019-2-13
姓名:Elekes K.　　性别:女　　　年龄:50 岁

**主诉:**左侧膝关节灼痛、僵硬2月。

**现病史:**患者职业是按摩师,长时间在空调房站立工作,自觉膝部有不适感。2月前出现左侧膝关节灼痛、僵硬,活动度受限,尤其是屈曲时疼痛加重,走路时有弹响声。工作劳累时加重,休息后缓解。曾于2018年10月查膝关节B超示:半月板磨损,软骨磨损,肌腱损伤,韧带松弛。查膝关节MRI示:膝部66mm×18mm×43mm囊肿。当地医院就诊,诊断为"膝骨性关节炎"。查:左膝关节红肿,皮肤温度明显高于右侧。更年期月经紊乱,淋漓不尽。纳食可,睡眠可,二便调。舌暗红,脉弦数。

**既往史:**既往体健。

**诊断:**1.膝痹(湿热证);2.崩漏。

**治疗:**首诊,针刺左侧鹤顶、内膝眼、外膝眼、梁丘、膝关、阳陵泉、阴陵泉。膝关节阿是穴刺络拔罐。治疗后活动膝关节,诉膝关节活动度明显改善,向后屈曲疼痛基本消失。嘱自行艾灸隐白、大敦穴,并予以指导。

2月13日二诊,诉左侧膝关节灼热感消失,疼痛减轻,活动度明显改善。上方加刺双侧隐白穴;改膝关节阿是穴刺络拔罐为膝关节拔罐。

3月5日三诊,诉经治疗后左膝关节灼痛消失,屈曲活动度明显改善,月经淋漓不尽症状消失。针刺左侧鹤顶、内膝眼、外膝眼、梁丘、膝关、阳陵泉、阴陵泉、隐白,以巩固疗效;配合膝关节拔罐。嘱其适劳逸,避免久立。

**按语**:本案患者因职业因素长时间在湿冷的环境中站立,"久立伤骨",湿性重着趋下,郁久化热,发为本病,四诊合参辨证为湿热证。首诊选鹤顶、内膝眼、外膝眼、梁丘、膝关、阳陵泉、阴陵泉以疏通经络、通利关节;膝关节阿是穴刺络拔罐可活血化瘀、清热止痛;艾灸隐白穴,该穴为脾经之井穴,脾主统血,脾失健运,统摄无权,则血不归经,经水过期不止,常以隐白为主穴,配合大敦穴治疗妇人血崩。二诊加刺双侧隐白穴,以加强益气统血之功;灼热感消失,湿热已清,故改膝关节阿是穴刺络拔罐为局部拔罐。三诊针刺以巩固疗效。

## 病 案 14

| | |
|---|---|
| 国籍:匈牙利 | 首诊时间:2020-9-4 |
| 姓名:Sági G. | 性别:女　　年龄:83岁 |

**主诉**:双侧膝痛伴屈伸不利8月余。

**现病史**:患者8月前出现双侧膝痛,右膝为先,后逐渐出现左膝疼痛,屈伸不利,下蹲困难,检查膝关节MRI提示:右膝关节内有一个直径为50mm×26mm×21mm囊肿,曾注射类固醇,关节腔内注射过玻璃酸钠,效果不佳。查:双膝关节肿胀,活动受限,压痛(+++)。纳食可,睡眠尚可,二便可。舌红,少苔,脉沉细数。

**既往史**：胆囊切除术后，乳腺癌术后，高血压病，高胆固醇血症。

**诊断**：膝痹（肝肾亏虚）。

**治疗**：首诊，针刺双侧鹤顶、内膝眼、外膝眼、膝关、膝阳关、阴陵泉、阳陵泉、三阴交、悬钟、太溪、太冲。

9月10日二诊，诉上次针刺后疼痛减轻，欲继续治疗。原方加刺膝痛穴；左侧合谷。

9月18日三诊，诉左侧膝痛明显减轻，右膝痛有反复。原方加右侧膝关节阿是穴；双侧膝关节拔罐。

9月24日四诊，诉双侧膝痛基本消失，局部肿胀不明显，活动度改善。舌淡，苔薄白，脉沉细。针刺双侧鹤顶、内膝眼、外膝眼、膝关、膝阳关、阴陵泉、阳陵泉、三阴交、悬钟、太溪、太冲，以巩固疗效。双侧膝关节拔罐。嘱其避风寒，适劳逸，避免膝关节负重，期间如有不适随时复诊。

**按语**：本案患者年事已高，肝肾亏虚，筋骨失养，经气不利而致膝痹。首诊选用鹤顶，属于经外奇穴，可疏通经络、通利关节，用于治疗膝部肿痛；内膝眼、外膝眼、膝关、阴陵泉、阳陵泉，以扶正祛邪、祛风散寒、祛湿宣痹、行气活血、通络止痛，从而能够有效改善膝关节局部气血的运行；悬钟补髓壮骨；三阴交调补肝肾、行气活血、疏经通络；太溪、太冲滋补肝肾。二诊、三诊疼痛减轻，在原基础上加刺合谷以通经理气活络；针刺阿是穴可直达病所，通畅经气、活络止痛；同时配合膝关节拔罐，以活血通络、消肿镇痛。四诊双侧膝痛基本消失，局部肿胀不明显，活动度改善。舌淡苔薄白，脉沉细。针刺以巩固疗效。

# 病 案 15

国籍:匈牙利　　　　　　首诊时间:2020-8-26
姓名:Marczis R.　　　性别:女　　　年龄:44 岁

**主诉:**双侧髋关节疼痛2年余。

**现病史:**患者2年前因劳累后出现双侧髋关节疼痛,久坐、久行、久立后疼痛加重,活动范围有受限,下蹲、盘腿时疼痛明显。拍髋关节X线示:双侧髋关节骨质增生。平素牙龈易出血,舌偶有麻木、烧灼感。对花粉过敏。月经量少,经期偶尔紊乱,无痛经,经后白带量多,色白,无异味。偶有潮热,盗汗。曾行隆胸术。纳食可,睡眠可,二便可。舌红,少苔,脉沉细。

**既往史:**隆胸术后。

**诊断:**1.骨痹(肝肾亏虚);2.带下病。

**治疗:**首诊,针刺双侧阿是穴、大杼、肝俞、肾俞、环跳、居髎、委中;右侧合谷。髋关节拔罐。

9月3日二诊,诉髋关节痛改善40%,白带量多。上方加白环俞、次髎。腹部带脉拔罐。

9月14日三诊,诉双侧髋关节疼痛减轻70%。舌淡,苔薄白。针刺中脘、下脘、气海;双侧天枢、外陵、带脉、髀关、水道、阴陵泉、三阴交、太溪、太冲;左侧合谷。腰部、髋关节拔罐。

9月22日四诊,诉双侧髋关节疼痛减轻85%,白带量减少。继续上方巩固治疗,配合双侧髋关节拔罐。

**按语:**本案患者为中年女性,肝肾逐渐亏虚,精血不足,筋骨失其濡养,筋软骨衰,关节不利发为本病。首诊选阿是穴以疏通局部经络气血、通络止痛;大杼为八会穴之骨会,可舒筋壮骨;肝主筋,肾主骨,选用肝俞、肾俞,以滋补肝肾、舒筋壮骨;环跳配合居髎,以舒筋利节;委中舒筋止痛;合谷通络止痛;配合髋关节拔罐,以疏经止痛。二诊加白环俞,此穴为治疗带下病的有效穴,配合次髎,可调经止带。三诊穴取外陵,在腹针疗法中相当于髋,治疗髋关节疾病;带脉为足少阳胆经和带脉的交会穴,配合阴陵泉、三阴交有调经止带之功;髀关舒筋活络;水道通调水道、调经止带。四诊双侧髋关节疼痛减轻85%,白带量减少。

# 病　案　16

| | |
|---|---|
| 国籍:匈牙利 | 首诊时间:2020-8-3 |
| 姓名:Vas V. | 性别:女　　　年龄:25岁 |

**主诉:**右手示指关节疼痛1月。

**现病史:**患者右手示指关节疼痛1月,右手无名指屈曲受限3月,右足中趾屈曲受限1月。患牛皮癣5年,分布于头部、双侧肘关节、膝关节附近,肘关节严重,右侧较左侧严重。腰痛。末次月经2周前,备孕。纳食欠佳,食欲差,腹胀、腹痛。睡眠可,小便可,大便一日最少3次,便溏。舌苔白腻,脉沉滑。

**既往史:**牛皮癣。

**诊断:**骨痹(脾虚湿困)。

**治疗:**首诊,备孕,故不予针刺小腹部、腰骶部及具有活血化瘀功效的腧穴。针刺中脘、下脘;双侧天枢、大横、阴陵泉、丰隆;

左侧八邪、八风;右侧八邪。右足中趾点刺放血。

8月18日二诊,诉右手示指关节疼痛减轻,8月14日月经至,今日月经第四天,有痛经,自觉腹胀,腹痛。针刺双侧阴陵泉、丰隆、足三里、上巨虚、太冲;左侧合谷、八风;右侧八邪。给予参苓白术丸(24~30日服用),中药汤剂5剂(19~23日服用):

| | | | |
|---|---|---|---|
| 党参20g | 白术10g | 柴胡12g | 砂仁3g |
| 延胡索10g | 大枣10g | 甘草3g | 木香6g |
| 焦山楂10g | | | |

9月16日三诊,诉指关节疼痛减轻,左足趾疼痛消失,腹胀、腹痛消失。已经自然受孕,睡眠欠佳。嘱其避免劳累,避免腹部及腰骶部按摩,腰骶部、腹部以及孕妇禁针的腧穴不予针刺、拔罐。针刺印堂;双侧头维、安眠、八邪、完骨;左侧补照海;右侧泻申脉。

9个月后电话反馈已经顺产男婴。

**按语:**骨痹语出《素问·痹论》,气血不足,寒湿之邪伤于骨髓而发病,症见肢节疼痛。本案患者指、趾关节均有疼痛,伴活动受限,证属脾虚湿困证。

首诊取中脘配合下脘调理中焦、健脾和胃;大横属于足太阴脾经之腧穴,是足太阴经与阴维脉的交会穴,左右大横称之为"调脾气",可调理脾脏功能,祛湿健脾、滑利关节;天枢居于人体之中,犹如气机升降之枢纽,可行气导滞,调理胃肠气机;阴陵泉、丰隆健脾利湿;八风、八邪属于经外奇穴,具有较强的疏通经络、行气活血的作用,是治疗手、足肿痛的经验效穴。二诊今日月经第四天,有痛经,自觉腹胀,腹痛。加刺足三里、上巨虚,通调腑气以止痛;参苓白术丸健脾利湿;中药汤剂益气养血、消食导滞。三诊已经自然受孕,睡眠欠佳,针刺印堂、安眠、补照海;

泻申脉以调和阴阳、安神助眠。

# 病 案 17

国籍:爱尔兰    首诊时间:2019-10-14
姓名:John O.    性别:男    年龄:74 岁

**主诉:**全身关节疼痛40年。

**现病史:**患者职业是运动员,过度使用关节,后随着年龄增长出现双侧肩关节、腕关节、肘关节、膝关节疼痛。9年前行左侧股骨头置换手术。睡眠佳,纳食可,小便夜间2次,大便一日2~3次,成形。舌暗红,少苔,中有裂纹,脉沉弦,有力。不欲服用任何药物,只欲针刺治疗。

**既往史:**左侧股骨头置换术后。

**诊断:**骨痹(肝肾亏虚)。

**治疗:**针刺双侧肩髎、曲池、外关、腕骨、鹤顶、内膝眼、外膝眼、阳陵泉、足三里、三阴交、悬钟、太溪、太冲;左侧中渚;右侧三间。肩关节、肘关节、膝关节拔罐。治疗后自觉有效,全身舒畅。

**按语:**本案患者年事已高,肝肾亏虚,筋骨失养而发本病。杨上善注:"足少阳主骨,治于诸节,故病诸节皆痛也。"强调多部位的关节疼痛和病变都与少阳有关,抓住了"少阳主骨"的内涵,因此针刺少阳经的腧穴可以治疗筋骨相关的病证。《针灸甲乙经》:"肩重不举,臂痛,肩髎主之。"肩髎穴为足少阳胆经的腧穴,是治疗肩部疾病的有效穴,可以疏通肩部经络气血;外关为手少阳三焦经的腧穴,是治疗上肢部及肩部疾患的要穴,可通经止痛;曲池是治疗上肢病的要穴,可疏通经络、调和气血;腕骨为局部选穴,可疏通腕部经络气血;鹤顶、内膝眼、外膝眼,可扶正祛邪、行气活血、通络止痛;悬钟通经活络、益精填髓以壮骨;足三里、三阴交通调全身气血、通经活络、行气止痛;太溪、太冲滋补肝肾;《难经·六十八难》中提到:"井主心下满,荥主身热,输主体重节痛,经主喘咳寒热,合主逆气而泻。"三间、中渚分别为手阳明大肠经、手少阳三焦经的输穴,可加强通络止痛之功。

## 病　案　18

| | |
|---|---|
| 国籍:匈牙利 | 首诊时间:2020-1-23 |
| 姓名:Ferenczine | 性别:女　年龄:66岁 |

**主诉**:全身关节疼痛34年。

**现病史**:患者1986年被蜱虫叮咬后逐渐出现全身关节疼痛不适,肌肉无力,夜间背寒,凌晨3点泡热水浴后方可入睡。情绪欠佳,烦躁不安,疲乏,潮热,盗汗,手足心热。纳食欠佳,食后腹胀。睡眠欠佳,入睡困难,小便量少,夜间小便4次,大便秘结,1次/3d。舌暗红有裂纹,苔黄,脉沉数。

**既往史**:既往体健。

**诊断**:骨痹(寒凝血瘀)。

**治疗**:首诊,针刺印堂、膻中、引气归元;双侧安眠、血海、日月、期门;左侧膺窗、三阴交、太冲。

1月29日二诊,诉经过针刺治疗1次后自觉情绪好转,肌肉较前有力量,全身关节疼痛明显减轻。小便既往量少,现尿量正常。治疗前夜间醒来4次小便,现在1次。针刺膻中、中脘、下脘、气海;双侧日月、期门、膝关、鹤顶、天枢、三阴交、太冲;左侧足三里;右侧乳房阿是穴3穴、支沟、阴陵泉。给予中药汤剂5剂:

| | | | |
|---|---|---|---|
| 桂枝12g | 龙骨20g | 牡蛎20g | 白芍10g |
| 甘草9g | 大枣10g | 柴胡12g | 郁金10g |
| 火麻仁15g | | | |

2月5日三诊,诉心情明显好转,有力量,疲乏感消失,潮热盗汗症状消失。腹胀减轻,便秘情况好转,1次/2d。睡眠改善,凌晨3点泡热水浴后方可入睡的症状消失。针刺印堂、膻中、天地针;双侧安眠、阴陵泉、三阴交、太冲;左侧合谷、上巨虚、下巨虚;右侧支沟、腋下阿是穴1穴、丰隆;左右乳房阿是穴各1穴。给予上方中药6剂。

2月20日四诊,诉上周感冒,自觉无力,入睡困难,夜间醒来一次,但无之前凌晨3点醒来冲热水浴后方可入睡的症状。上方中药汤剂加黄芪20g,予6剂。

**按语:**本案患者全身关节疼痛不适34年,久病阳虚,阳虚生内寒,寒则血凝,故见肌肉无力、夜间背寒、凌晨3点泡热水浴后方可入睡之症。《金匮翼·痹证统论》云:"痛痹者,寒气偏胜,阳气少,阴气多也。夫宜通而塞则为痛,痹之有痛,以寒气入经而稽迟,注而不行也。"

首诊选取膻中宽胸理气;期门、日月、太冲、膺窗疏肝理气止痛;引气归元治心肺、调脾胃、补肝肾;血海、三阴交活血化瘀、通络止痛;印堂、安眠穴安神助眠。选用桂枝龙骨牡蛎汤加减,方中桂枝调和营卫,加龙骨、牡蛎潜镇摄纳,使阳能固摄、阴能内守,而达阴平阳秘之功。桂枝加入龙骨、牡蛎后,不仅仍具有温阳散寒、解肌发表、调和营卫之功,还能重镇安神。患者大便秘结,加以火麻仁以润肠通便,另患者情绪欠佳,配郁金活血止痛、行气解郁。经治疗患者症状较前改善。

## 病案 19

| 国籍:奥地利 | 首诊时间:2019-6-5 | |
|---|---|---|
| 姓名:Schneebauer | 性别:男 | 年龄:63岁 |

**主诉:**双侧腕关节刺痛5年。

**现病史:**患者5年前双侧腕关节不慎拉伤后出现刺痛,症状时轻时重,阴雨天加重。双侧耳鸣,有胃食管反流,胃脘痛,反酸,左侧腹部刺痛。纳食可,睡眠欠佳,入睡困难,夜间小便2次,大便正常。舌暗红,舌中有裂纹,边有齿痕,脉沉滑。

**既往史:**高血压病,胃食管反流。

**诊断:**1.骨痹(瘀血证);2.胃脘痛;3.耳鸣。

**治疗:**首诊,针刺引气归元;双侧听宫、听会、腕痛穴、外关、列缺、养老、三阴交、太冲;左侧腹阿是穴、下巨虚;右侧合谷、足三里、上巨虚。

9月10日二诊,诉双侧腕关节痛减轻,针刺后左侧腹痛减轻。近期压力较大,四五天前左侧腹痛再次出现疼痛,犹如石头按压的沉重感,睡觉时有胃食管反流。纳食可,近几日有腹泻,睡眠欠佳。舌淡,舌中有裂纹,边有齿痕,脉沉滑。针刺处方同前,配合给予中药汤剂10剂:

| | | | |
|---|---|---|---|
| 太子参15g | 白术10g | 甘草6g | 木香6g |
| 大枣10g | 砂仁3g | 白芍10g | 海螵蛸10g |

柴胡12g　　　茯苓10g　　　麦冬10g　　　龙骨20g

牡蛎20g　　　延胡索10g

2020年1月29日三诊,诉双侧腕关节疼痛减轻90%,左侧腹痛消失,治疗后未出现胃反流,耳鸣发生频率减少,睡眠好转。针刺引气归元;双侧听宫、听会、腕痛穴、外关、列缺、养老、三阴交、太冲;左侧下巨虚;右侧合谷、足三里、上巨虚。

**按语:**血瘀是痹证发病的关键因素,血瘀则气滞,气血运行不畅,脉络不通,"不通则痛",故症见关节疼痛。

首诊选腕痛穴以舒筋利节;养老为手太阳小肠经的郄穴,是经脉气血深聚的部位,强于通络止痛;列缺为手太阴肺经的络穴,手太阴之络起于腕上,直入掌中,散入鱼际,故列缺穴可治手腕部疾患;引气归元以调脾胃、补肝肾;上巨虚、下巨虚、足三里调理胃肠;三阴交疏肝健脾益肾;患者有高血压病史,听宫为手太阳小肠经的腧穴,《针灸甲乙经》曰:"癫疾,狂,听宫主之。手足少阳,手太阳之会。针之可降血压。"配合听会通窍聪耳;太冲、合谷镇静止痛;阿是穴疏通局部气血。二诊压力大,左侧腹痛再次出现,睡觉时有胃食管反流。腹泻,睡眠欠佳。针刺配合给予中药汤剂,方中太子参补益中气为主;辅以白术、茯苓健脾益气,兼以祛湿,使湿去脾自健;木香芳香醒脾;砂仁健脾和胃、理气散寒;柴胡苦辛、微寒,归肝经,具有疏肝解郁、升提阳气的功效;白芍味苦,酸性微寒,归肝脾经,具有养血敛阴、疏肝止痛、平肝抑阳的作用。柴胡配白芍一疏一敛,相得益彰,使得肝气不郁,阴血又能固守,相互为用,疏肝而不伤阴血,敛肝而不郁滞气机;延胡索、海螵蛸制酸止痛;龙骨、牡蛎重镇安神。三诊针刺巩固治疗。

## 病　案　20

| | |
|---|---|
| 国籍:斯洛伐克 | 首诊时间:2019-8-1 |
| 姓名:Maritn O. | 性别:男　　年龄:68岁 |

**主诉**:足跟痛3周。

**现病史**:患者3周前不明原因出现足跟痛,开车时严重,偶尔大腿内侧痛,运动后肌肉酸痛恢复时间较长。自觉工作压力较大,疲乏,每天下午5~6点疲乏最严重。纳食可,睡眠可,睡眠时间7~8个小时,有时10个小时,二便可。舌暗红,苔薄白,边有齿痕,脉沉细。

**既往史**:高血压病。

**诊断**:骨痹(肾精不足)。

**治疗**:给予六味地黄丸。针刺大椎、至阳、命门;双侧大杼、肝俞、肾俞、大肠俞、承山、委中、悬钟、太溪;足跟阿是穴2穴。承山及右足底拔罐。

1月后电话随访,足跟痛消失。嘱其适劳逸,继续口服六味地黄丸。

**按语**:祖国医学对足跟痛的认识最早在《黄帝内经》中就有所提及,起名为“踵痛”,又有《释名》言:“足后曰跟,又谓之踵。”《素问·阴阳应象大论》曰:“肾主骨,生骨髓。”人至中老年,脏腑虚衰,肾精亏虚,精不生髓,骨髓生化乏源,不能濡养筋骨,“不荣则痛”,故症见关节疼痛。《灵枢》记载:“足太阳之下,……血气皆少则善转筋,踵下痛。”《诸病源候论》指出:劳伤之人,肾中精气不足，易致腰及下肢病变。《张氏医通》言："肾脏阴虚者，则足胫时热而足跟痛……阳虚者，则不能久立而足跟痛。"

本案为肾精不足型骨痹，给予六味地黄丸以滋阴补肾、填精益髓。针刺大椎为督脉腧穴，督脉为阳脉之海，总督一身阳气，针之可调理全身气血；至阳为督脉的腧穴，督脉为"阳脉之海"，通过与足太阳膀胱经的横络联系，统摄十二经脉，调节脏腑气血，联络四肢百骸；命门补肾壮阳；肝俞、肾俞滋补肝肾；太溪滋补肾精；悬钟益肾填髓；委中补肾强骨、舒筋通络；承山舒筋利节。《灵枢·经脉》云"太阳主筋所生病"，大肠俞作为阳经在背之枢纽，可主治足太阳经脉所过之"结于臀腘踝踵之筋病"；针刺阿是穴治疗可直达病所，疏通局部经络气血；拔罐通经止痛。

# 病案 21

| 国籍：中国 | 首诊时间：2019-6-3 | |
|---|---|---|
| 姓名：Li J. | 性别：女 | 年龄：27岁 |

**主诉：**双足背、足趾肿痛伴瘙痒3d。

**现病史：**患者3d前因工作原因来匈牙利拍电影，当天淋雨涉水后出现双侧足背、足趾肿痛，局部异常瘙痒。查：双侧足背、足趾红肿。纳食可，因疼痛及瘙痒导致睡眠欠佳，二便调。舌淡，苔薄白，脉浮紧。

**既往史：**既往体健。

**诊断：**骨痹（风寒痹阻）。

**治疗：**首诊，瘙痒、肿痛局部刺络放血拔罐，色紫黑，流出泡沫样血液。当即自觉肿痛、瘙痒明显减轻。

6月4日二诊,诉双足肿痛基本消失,右足瘙痒明显减轻,左足心仍有瘙痒。查:左足红肿基本消失,右足肿基本消失,肤色较前正常。给予针刺双侧陷谷;左侧太白、大都;右侧八风、阿是穴。左侧足心阿是穴刺络拔罐。

6月5日三诊,诉右足瘙痒基本消失,左足弓处瘙痒但较前明显减轻。查:双足红肿消失,疼痛消失。针刺双侧阿是穴;右侧八风、太白、公孙。瘙痒部位刺络拔罐,放出泡沫样血液。

**按语:**《医宗金鉴》言:"伤损之证,血虚作痛。"并提及"由脚热着冷水,或遇寒风袭于血脉,令气滞血凝而成"。患者3d前因风寒湿邪痹阻经脉,故症见双侧足背、足趾肿痛、瘙痒。首诊在瘙痒、肿痛局部刺络放血拔罐。刺络放血疗法,古称"放血疗法""刺络疗法""刺血络",始见于《黄帝内经·素问》,其以"菀陈则除之者,出恶血也"为理论基础进行的一种传统中医外治法。在病患局部进行刺络放血拔罐,可行气活血止痛,改善经络的气血运行,疏通经络之气,去除瘀血,使新血重生,以达到通则不痛的效果。刺络放血治疗具有调和气血、化瘀消肿、止痒除痹、泻热除火等功效,现代研究也证明该疗法能够改善凝血、改善微循环和血液流变学,具有活血、消炎、止痛、散结、消肿等作用。二诊继续给予刺络放血拔罐疗法,配合针刺以改善局部症状。八风属经外奇穴,又名"阴独八穴"。出自《素问·刺疟篇》:"刺疟者,必先问其病之所先发者,先刺之。先足胫酸痛者,先刺足阳明十指间出血。"阿是穴可通畅经气、活络止痛;陷谷为足阳明胃经的输穴,输主体重节痛,针之可用于治疗足跗红肿疼痛;太白与大都相配清热祛湿。三诊双足红肿消失,疼痛消失。继续巩固治疗。

# 病 案 22

| 国籍:韩国 | 首诊时间:2019-7-11 | |
|---|---|---|
| 姓名:Naomi | 性别:女 | 年龄:66岁 |

**主诉:**右侧足跟痛1年,加重1周。

**现病史:**患者1年前右侧足跟痛,曾就诊给予针刺治疗后症状缓解。现因1周前过度劳累后再次出现右侧足跟痛,痛连及跟腱与内踝尖之间。睡眠欠佳,多梦,易醒。纳食尚可,二便可。舌暗,苔薄白,边有齿痕,脉沉缓。

**既往史:**既往体健。

**诊断:**骨痹(肝肾亏虚)。

**治疗:**首诊,针刺百会;双侧安眠、内关、太冲;右侧太溪、复溜、照海、阿是穴2穴。足底闪罐、留罐。白术30g煮水足浴。

7月15日二诊,诉右侧足跟痛明显好转,但跟腱与内踝尖仍痛,几年前足扭伤,足内、外踝之间及足背横纹处疼痛。原方加刺解溪、丘墟、申脉。双侧承山、右侧足跟拔罐。

11月29日三诊,诉右侧足跟痛明显减轻,足跟痛范围缩小至足跟内侧、外侧各一个点。针刺右侧足跟内、外各一穴。双侧承山及右侧足底刺络拔罐。治疗后诉右侧足跟痛消失。

**按语:**《素问·痿论》曰:"宗筋主束骨而利机关也。"老年患者,脏腑亏虚,气血不足,行走站立过久,伤及跟骨,肝肾亏损不能濡养跟骨以致疼痛,此即"不荣则痛";肾为先天之本,肾精化肾气,肾气分阴阳,肾阴、肾阳互相资助、促进、协调全身脏腑之阴阳,肾气盛则肾精足,骨骼才能坚固有力。

本案患者年老,足痛日久,肝主筋,肾主骨,年老肝肾亏虚,筋骨失养,慢性劳损会导致经络瘀滞,气血运行受阻,使筋骨肌肉失养而发病。首诊选用复溜,为肾经之经穴,五行属金,能振奋足少阴肾经之经气,起到补肾通经、行气止痛之功效;照海为八脉交会穴之一,通阴跷脉,善滋肾益气以补肾养精;太溪穴为足少阴肾经之输穴、原穴,五行属土,可滋阴补肾;百会、安眠、内关宁心安神;太冲补肝益肾。白术30g煮水足浴可益气健脾、祛除体内湿邪,用于治疗足跟疼痛。二诊针刺解溪,该穴为足阳明胃经之经穴,《素问·痿论》曰"阳明者,五脏六腑之海,主润宗筋,宗筋主束骨而利机关也",且阳明经乃多气多血之经,气血旺则经脉畅;《千金方》中提到丘墟穴可"主治附筋脚挛"。三诊针刺右侧足跟内、外各一穴、双侧承山及右侧足底刺络拔罐,以通络止痛。

# 病 案 23

| | |
|---|---|
| 国籍:匈牙利 | 首诊时间:2019-12-18 |
| 姓名:Illés T. | 性别:女　　年龄:35岁 |

**主诉:**双手指关节剧痛10年。

**现病史:**患者患有类风湿性关节炎10年,双手指关节剧痛,尤以左手中指、右手无名指严重,晨僵,关节肿胀,变形。查类风湿因子正常,抗环瓜氨酸肽高于正常,长期口服激素类药物,停药后症状反复并加重。睡眠可,纳食可,二便可。舌暗体胖,脉沉细。

**既往史:**既往体健。

**诊断:**尪痹(痰瘀互结)。

**治疗:**首诊,针刺双侧八邪、血海、阴陵泉、三阴交、太冲、太溪;左侧外关、丰隆;右侧合谷。左手中指、右手无名指点刺放血。

2020年1月15日二诊,诉自觉症状好转。上方加中魁、足三里。嘱其自灸。

1月22日三诊,诉左侧手指关节疼痛基本消失,右手无名指疼痛较前减轻。上方加刺阳陵泉。

1月29日四诊,诉2d前右手无名指第一指关节疼痛,经过治疗其余手指关节均无疼痛。上方针刺治疗后配合右手无名指第一指关节点刺放血。

2月5日五诊,诉右手无名指疼痛明显减轻,左手中指疼痛消失。针刺双侧八邪、血海、阴陵泉、三阴交、足三里;左侧外关;右侧合谷、中魁。嘱其避风寒,注意保暖,避免关节受寒,一周艾灸2次,灸后饮温水。平日练习八段锦,以增强体质。

**按语:**类风湿性关节炎归属于中医学"尪痹"的范畴,病情缠绵反复。本案患者患类风湿关节炎已有10年之久,关节疼痛、肿胀、变形,有晨僵。朱良春明确指出,尪痹具有"久痛多瘀、久痛入络、久病多虚及久病及肾"的特点。此证久治不愈,病变在骨,肾主骨,与肾、督关系密切。《黄帝内经》云:"阳者卫外而为固也。"肾为水火之脏,督统一身之阳,"卫出下焦",卫阳空虚,屏障失调,致使病邪乘虚而入。肝肾亏虚,肾督阳虚,不能充养温煦筋骨,使筋挛骨弱而留邪不去,痰浊瘀血逐渐形成,造成迁延不愈,关节变形,活动受限发为本病。

针灸治疗本病可减轻症状,并延缓病情进一步发展。首诊选用八邪穴,该穴是经外奇穴,可祛风通络;血海活血化瘀、通络止痛;阴陵泉、三阴交可健脾和胃、调补肝肾、行气活血、疏经通络;太冲与合谷相配称"四关穴",首见于明·徐凤所著《针灸大全》"四关者,五脏有六腑,六腑有十二原,十二原出于四关,太冲、合谷是也";合谷为手阳明大肠经之原穴,太冲为足厥阴肝经之原穴,前者属阳主气,善调气中之血;后者属阴主血,善理血中之气,两穴相配,阴阳相合、气血同调、相辅相成,共同疏导全身气血。太溪补益肾气;丰隆健脾利湿、化痰通络;外关通络止痛。二诊加刺中魁,该穴为经外奇穴,有调理三焦之气、疏通经络的功能,临床上中魁多用于治疗指关节疼痛;足三里加强健脾利湿化痰之功。艾灸以温阳除湿。三诊上方加刺阳陵泉,全身筋气汇聚于此,针刺阳陵泉可舒筋通络。

# 病案 24

| 国籍:匈牙利 | 首诊时间:2020 9 3 | |
| --- | --- | --- |
| 姓名:Malya | 性别:女 | 年龄:57 岁 |

**主诉:**右上肢麻木3周。

**现病史:**患者3周前摔跤后出现右上肢麻木、疼痛,右下肢抽搐,晨起严重。右足底痛,右足背肿痛,右腕旋转时疼痛。有哮喘。否认心脏病、糖尿病、高血压病。疲乏,食欲差,纳食一日1次。睡眠欠佳,凌晨4~5点醒来,二便可。舌淡,边有齿痕,略有瘀紫,苔薄白,脉沉细数,尺脉弱。

**既往史:**哮喘。

诊断：血痹（气虚血瘀）。

治疗：针刺双侧安眠、血海、三阴交；左侧合谷、神门、阳陵泉；右侧肩髃、肩髎、曲池、手三里、外关、丘墟；右手十宣点刺放血。上肢、双侧承山及足背拔罐。给予中药汤剂4剂：

| | | | |
|---|---|---|---|
| 黄芪20g | 桂枝12g | 白芍30g | 生姜9g |
| 大枣10g | 炙甘草6g | | |

2周后随访，右上肢麻木、右下肢抽搐及足背肿痛消失，睡眠改善。

按语：血痹病名首见于《黄帝内经》，汉·张仲景《金匮要略》将血痹列专篇进行论述，详述其病因病机，认为是由营卫之气不足、外邪侵入、血行凝滞，致肢体麻木不仁的病证；提出"宜针引阳气，令脉和，紧去则愈"。

本案因外伤后导致气血痹阻不通，筋骨失于濡养而出现麻木不仁。首诊选用血海、三阴交、合谷活血化瘀、通络止痛；肩髃、肩髎、曲池、手三里共奏理气散结、通利关节之功效；外关补阳通络、调气活血，为治疗上肢病的要穴；丘墟是足少阳胆经的原穴，是胆经脏腑原气经过和输注的部位，阳经经脉循行走向多位于肢体阳部，历代针灸医书多有记载丘墟穴主治"颈项痛、破下肿……下肢萎痹、中风偏瘫"等；阳陵泉舒筋止痉；安眠、神门宁心安神助眠；十宣点刺放血，以活血通络；配合上肢、承山及足背拔罐可舒筋活络、消肿止痛；黄芪桂枝五物汤，为温里剂，具有益气温经、和血通痹之功效，主治血痹、肌肤麻木不仁、脉微涩而紧，临床常用于治疗皮肤炎、末梢神经炎等。方中桂枝温经通痹，配合黄芪以振奋阳气；生姜以助桂枝温经通痹；白芍养血和营、濡养肌肤以通血痹；大枣益气养血；甘草调和诸药。

# 病　案　25

国籍:中国　　　　　　　首诊时间:2020-10-21

姓名:Shao X.　　　　　性别:女　　　　年龄:44岁

**主诉:**右侧中指、无名指麻木10年余。

**现病史:**患者工作是裁缝,长期低头工作,10年前出现右手中指、无名指麻木,劳累或遇寒加重,休息或得热则减。既往有颈椎病,自觉颈肩部肌肉僵硬,无头痛、眩晕。胸闷,盗汗。查:$C_4$~$C_5$棘突压痛(+++)。对花粉过敏,纳食可,睡眠可,二便可。舌红,苔薄,脉沉弦。

**既往史:**既往体健。

**诊断:**血痹(气血痹阻兼有寒湿)。

**治疗:**首诊,针刺膻中、中脘、下脘;双侧商曲、滑肉门、天枢、手三里;左侧后溪;右侧外关、阳池、八邪。项背部拔罐。给予中药汤剂5剂:

黄芪20g　　　桂枝12g　　　白芍10g　　　大枣10g

干姜9g　　　鸡血藤15g

10月28日二诊,诉治疗后自觉颈肩舒服,右手中指、无名指麻木减轻。上方去中脘、下脘,加引气归元、血海、三阴交、阴陵泉、丰隆、肩前。颈肩拔罐。继续给予中药5剂。

11月11日三诊,诉麻木有所减轻。针刺大椎、至阳;双侧天柱、颈夹脊1对、大杼、肩井、天宗、肩贞、膈俞、内关;右侧后溪、小海。颈肩拔罐；右手中指、无名指点刺放血。中药5剂，上方加木瓜10g、茯苓10g、白术10g、川芎6g。

11月18日四诊，诉右侧中指、无名指麻木明显减轻，无胸闷。针刺同二诊。颈肩拔罐。给予中药5剂，去鸡血藤15g，加薏苡仁15g。

11月25日五诊，巩固治疗。针刺同二诊，停中药。嘱患者避免长时间伏案工作，适度功能锻炼。

**按语：**本案为血痹，气血痹阻兼有寒湿证。首诊选取中脘可理中焦、化生气血、健脾利湿；天枢行气导滞，调理胃肠气机；下脘、商曲、滑肉门属于腹针疗法取穴法，相当于颈肩部，治疗相关部位的疾病；外关、阳池、八邪舒筋利节；后溪通督脉，疏调颈项部气血；膻中宽胸理气。中药黄芪桂枝五物汤加减以益气温经、和血通痹。方中桂枝温经通痹，配合黄芪以振奋阳气；生姜以助桂枝温经通痹；白芍养血和营、濡养肌肤以通血痹；大枣益气养血；鸡血藤活血补血、舒筋活络；甘草调和诸药。二诊上方去中脘、下脘，加引气归元以调脾胃、补肝肾；血海、三阴交加强活血养血之功；阴陵泉、丰隆健脾利湿；肩前舒筋通络。三诊针刺大椎、至阳以通阳除湿；天柱、颈夹脊1对、大杼、肩井、天宗、肩贞疏通颈肩部气血；膈俞活血养血；内关宽胸理气；后溪、小海舒筋利节。右手中指、无名指点刺放血以活血通络。中药加木瓜舒筋活络，和胃化湿；茯苓、白术健脾利湿；川芎活血行气。四诊右侧中指、无名指麻木明显减轻，无胸闷。针刺同二诊。中药去鸡血藤，加薏苡仁以加强健脾利湿、舒筋除痹之功效。

# 病　案　26

| | |
|---|---|
| 国籍:匈牙利 | 首诊时间:2019-4-24 |
| 姓名:Varga P. | 性别:女　　　　年龄:59岁 |

**主诉**:双上肢麻木3月余。

**现病史**:患者双上肢麻木3月余,右侧较重,晨起麻木严重。双膝关节疼痛。小便困难,大便秘结。纳食尚可,睡眠可。舌红有裂纹,边有齿痕,脉弦细数。

**既往史**:子宫切除术后。

**诊断**:1.血痹(肝肾亏虚);2.膝痹。

**治疗**:首诊,针刺双侧曲池、手三里、外关、阳陵泉、悬钟、三阴交。

4月30日二诊,诉针刺后自觉舒服,麻木有所减轻。自觉双膝关节疼痛剧烈。上方加刺鹤顶、膝关、阴陵泉、太溪、太冲。膝关节拔罐。

5月7日三诊,诉双上肢麻木减轻,膝关节疼痛明显减轻,天气原因自觉胸闷。上方加刺膻中、内关、引气归元。

5月18日四诊,诉双上肢麻木、膝关节疼痛明显减轻,胸闷消失。小便困难,大便秘结。屈膝针刺百会、膻中、气海、中极、曲骨;双侧气冲、上巨虚、三阴交、太冲、太溪;左侧支沟。艾灸百会穴。给予中药汤剂5剂:

| | | | |
|---|---|---|---|
| 黄芪30g | 党参20g | 白术20g | 柴胡12g |
| 升麻12g | 当归10g | 枳实6g | 甘草6g |

6月1日五诊,诉经过针刺及口服汤药治疗后双上肢麻木明

显减轻,偶有不适。便秘及小便困难症状缓解。舌淡边有齿痕,舌有裂纹,脉沉细。屈膝针刺百会、神庭、中极、曲骨;双侧气冲、阴陵泉、三阴交、太溪、照海、束骨;右侧尺泽。继续给予中药汤剂5剂。嘱自灸百会穴。

**按语:**本案为肝肾亏虚型血痹,患者中年女性,既往多产,肝肾亏虚致使筋骨失养而发本病。首诊选取曲池、手三里、外关疏通上肢经络气血;阳陵泉舒筋利节;悬钟益肾填髓;三阴交养血活血、补益肝肾。二诊双膝关节疼痛剧烈。上方加刺鹤顶、膝关以疏通膝关节局部经络气血;阴陵泉健脾利湿;太溪、太冲滋补肝肾。膝关节拔罐,舒筋止痛。三诊天气原因自觉胸闷。上方加刺膻中、内关宽胸理气;引气归元以治心肺、调脾胃、补肝肾。四诊屈膝针刺百会以升阳举陷、固摄胞宫;气海调理冲任、益气固胞;气冲、中极、曲骨疏利膀胱气机;上巨虚、支沟调腹气、润肠通便;艾灸百会穴以升阳举陷。给予补中益气汤以补中益气、升阳举陷。方中黄芪补中益气、升阳举陷;党参、白术补气健脾;柴胡、升麻升阳举陷;当归养血和营;枳实行气化瘀;甘草调和诸药。五诊经过针刺及口服汤药治疗后双上肢麻木明显减轻,偶有不适。便秘及小便困难症状缓解。舌淡边有齿痕,舌有裂纹,脉沉细。自灸百会穴,以巩固疗效。

# 病　案　27

| | |
|---|---|
| 国籍:匈牙利 | 首诊时间:2019-10-21 |
| 姓名:Molnar V. | 性别:女　　　年龄:44岁 |

**主诉:**四肢末梢发冷,间歇性苍白、紫绀20年。

**现病史:**患者20年前出现四肢末梢发冷,指、趾末端皮肤出现间歇性苍白、发紫,遇冷症状加重,得热症状减轻,当地医生诊断为雷诺病,给予治疗(具体不详)。10年前因左小指溃疡,骨坏死行左小指切除术。现上述症状加重,怕冷,头顶部有一个椭圆形斑秃。乳糖不耐受。睡眠可,纳食可,二便可。舌淡,苔薄白,脉弦紧。

**既往史:**既往体健。

**诊断:**1.血痹(气血虚弱);2.斑秃。

**治疗:**首诊,针刺中脘、气海、关元;双侧手三里、合谷、八邪、血海、足三里、三阴交、悬钟、太冲;头部斑秃阿是穴围刺。2孔温灸器艾灸中脘至下脘段。给予十全大补丸,8粒/次,3次/d。

10月29日二诊,诉今日下雨,天气变冷,双侧手指青紫,皮肤温度低,右侧较左侧严重,右手中指、无名指青紫严重,指甲色白。针刺中脘、气海、关元;双侧合谷、八邪、血海、阴陵泉、足三里、三阴交、悬钟、太冲;右侧外关;头部斑秃阿是穴围刺。2孔温灸器艾灸中脘至下脘段。

11月5日三诊,诉各方面症状均有改善。针刺中脘、气海、关元;双侧八邪、外关、足三里、血海、三阴交、悬钟、阴陵泉、太冲;头部斑秃阿是穴围刺。2孔艾灸中脘至下脘段。

11月12日四诊,诉自觉口服十全大补丸后,手指部有蚁行感。今日下雨天气冷,但双侧手指青紫较10月29日明显减轻,自觉好转。针刺中脘、气海、关元;双侧八邪、血海、足三里、三阴交、悬钟、阴陵泉、太溪、太冲;头部斑秃阿是穴围刺。2孔温灸器艾灸中脘。

11月23日五诊,诉双侧手指皮色改善。针刺双侧血海、足三里、阴陵泉、三阴交、太溪、太冲;左侧外关、漏谷;右侧合谷、地机;头部斑秃阿是穴围刺。2孔温灸器艾灸中脘至下脘段。

11月29日六诊,诉自觉血液循环改善,怕冷症状减轻。针刺中脘、下脘、气海;双侧手三里、八邪、天枢、足三里、三阴交、太溪、太冲;头部斑秃阿是穴围刺。

12月6日七诊,诉四肢末梢循环改善,怕冷症状减轻,指、趾末端皮肤颜色较前改善。头部斑秃局部新生长出些许短的毛发。针刺双侧八邪、血海、阴陵泉、足三里、三阴交、悬钟、太冲。嘱其避风寒,注意保暖,避免精神刺激,自行按摩手足部腧穴。艾条悬起灸中脘、神阙、关元、足三里、涌泉,隔日灸,灸后饮温水。继续口服十全大补丸。

**按语:**雷诺病属中医学"血痹""四肢逆冷"等范畴,多因气血虚弱所致。气血不足则寒邪易留于四肢末端,凝滞经脉,经气不疏,阳气被遏,不能通达,四肢失于温煦而发本病。成无己《伤寒明理论》指出:"伤寒厥者,何以明之?厥者,冷也,甚于四逆也。"《素问·举痛论》云:"寒气入经而稽迟,泣而不行,客于脉外则血少,客于脉中则血不通。"《素问·五脏生成》曰:"卧出而吹之,血凝于肤者为痹。"

本案针灸处方选取腹部腧穴,配合上下肢局部及循经远部选穴,以行气活血、温通经络。治疗期间重用灸疗,以加强祛寒通络、解痉止痛的作用。方中外关、合谷、八邪、太冲为局部选穴,以通经活络、解痉止痛;中脘、下脘、气海、关元、血海、足三里、三阴交以健脾和胃、益气养血;阴陵泉健脾利湿;头部斑秃阿是穴围刺以疏通局部经络气血,促进新发生长。艾灸中脘、神阙、关元、足三里、涌泉以健脾和胃、益气养血、散寒通络。中成药十全大补丸以温补气血。

# 病　案　28

| 国籍:匈牙利 | 首诊时间:2020-6-24 | |
| --- | --- | --- |
| 姓名:Vas K. | 性别:男 | 年龄:22岁 |

**主诉:**胸痛2月。

**现病史:**患者职业为石匠,因工作原因2月前出现胸痛,痛如针刺,痛有定处,有时伴呼吸困难,查核酸检测阴性,当地医生诊断为肌肉炎,给予药物治疗后症状未见明显缓解。既往有吸烟史,否认呼吸系统疾病,否认心血管疾病。纳食可,睡眠可,二便可。舌暗红体胖,苔薄白,边有齿痕,脉弦细。

**既往史:**既往体健。

**诊断:**胸痹(气血瘀滞)。

**治疗:**首诊,给予复方丹参片。局部小号玻璃罐拔罐5min。

7月6日二诊,诉拔罐及口服复方丹参片后胸痛基本消失,但最近吸烟、饮酒及压力大时偶有胸痛。背部小号拔罐5min。给予中药汤剂5剂:

| 柴胡12g | 郁金10g | 川芎6g | 桃仁10g |
| --- | --- | --- | --- |
| 红花5g | 赤芍10g | 枳壳6g | 当归10g |
| 陈皮6g | 炙甘草6g | | |

7月21日三诊,诉近2周胸痛基本消失。膻中、双肩头及腹部小号玻璃罐拔罐5min。欲续服中药,予上方中药5剂。

7月28日四诊,诉已经工作1周,胸痛未出现。给予背部小号玻璃罐拔罐。

**按语:**胸痹病名出自《灵枢·本藏》。《金匮悬解》有言:"胸痹、心痛之病,浊阴逆犯清阳。"患者胸痛,痛如针刺,痛有定处,有时伴呼吸困难,可辨证为气滞血瘀证,且长期吸烟、饮酒等,会加重胸痛症状,治以活血化瘀止痛为主。给予复方丹参片活血化瘀、理气止痛。局部拔罐以加强活血化瘀、理气止痛之功。配合血府逐瘀汤合柴胡疏肝散加减,方中当归、桃仁、红花、川芎、赤芍活血祛瘀;当归养血和血,使祛瘀而不伤阴血;柴胡、枳壳疏畅胸中气滞,使气行则血行;甘草调和诸药。诸药合用,使瘀去气行,则诸症可愈。二诊给予背部拔罐及继续予以中药汤剂口服巩固治疗,经治疗患者胸痛症状消失。

# 病　案　29

| 国籍:韩国 | 首诊时间:2020-6-24 | |
|---|---|---|
| 姓名:Kim B. | 性别:男 | 年龄:52岁 |

**主诉:**左胸痛连及左肩背5月余。

**现病史:**患者素体阳虚,今年1月受风寒后出现剧烈咳嗽,胸闷气短,咳白色稀痰,之后出现左胸绞痛连及左肩背。就诊当地医院检查示:心、肺未见异常。给予放松肌肉的药物后症状略有缓解。为进一步诊治遂就诊,刻下症见:左胸痛连及左肩背,无咳嗽,无咳痰,胸闷,形寒肢冷。纳食可,睡眠可,二便可。舌淡,苔薄白,边有齿痕,脉沉细。

**既往史:**既往体健。

**诊断:**胸痹(寒凝经脉)。

**治疗**：首诊，针刺膻中；左侧肩井、天宗、肩贞、肩胛阿是穴3穴。膻中及左肩背拔罐。

7月17日二诊，诉左肩痛基本消失，左侧胸痛减轻30%，上午较下午严重。上方去左侧肩井、天宗、肩贞、肩胛缝阿是穴3穴；加刺玉堂、紫宫；左侧日月、天池、气户、库房、屋翳、肩胛缝阿是穴1穴；右侧尺泽、合谷、外关。膻中及左肩背拔罐。

7月30日三诊，诉1周前开车发生刮擦，导致颈项、左肩背及胸痛，深呼吸加重，无咳嗽。针刺膻中、大椎；左侧天宗、肩胛阿是穴1穴、肩井、左胸阿是穴4穴、肩髎、肩髃、外关。左侧颈肩及膻中拔罐。

8月6日四诊，诉疼痛明显减轻。上方去左胸阿是穴4穴。

8月28日五诊，诉今晨体位不当导致左肩痛，但疼痛不剧烈。针刺膻中、大椎；左侧肩井、肩部阿是穴5穴、肩髎、肩髃、肩贞、合谷、外关。左肩背及膻中拔罐。

9月1日六诊，诉左胸及左肩痛基本消失，欲巩固治疗。针刺膻中；左侧肩井、肩贞、肩髃、曲池；右侧外关、后溪。肩背部拔罐。

**按语**：本案患者素体阳虚，外感风寒，阴寒凝滞，气血痹阻而发本病。首诊针刺膻中穴为任脉腧穴，据《针灸大成》记载，膻中可治"胸闷如塞，心胸痛"；肩井、天宗、肩贞舒筋活络、理气止痛；肩胛部阿是穴可疏通局部气血。二诊左侧胸痛减轻30%，上午较下午严重。加刺玉堂、紫宫；左侧日月、天池、气户、库房、屋翳、肩胛阿是穴1穴，用以疏通局部经络气血。三诊颈项、左肩背疼痛，胸痛，深呼吸加重。针刺大椎，左侧天宗、肩胛阿是穴1穴、肩井、左胸阿是穴4穴，用以疏通颈项部及左侧胸背部经气。五诊今晨体位不当导致左肩痛，针刺左侧肩井、肩部阿是穴5穴、肩髎、肩髃、肩贞，以疏通肩部经气，即所谓"通则不痛"。六诊左胸及左肩痛基本消失,针刺以巩固治疗。

# 病 案 30

国籍:匈牙利      首诊时间:2019-6-17

姓名:Badea G.      性别:男      年龄:51岁

**主诉:**双下肢拘挛3年。

**现病史:**患者3年前无明显诱因出现双下肢拘挛,当地医生考虑有血栓形成。2016年超声检查提示:动脉硬化,同年发生中风伴左侧肢体瘫痪。有高血压病史,长期口服降压药,血压平稳。既往每天吸烟60支,现减至10支。现欲针刺治疗,睡眠可,二便可。舌尖红,苔白,边有齿痕,脉沉滑。

**既往史:**高血压病,动脉硬化。

**诊断:**中风:中经络(风痰阻络)。

**治疗:**首诊,给予大活络丸。针刺双侧委中、承山、承筋、阳陵泉、昆仑。

6月24日二诊,针刺双侧委中、合阳、承山、阳陵泉、昆仑;左侧悬钟;右侧丰隆。

7月1日三诊,诉针刺两次后,双下肢拘挛基本消失。针刺双侧风市、委中、合阳、承山、阳陵泉、悬钟、三阴交、昆仑。

7月8日四诊,诉双下肢拘挛消失。针刺双侧委中、承山、承筋、阳陵泉、昆仑;左侧丰隆;右侧阴陵泉。

**按语:**"中风"一词,首见于《黄帝内经》。《针灸大成·玉龙经》说:"中风半身不遂,先于无病手足针,宜补不宜泻,次针其有病手足,宜泻不宜补。"风病多犯阳经,因阳主动,肢体运动障碍,其病在阳,故本方取手足三阳经的腧穴为主。阳明为多气多血之经,阳明经气血通畅,正气得以扶助,则肢体运动功能易于恢复。

首诊委中、承山、承筋、昆仑均为足太阳膀胱经的腧穴,委中是足太阳膀胱经的合穴,膀胱的下合穴,五行属土,配合阳陵泉、承山、承筋、昆仑可用于治疗下肢痿痹。大活络丸以祛风散寒、除湿化痰、活络止痛。三诊经针刺两次后患者双下肢拘挛基本消失,在原针灸处方的基础上辨证加减,加丰隆、阴陵泉健脾利湿化痰;风市祛风通络;合阳穴属足太阳膀胱经,《针灸甲乙经》:"跟厥膝急,腰脊痛引腹……合阳主之。"该穴可舒筋通络、强健腰膝。四诊双下肢拘挛消失,针刺以巩固治疗。

# 病案 31

| 国籍:匈牙利 | 首诊时间:2019-2-14 | |
|---|---|---|
| 姓名:Beszik L. | 性别:女 | 年龄:80 岁 |

**主诉:**眩晕伴疲乏 10 年。

**现病史:**患者 10 年前出现眩晕伴疲乏,眩晕发作时站立几分钟后方可缓解,日常行走依靠拐杖。查经颅脑血管超声多普勒示:脑部供血不足。常年服用扩血管药物,注射 20 次维生素 $B_{12}$。耳鸣,心悸,口苦。睡眠欠佳,每天夜间 11 点入睡,入睡困难,小便频,夜间醒来 3 次小便,大便秘结。舌红,苔薄,中间有裂纹,脉弦数。

**既往史:**高血压病,子宫全切术后。

诊断：眩晕（阴虚阳亢）。

治疗：首诊，针刺百会、印堂、天地针；双侧风池、太阳、足三里、丰隆、三阴交、悬钟、太溪、太冲。耳尖点刺放血。

2月19日二诊，诉上次针刺后自觉舒服，今晨再次出现眩晕，疲乏，心悸，耳鸣。早上自测血压115/85mmHg。点按风池、肩井。原方加双侧听宫、听会、太冲透涌泉；左侧内关；右侧中渚。嘱患者自行按压降压穴位，并叮嘱患者切不可自行停降压药，针刺只作为辅助降压疗法。

2月22日三诊，诉今日上楼就诊未拄拐杖。针刺处方同二诊。

4月26日四诊，诉眩晕、疲乏症状减轻。舌红，苔薄，中有裂纹，脉细数。针刺百会、神庭、印堂；双侧风池、太阳、曲池、内关、合谷、足三里、阴陵泉、丰隆、三阴交、太冲透涌泉。背部督脉闪罐、留罐。

4月30日五诊，针刺百会、四神聪、神庭、印堂、天地针；双侧风池、太阳、悬钟、三阴交、太冲透涌泉；左侧足三里、丰隆；右侧阳陵泉、曲池、内关、合谷。脊柱、背俞穴闪罐，留罐；右侧耳尖点刺放血。

5月6日六诊，诉症状进一步改善。针刺印堂、神庭、中脘、下脘、气海；双侧太阳、足三里、阴陵泉、三阴交、悬钟；左侧丘墟；右侧太溪。

5月14日七诊，诉眩晕消失，睡眠渐好。针刺印堂、神庭、引气归元；双侧太阳、内关、天枢、大横、阴陵泉、足三里、丰隆、三阴交、悬钟、太冲透涌泉。

按语：《素问·至真要大论》曰："诸风掉眩，皆属于肝。"《临证指南医案》曰："所患眩晕者，非外来之邪，乃肝胆之风阳上冒耳。"眩晕病位在脑,与肝、脾、肾相关。基本病机是风、火、痰、瘀扰乱清窍,或气血虚弱,髓海不足,清窍失养。本案肝肾阴虚为本,肝阳上亢为标。肝肾同源,肾藏精生髓,髓能化血,肝藏血有赖于血的滋养,二者关系密切,即"乙癸同源"。久病伤肾,使肾精耗损,致肝失滋养。

首诊选用百会、印堂、风池、太阳清利头目而止眩晕;天地针补脾益肾;足三里、丰隆健脾利湿化痰;三阴交健脾疏肝益肾;悬钟益肾填髓;太溪、太冲滋阴潜阳;耳尖点刺放血辅以降压。二诊加太冲透涌泉,以增强平肝潜阳之功;听宫、听会、中渚通窍聪耳;内关宁心定悸。患者病情复杂,经七次诊治后,眩晕症状消失。嘱其不宜单独外出,外出时应由家人陪伴,以防意外事件发生;发作时应卧床休息,室内宜安静,空气要通畅;避免食用刺激性食物,低盐低脂饮食,多食富含粗纤维的食物,保持大便通畅。清晨5~7点是大肠经经气最为旺盛的时段,养成清晨7点以前排便的习惯,可饮温水,以润肠通便。

# 病　案　32

| 国籍:俄罗斯 | 首诊时间:2020-3-9 | |
|---|---|---|
| 姓名:Elena B. | 性别:女 | 年龄:50岁 |

**主诉:**眩晕1年。

**现病史:**患者1年前患有耳石症,出现眩晕,耳鸣。患腰椎间盘突出症20年,长期腰痛。2年前绝经,手足不温,有潮热、盗汗,口服激素治疗。1年时间体重增加14kg。睡眠欠佳,入睡困难,易醒,睡眠深度不够,疲乏。纳食佳,小便频,夜间4~5次小便,大便溏薄。舌淡,苔薄,边有齿痕,脉沉滑,尺脉弱。

**既往史:** 抑郁症。

**诊断:** 1.眩晕(痰浊上扰);2.腰痛。

**治疗:** 首诊,针刺百会、印堂、膻中、中脘透下脘、下脘透水分、关元、中极;双侧滑肉门、带脉、天枢、大横、气穴、阴陵泉、丰隆、疏肝穴;左侧足三里;右侧梁丘。腰背部拔罐。

3月11日二诊,诉各方面症状好转,有耳鸣,1年时间体重增加14kg,欲减肥。上方加刺双侧听宫、完骨、太溪;左侧悬钟。膻中及腹部拔罐;配合耳穴贴压,选腹、内分泌、饥点、脾、胃。嘱其餐前按压耳穴,切忌揉搓。

3月13日三诊,诉眩晕、腰痛及耳鸣明显减轻,夜尿减少,大便成形。同二诊处方,巩固治疗。

**按语:** 本案为耳源性眩晕中的良性发作性位置性眩晕,又称"耳石症"。耳源性眩晕是指前庭迷路感受异常引起的眩晕。主要表现为发作性眩晕,听力减退及耳鸣,重症常伴有恶心、呕吐、面色苍白、出汗等迷走神经刺激现象,可发生水平性或水平兼旋转性眼球震颤。对于良性阵发性位置性眩晕患者,耳石复位是治疗的主要方法。对于复位无效及复位后仍有头晕或平衡障碍的患者,可在治疗前进行前庭康复训练。另外,针灸治疗耳源性眩晕,效果良好。首诊针刺百会、印堂清利头目而定眩;阴陵泉、丰隆健脾利湿化痰;中脘透下脘、下脘透水分、滑肉门、天枢、大横、梁丘健脾益气、调理肠胃;带脉通调水道、温补下焦;患者腰痛,针刺气穴治疗腰部疾病;有抑郁症,选膻中、疏肝穴以宽胸理气、疏肝解郁;小便频,夜尿多,选关元穴,该穴为任脉与足三阴经之交会穴,可培补元气、益肾固本;中极为膀胱之募穴,可调理膀胱气机;《循经考穴编》:"耳虚鸣痒,或闭塞无闻,或耳出清汁。"针刺听宫、完骨通窍聪耳,《针灸大成》中记载听宫:"主失音,癫疾,心腹满,聤耳,耳聋如物填塞无闻。"太溪、悬钟益肾填髓。嘱其畅情志,调饮食,避免食用辛辣刺激、生冷的食物,以防损伤脾胃,酿生痰湿。

## 病案 33

| | |
|---|---|
| 国籍:匈牙利 | 首诊时间:2020-5-28 |
| 姓名:Oszlánszki J. | 性别:女　　年龄:60岁 |

**主诉:**眩晕1月余。

**现病史:**患者职业为律师,工作压力较大,近1个月出现剧烈眩晕,天旋地转,步态不稳,恶心,耳鸣,近1周以来听力下降,耳部有闷胀感。血压不稳定,天气变冷时血压升高,查24h动态血压未见明显异。1年前患有抑郁症,长期口服抗抑郁药物。有盗汗,纳食尚可,无腹胀,无腹痛。睡眠欠佳,服安眠药3月余并产生依赖。二便可。舌红,苔黄,脉弦数。

**既往史:**抑郁症。

**诊断:**眩晕(肝郁兼肾精不足)。

**治疗:**首诊,给予中药汤剂7剂:

| | | | |
|---|---|---|---|
| 炙甘草6g | 柴胡12g | 郁金10g | 党参20g |
| 黄芩10g | 干姜6g | 法半夏9g | 牡蛎20g |
| 龙骨20g | | | |

6月9日二诊,诉上周口服7剂中药后自觉症状改善。睡眠

欠佳,晨起疲乏,有盗汗,右肩痛不能上举,右腕痛。嘱患者坐位,屈膝,大腿与小腿呈90°,针刺左侧条口透承山,强刺激,边行针边嘱患者活动右肩,并做上举动作,诉疼痛减轻,活动度改善;起针后针刺百会、四神聪、神庭、印堂、中脘、下脘;双侧太阳、安眠、商曲、内关、疏肝穴、阴陵泉、悬钟、丰隆;左泻合谷、腕痛穴;右滑肉门,补复溜。右肩部刺络拔罐。给予中药汤剂6剂:上方去法半夏、黄芩、郁金,加茯苓10g、白术10g、黄芪10g、酸枣仁10g、白芍10g、浮小麦15g。

6月19日三诊,诉眩晕减轻,天旋地转及步态不稳的症状有所好转,盗汗基本消失,右肩痛及腕痛消失。但晨起仍有疲乏感,耳闷胀不适,下午两者症状均有减轻,睡眠仍需服用安眠药。建议减少安眠药用量,避免产生依赖性。上方去滑肉门、腕痛穴;加刺双侧听宫、完骨;右侧中渚。颈肩部拔罐。

6月25日四诊,诉眩晕明显减轻,伏案工作后发作,持续时间为2~3s,步态不稳症状较治疗前有明显好转,盗汗消失,耳部闷胀感基本消失,劳累后有耳鸣。睡眠有所改善,安眠药用量减少,服用半粒即可入睡。针刺处方同三诊。

7月2日五诊,诉周六白天眩晕消失,晚上出现短暂眩晕,周日、周一未出现眩晕,耳鸣减轻,盗汗消失,睡眠好转,疲乏感减轻,走路时下肢有力,不稳感消失。针刺双侧天柱、颈夹脊1穴、听宫、完骨、委中、太溪;平刺大椎、肩井、天宗、膈俞。大椎刺络拔罐及颈肩部拔罐。

7月7日六诊,诉眩晕偶尔发生,持续几秒钟,双下肢有力,走路不稳现象消失,疲乏感减轻。近期压力过大,近2d睡眠不佳,需要服用1粒安眠药方可入睡。针刺百会、四神聪、神庭、印堂、膻中、引气归元;双侧太阳、听宫、完骨、血海、阴陵泉、丰隆、

疏肝穴、太溪;左侧内关、神门;右侧液门。颈肩部拔罐。给予中药汤剂6剂:

桂枝12g　　党参10g　　黄芪10g　　白术10g

茯苓10g　　干姜6g　　柴胡12g　　白芍10g

龙骨20g　　牡蛎20g　　大枣10g

7月10日七诊,诉眩晕基本消失,双下肢有力,走路稳。耳闷,盗汗症状消失,疲乏感减轻。睡眠改善,睡眠时间8h。舌红,苔薄黄,脉沉细。针刺处方同六诊以巩固治疗。给予知柏地黄丸,10粒/次,2次/d。嘱其畅情志;适劳逸,培养良好的睡眠习惯,夜间10~11点入睡;适度功能锻炼,平日练习八段锦。

**按语:**《灵枢·海论》指出:"髓海不足,则脑转耳鸣。"《素问·至真要大论》云:"诸风掉眩,皆属于肝。"本案患者年老,肾精亏虚,常年情志不畅,肝气郁结,导致心神失养而发本病。

首诊予柴胡加龙骨牡蛎汤,该方出自《伤寒论》,以和解清热、镇静安神。方中柴胡、黄芩、郁金疏肝解郁、清热泻火;龙骨、牡蛎重镇安神;党参健脾益气;法半夏燥湿化痰;干姜止呕;炙甘草调和诸药。二诊右肩痛不能上举,右腕痛。选取左侧条口透承山,行运动针法,为经验选穴。针后诉疼痛减轻,活动度改善;加刺泻合谷,补复溜以调气血而止汗;腕痛穴、滑肉门分别疏利腕部、肩部经络气血以止痛;中药去法半夏、黄芩、郁金,加茯苓、白术、黄芪以健脾益气;酸枣仁加强安神之功;白芍平抑肝阳、敛阴养血;浮小麦以益气固表止汗。六诊加刺内关、神门以加强宁心安神之功;疏肝穴以疏肝解郁;引气归元用来治心肺、调脾胃、补肝肾。七诊给予知柏地黄丸以滋阴降火补肾。嘱其畅情志,培养良好的睡眠习惯,夜间10~11点入睡。子时(23:00~1:00)胆经当令,古语:"胆有多清,脑有多清。"干净的胆汁可以让人第二天头脑清醒,精神好。子时阳气升发,一旦过了23点,人会困意全无,长期晚睡会导致面色晦暗,皮肤粗糙,眩晕,偏头痛。练习八段锦以扶助正气,强筋壮骨。

# 病　案　34

| 国籍:中国 | 首诊时间:2019-6-21 | |
| --- | --- | --- |
| 姓名:Yao J. | 性别:女 | 年龄:50岁 |

**主诉:**眩晕伴恶心、呕吐2d。

**现病史:**患者2d前淋雨后出现剧烈眩晕,自觉天旋地转,伴恶心、呕吐,呕吐7次。变换体位眩晕加重,视物不清,走路需人搀扶。遂就诊于匈牙利某医院,给予输液治疗,症状未见明显缓解。食欲差,因眩晕而睡眠欠佳,小便调,大便溏薄。舌暗红,舌边瘀紫,唇紫暗,脉沉滑。

**既往史:**既往体健。

**诊断:**眩晕(外感风寒兼痰湿)。

**治疗:**首诊,点按颈部胸锁乳突肌、肩井;针刺百会、神庭、印堂;双侧风池、内关、太阳、三阴交、丰隆、公孙;双侧肩井刺络拔罐。治疗后诉视物清晰,眩晕明显缓解。给予中药汤剂3剂:

吴茱萸15g　　人参15g　　生姜18g　　红枣5~12枚

6月24日二诊,诉治疗后症状明显改善。针刺前眩晕无法正常工作,针刺后已经能够参与工作。针刺百会、四神聪、印堂、中脘;双侧风池、太阳、内关、丰隆、三阴交、太冲、公孙。颈部拔罐。

6月28日三诊,诉眩晕消失,变换体位时已无眩晕,无恶心,无呕吐,已经能够参与正常工作。上方加头针晕听区。

**按语:**点按颈部胸锁乳突肌、肩井疏通颈肩部气血;针刺百会、神庭、印堂、太阳清利头目定眩;双侧风池祛风散寒;内关、公孙以健脾利湿,降逆止呕;三阴交、丰隆健脾利湿化痰;头针晕听区以止眩晕;双侧肩井刺络拔罐,加强疏通颈肩部经络气血之功。给予吴茱萸汤,以散寒止痛、温中止呕。方中吴茱萸味辛苦而性热,既能温胃暖肝祛寒,又能和胃降逆止呕,为君药;生姜温胃散寒、降逆止呕,为臣药;人参益气健脾,为佐药;大枣甘平,合人参益脾气,为使药。

# 病 案 35

| | |
|---|---|
| 国籍:中国 | 首诊时间:2019-11-14 |
| 姓名:Zhou L. | 性别:女　　　年龄:64岁 |

**主诉:**阵发性剧烈眩晕10年,加重伴恶心2d。

**现病史:**患者在匈牙利自营餐馆,10年前因长时间低头工作出现颈项部僵硬,疼痛不适,查颈椎X线示:$C_3 \sim C_7$骨质增生,后每遇劳累及天气寒冷时出现眩晕等症状。2d前晨起突然出现剧烈眩晕伴恶心,身体向右倾斜,行走时需要人搀扶,颈肩部肌肉僵硬,自测血压未见异常。高脂血症,长期口服药物治疗。查:双侧胸锁乳突肌压痛(++)。面色晦暗,睡眠欠佳,入睡困难,易醒。纳食可,小便可,大便秘结。唇青紫,舌淡,苔薄黄,边有齿痕,脉沉弦。

**既往史**：颈椎病,高血压病,高脂血症。

**诊断**：眩晕(痰湿中阻)。

**治疗**：首诊,点按肩井、风池、扶突。拿捏颈肩部。点刺双侧天柱、颈夹脊;针刺印堂、膻中、引气归元;双侧风池、太阳、内关、三阴交、太冲;左侧丰隆、公孙;右侧阴陵泉。颈肩部拔罐。治疗后诉眩晕明显减轻。

11月15日二诊,诉恶心症状消失,视物旋转感减轻60%,身体向右倾斜感消失50%。上方去点按风池、肩井、扶突。拿捏颈肩部。加刺双侧商曲;右侧后溪。

11月18日三诊,诉恶心,视物旋转及身体向右倾斜感消失。昨日睡眠欠佳,自觉头部昏沉,重着。舌暗红,苔黄,边有齿痕,舌体湿滑,脉沉弦。上方加刺百会、四神聪、神门、太白、安眠穴。颈肩部拔罐。

11月20日四诊,诉恶心、视物旋转及身体向右倾斜感消失,头昏及重着感基本消失,面部有光泽。针刺印堂、膻中、引气归元;双侧风池、安眠、太阳、商曲、内关、三阴交、太冲;左侧神门、丰隆、公孙;右侧后溪、阴陵泉。

**按语**：本案为椎动脉型颈椎病引发的眩晕。首诊点按风池、肩井、扶突,拿捏颈肩部,点刺双侧天柱、颈夹脊以疏通颈肩部经络气血,改善脑部供血;针刺印堂、风池、太阳清利头目定眩晕;引气归元治心肺、调脾胃、补肝肾;膻中、内关、公孙宽胸理气、降逆止呕;三阴交、丰隆、阴陵泉健脾利湿化痰。二诊加刺商曲、后溪以疏通颈项部经络气血。三诊加刺百会、四神聪、神门、安眠穴以安神助眠;加太白健脾利湿、化痰止痛。四诊恶心,视物旋转及身体向右倾斜感消失,头昏及重着感基本消失,面部有光泽。针刺以巩固疗效。

# 病 案 36

| 国籍:匈牙利 | 首诊时间:2019-8-29 | |
| --- | --- | --- |
| 姓名:Neumann N. | 性别:男 | 年龄:48岁 |

**主诉**:眩晕、疲乏20年。

**现病史**:患者眩晕、疲乏20年,少气懒言,嗜睡。查血红蛋白80g/L,诊断为中度贫血。上周三、周四无明显诱因发生呕吐,周日出现上吐下泻,未经治疗症状自行消失。口苦,腰膝酸软,手足心热,面色萎黄,唇色淡白,胃纳差,食后腹胀,矢气。睡眠欠佳,小便频,大便溏薄。舌红,少苔,散在裂纹,脉细数。

**既往史**:2型糖尿病。

**诊断**:血虚(脾胃虚弱兼肾阴亏虚)。

**治疗**:首诊,针刺百会、印堂、中脘、下脘、气海、关元;双侧内关、天枢、足三里、二阴交、太溪;左侧神门,留针20min。针后诉自觉舒服。给予六味地黄丸;中药汤剂5剂,1剂/2d。

| | | | |
| --- | --- | --- | --- |
| 黄芪20g | 党参20g | 白术15g | 柴胡10g |
| 升麻6g | 当归12g | 甘草6g | 枳实6g |
| 茯苓20g | 木香6g | 大枣10g | |

9月5日二诊,诉口服汤药后腹胀,矢气、口苦、便秘症状基本消失,自觉舒服,睡眠改善。但血糖控制不理想。右足先天性疾病,患糖尿病后创口难以愈合,现局部流脓渗液,右下肢水肿,后侧僵硬,肤温高于左侧。给予建议三条:第一,与专科医生配合,调整方案,控制血糖;第二,请家庭医生或当地医院给予抗感

染治疗;第三,中药汤剂配合针刺治疗以培补正气、滋肾阴、健脾以补气血。针刺中脘、下脘、气海;双侧天枢、大横;左侧合谷、阴陵泉、足三里、悬钟、三阴交,留针20min。中药汤剂5剂:

菊花20g　　蒲公英20g　　金银花20g　　赤芍10g

丹皮10g

**按语:**贫血属中医学"血虚""虚劳""眩晕""黄胖病"等范畴。本案首选百会、印堂清利头目而定眩晕;中脘、下脘调和脾胃、化生气血;气海、关元补益肝肾、益精填髓;内关降逆止呕;天枢、足三里通调腑气;三阴交、太溪滋阴补肾;神门宁心安神助眠。六味地黄丸滋阴补肾,补中益气汤以补中益气。方中黄芪善补中益气;党参补中益气,兼能养血;白术扶正,善补气健脾;炙甘草既益气补中,又调和诸药;当归补血和血,以利中气化生;大枣甘温,善补中益气;柴胡、升麻助君药升举下陷之清阳,故共为使药;茯苓健脾利湿;木香、枳实健脾消食。二诊中药汤剂配合针刺治疗培补正气,滋肾阴,健脾以补气血。中药汤剂补中益气汤配合五味消毒饮,方中金银花、蒲公英、菊花清热解毒,赤芍、丹皮清热凉血。

# 病 案 37

国籍:中国　　　　首诊时间:2019-10-10

姓名:Gao Y.　　　性别:女　　　年龄:10岁2月

**主诉:**右侧眼睑闭合不全伴口歪6d。

**现病史:**患者6d前天气变冷洗头后外出,回家后突然出现右侧眼睑闭合不全,下午5点左右出现口歪,漱口时漏水。在匈牙利当地医院住院治疗6d,给予电疗及口服药物治疗后,症状未见改善。为进一步诊治,遂来就诊。查:右侧眼睑闭合不全,眼裂增大,露睛,鼻唇沟变浅,鼻纹、额纹消失,口歪向左侧,鼓腮漏气,面色黄。纳食可,睡眠可,二便可。舌淡红,苔薄白。

**既往史:**既往体健。

**诊断:**面瘫(风寒袭络)。

**治疗:**首诊,针刺左侧合谷、足三里、上巨虚;右侧风池、头维、阳白、攒竹、太阳、迎香、太冲。嘱其避风寒,注意休息,防止感冒。

10月11日二诊,针刺承浆;左侧合谷、足三里、上巨虚;右侧风池、头维、阳白、鱼腰、太阳、四白透睛明、迎香、地仓、下关、太冲。给予中药汤剂牵正散加减3剂:

| 白附子6g | 甘草3g | 全蝎3g | 僵蚕10g |
| 防风10g | 羌活10g | 桂枝6g | 白芷6g |

10月14日三诊,诉经针刺治疗2次后,症状有所改善,鼓腮较前有力。针刺承浆;左侧合谷、足三里、上巨虚;右侧风池、头维、阳白、鱼腰、丝竹空、太阳、四白透睛明、上迎香、迎香、颊车、下关、地仓、太冲。

10月16日四诊,查:右侧眼睑闭合较前容易,稍用力可闭合,但力量稍差;鼻纹较前加深,鼓腮不漏气,但说话、笑时仍口歪。针刺人中、承浆;左侧合谷、足三里、上巨虚;右侧头维、阳白、鱼腰、丝竹空、太阳、四白透睛明、上迎香、迎香、颧髎、颊车、地仓、口禾髎、夹承浆、太冲。

10月18日五诊,诉夜间睡觉眼睛可以完全闭合。针刺人中、承浆;左侧合谷、足三里、上巨虚;右侧风池、头维、阳白、攒竹、鱼腰、丝竹空、太阳、四白透睛明、上迎香、迎香、口禾髎、地仓、夹承浆、颊车、解溪、太冲。患侧面部闪罐。嘱其今天开始温和灸健侧足三里10~15min,灸后多饮水。

10月21日六诊,诉右侧眼睑可以轻松闭合,额纹、鼻纹较前加深,口较前居中,自觉面部有力量。针刺人中、承浆;左侧合谷、足三里、上巨虚;右侧风池、头维、阳白、太阳、攒竹、鱼腰、丝竹空、四白、上迎香、迎香、颊车、口禾髎、地仓、太冲。患侧面部闪罐。

10月24日七诊,针刺人中、承浆;左侧合谷、足三里、上巨虚;右侧风池、头维、阳白、太阳、鱼腰、四白、颧髎、地仓、上迎香、迎香、颊车、口禾髎、夹承浆、太冲。患侧面部闪罐。

10月25日八诊,针刺人中、承浆;左侧合谷、足三里;右侧风池、头维、阳白、攒竹、丝竹空、四白、上迎香、迎香、颊车、下关、口禾髎、地仓、解溪、太冲。

10月28日九诊,查:右侧眼睑稍用力即可闭全,额纹、鼻纹出现,并较前加深,鼻唇沟加深,鼓腮不漏气,微笑或说话时口居正,大笑时下嘴唇略歪。针刺承浆;左侧合谷;右侧头维、阳白、鱼腰、四白、上迎香、迎香、颊车、口禾髎、地仓、夹承浆、解溪、太冲。

10月30日十诊,查:右侧眼睑可闭全,额纹、鼻纹、鼻唇沟加深,和健侧基本一致。鼓腮不漏气,刷牙不漏水,微笑或说话时口居正。针刺印堂、承浆;右侧头维、阳白、攒竹、鱼腰、四白、颊车、地仓、夹承浆、解溪、太冲。

**按语:**面瘫,又称"口歪、口僻、吊线风",《肘后备急方》称:"口歪僻";《灵枢·经筋》曰:"足阳明之筋……其病……卒口僻,急者目不合,热则筋纵,目不开,颊筋有寒,则急引颊移(哆)口;

有热则筋弛纵缓,不胜收,故僻。"隋·巢元方《诸病源候论·风病诸候·风口歪候》记载:"风邪入于足阳明、手太阳之经,遇寒则筋急引颊,故使口歪僻,言语不正,而目不能平视。"指出外感风寒是导致该病的重要原因。该病的病机《金匮要略·中风历节病脉证并治》中记载:"脉络空虚,贼邪不泻,或左或右,邪气反缓,正气即急,正气引邪,歪僻不遂。"

　　周围性面瘫包括眼部和口颊部筋肉的症状,由于足太阳经筋为"目上冈",足阳明经筋为"目下冈",故眼睑不能闭合为足太阳和足阳明经筋功能失调所致。口颊部主要为手、足阳明及手太阳经筋所主,所以,口歪主要系该三条经筋功能失调所致。面瘫的病变部位在面部经筋,"在筋守筋",针灸治疗以局部取穴为主,配合循经远部取穴,临床治疗随症加减配穴。笔者心得,面瘫治疗时机选择很重要,宜早发现早采用针灸治疗,早期治疗以泻邪为主,针刺以泻法为主,恢复期重用灸疗,以扶助正气,针刺以补法为主。针刺频率隔日针刺利于机体自我修复,疗效优于每日针刺。

# 病　案　38

国籍:匈牙利　　　　首诊时间:2020-1-15
姓名:Pásztor P.N.　　性别:男　　年龄:5岁4月

**主诉:**左侧眼睑闭合不全2月余。

**现病史:**患者2019年11月27日出现右侧面瘫,遂就诊儿科医院住院3d,给予电疗,口服激素治疗(27日开始口服3d后减量,总计服用8d),治疗后面瘫痊愈。但随之出现流清涕,五官科医生给予口服药物治疗后出现左侧面瘫,遂停药,继续电疗1月余,症状略有改善。为进一步诊治,遂来就诊。查:左侧眼睑闭合不全,露睛,口歪向右侧,鼓腮漏气,两眉不齐平,左眉低于右眉,右眼频瞬目。形体消瘦,平素体虚易感。舌暗,舌体湿滑。

**既往史:**既往体健。

**诊断:**面瘫(气虚证)。

**治疗:**首诊,给予补中益气丸,每日2次,每次2粒。嘱避风寒,避免感冒。针刺左侧太阳、鱼腰、地仓。艾灸双侧足三里。

1月17日二诊,查左侧眼睑稍用力可以闭合,鼓腮稍漏气,左眉活动不自如,鼻纹变浅。针刺左侧头维、阳白、鱼腰、太阳、地仓、迎香、太冲。

1月20日三诊,查:左侧眼睑稍用力可以闭合,左眉活动度改善,鼓腮不漏气,鼻纹变浅。针刺左侧阳白、鱼腰、太阳、迎香、口禾髎、地仓;艾灸右侧足三里。

1月23日四诊,妈妈代诉左侧肌肉较前有力量。查:左侧眼睑可闭全,左眉活动度改善,两眉齐平。针刺人中、承浆;左侧头维、阳白、鱼腰、上迎香、迎香、地仓、夹承浆。艾灸右侧足三里。

1月27日五诊,妈妈代诉周末感冒,流清涕,扁桃体发炎,口服抗生素治疗。左侧面部肌肉有力量,眼睑可闭合,微笑时口较前居正。给予小柴胡颗粒,一次半袋,一日2~3次。针刺人中、承浆;左侧迎香、口禾髎、夹承浆。艾灸右侧足三里。左侧面部闪罐。

1月30日六诊,妈妈代诉情况越来越好。查:自然状态下口基本居中,两眉平齐,左侧眼睑可闭全。针刺人中;左侧阳白、太阳、迎香、地仓。面部按摩,面部闪罐。艾灸右侧足三里。

2月3日七诊,查:右眼频瞬目症状基本消失,左侧眼睑可以闭全,额纹出现,两眉平齐,自然状态下口居正,鼓腮不漏气。针刺人中、承浆;左侧阳白、迎香、口禾髎、地仓。面部按摩及闪罐。艾灸气海。

2月5日八诊,针刺承浆;左侧头维、阳白、鱼腰、迎香、口禾髎、地仓。左侧面部按摩。艾灸右侧足三里。

2月10日九诊,查:左侧眼睑可以闭全,两眉平齐,口居中,鼓腮不漏气,微笑时口基本居正。针刺承浆;左侧阳白、鱼腰、上迎香、迎香、地仓、夹承浆。面部按摩,面部闪罐。艾灸右侧足三里。

2月26日十诊,妈妈代诉近期外出旅游,家人感冒未能坚持治疗。孩子说话、微笑时口居正。查:左侧眼睑可闭全,口居正。给予左侧面部按摩,闪罐;皮内针针刺阳白、口禾髎,2h后取针。艾灸双侧足三里。嘱患儿家属,平素艾灸足三里,以增强患儿免疫力。

**按语:**本案患者面瘫2月余,右侧面瘫痊愈后继而出现左侧面瘫,平素体虚易感,故首诊给予补中益气丸以补益脾胃、益气升阳。针灸处方以面部局部选穴配合面部闪罐、灸疗为主,随症加减配穴,考虑患者年龄较小,故临床选穴宜精,手法宜轻,同时应重视顾护脾胃。五诊患者感冒,予以小柴胡颗粒和解少阳、利咽止痛。

# 病 案 39

国籍:*匈牙利*　　　　　　首诊时间:2020-1-17

姓名:Forrai S.　　　　　性别:*女*　　　年龄:*37 岁*

**主诉:**右侧眼睑闭合不全伴口歪3月余。

**现病史:**患者3月前右侧耳后疱疹,随后出现右侧眼睑闭合不全,口歪向左侧,就诊于当地医院,查头颅CT示:未见明显异常,给予口服抗病毒药物及电疗治疗,未见改善。自行水蛭面部治疗,症状也未见明显改善。为进一步诊治遂来就诊。查:右侧眼睑闭合不全,眼裂增大,露睛明显,流泪,口歪向左侧,右侧额纹消失,鼻唇沟变浅,鼻纹消失,鼓腮漏气。长期食素,手足冰凉。睡眠可,二便可。舌暗尖红,苔薄黄,脉沉细弦。

**既往史:**衣原体感染。

**诊断:**亨特氏面瘫(气虚血瘀)。

**治疗:**首诊,诉今日月经第五天,量不多。针刺承浆;左侧足三里、上巨虚;右侧头维、阳白、太阳、攒竹、鱼腰、四白透睛明、迎香、牵正、口禾髎、地仓。

1月20日二诊,诉周六内眼角有烧灼感,嘱其注意用眼卫生,夜间睡眠戴眼罩。上方去攒竹,加人中;左侧合谷;右侧太冲。右侧面部闪罐。

1月22日三诊,诉自觉右侧口周较前有力。二诊处方基础上加刺印堂;右侧上迎香、颧髎、夹承浆。右侧面部闪罐。

1月24日四诊,查:下唇较前居中,右侧鼻唇沟活动度改善,右侧眼睑闭合不全,眼裂变小,抬眉自觉较前有力量,卧位时较前闭目有力。针刺印堂、人中、承浆;左侧合谷、足三里、上巨虚;右侧头维、阳白、太阳、攒竹、丝竹空、四白透睛明、迎香、牵正、颧髎、口禾髎、地仓、夹承浆、太冲。右侧面部闪罐。

1月27日五诊,诉自觉面部较前有力。查:自然状态下口基本居正,坐位时右侧眼睑仍闭合不全,卧位时眼睑闭合有力,稍露睛。处方同四诊。

1月29日六诊,诉鼓腮不漏气,右侧面部肌肉较前有力量,右侧额纹出现但较左侧浅。针刺人中、承浆;左侧外关;右侧头维、阳白、太阳、攒竹、丝竹空、四白透睛明、上迎香、迎香、颧髎、口禾髎、地仓、颊车、夹承浆、太冲。右侧面部闪罐。

1月31日七诊,查:右侧额纹略有加深。自诉平卧时眼睑较容易闭合,坐位时有时可以闭全,有时不可以。针刺印堂、人中、承浆;左侧足三里、上巨虚;右侧头维、阳白、太阳、四白、上迎香、迎香、颧髎、口禾髎、地仓、夹承浆、太冲。右侧面部闪罐。

2月3日八诊,查:鼓腮不漏气,口较前居正。针刺印堂、人中、承浆;左侧阴陵泉、足三里、太冲;右侧头维、阳白、鱼腰、太阳、下眼睑阿是穴3穴、上迎香、迎香、颧髎、口禾髎、地仓。面部闪罐。给予中药补阳还五汤加减5剂:

| 黄芪40g | 白术10g | 丹皮10g | 赤芍10g |
| 川芎10g | 郁金10g | 当归10g | 柴胡12g |

2月5日九诊,诉自觉右侧面部肌肉越来越有力。查:额纹、鼻纹较前加深。针刺人中、承浆;左侧外关、足三里、上巨虚;右侧头维、阳白、瞳子髎、鱼腰、攒竹、下眼睑阿是穴2穴、上迎香、迎香、牵正、口禾髎。右侧面部闪罐。

2月7日十诊,诉自觉右侧面部肌肉越来越有力量,下眼睑外侧感觉有所恢复。针刺人中、承浆;双侧太冲;左侧足三里;右侧阳白、攒竹、鱼腰、瞳子髎、上迎香、迎香、颧髎、下关、地仓、夹承浆、阴陵泉。右侧面部闪罐。

2月10日十一诊,查:口基本居中,笑时略歪,额纹较初诊时明显加深。右侧眼睑坐位时仍闭合不全,卧位时稍露睛。针刺人中、承浆;双侧太冲、解溪;左侧合谷、外关;右侧阳白、攒竹、丝竹空、瞳子髎、迎香、牵正、口禾髎、地仓、夹承浆。右侧面部闪罐。

2月14日十二诊,诉右侧面部肌肉越来有力量,右侧眼睑卧位时用力基本可闭全,月经第二天,量多。针刺人中、承浆;双侧昆仑、太冲;左侧外关;右侧头维、阳白、额部阿是穴、攒竹、鱼腰、丝竹空、瞳子髎、下眼睑阿是穴1穴、上迎香、迎香、下关、颧髎、口禾髎、地仓、夹承浆。

2月18日十三诊,查:右侧眼睑坐位时用力可闭全,说话时口基本居正,右侧额纹加深。针刺人中、承浆;双侧太冲;左侧外关;右侧头维、阳白、攒竹、鱼腰、丝竹空、瞳子髎、上迎香、迎香、牵正、口禾髎、夹承浆。面部闪罐。

2月21日十四诊,查:右侧眼睑坐位时、卧位时用力可闭全,说话时口基本居正,右侧额纹加深。针刺承浆;右侧阳白、攒竹、丝竹空、鱼腰、瞳子髎、迎香、颧髎、口禾髎、地仓、太冲。左侧面部闪罐;右侧额部闪罐。

2月28日十五诊,查:右侧眼睑稍用力可闭全。针刺人中、承浆;双侧太冲;左侧外关;右侧头维、鱼腰、阳白、上迎香、迎香、下关、口禾髎。右侧面部闪罐。右侧阳白、上迎香、迎香皮内针埋针,嘱其2h后自行取出。

3月4日十六诊,查:口居正,右侧眼睑可闭全,右侧额纹及鼻唇沟加深。针刺印堂、人中、承浆;双侧太冲;右侧阳白、攒竹、瞳子髎、迎香、颧髎、地仓。给予补中益气丸。嘱其避风寒,避免劳累,避免感冒,自灸足三里、气海。

**按语:** 因疱疹病毒引起的面瘫称为亨特氏面瘫,该病由疱疹病毒侵犯膝状神经节所致。本案患者3月前右侧耳后疱疹,随后出现右侧眼睑闭合不全,口歪向左侧,经治疗后症状未见改善。叶天士言"大凡经主气,络主血,久病血瘀",本案在临床中属于顽固性、难治性面瘫,治以扶正益气补虚、活血化瘀通络为主。术者治疗时选穴宜精,针药配合,并重用灸疗,恰当选用治疗手段,不可一味追求过重的刺激量,以免导致面肌痉挛或出现倒错现象。

# 病案 40

| | |
|---|---|
| 国籍:中国 | 首诊时间:2020-9-15 |
| 姓名:Zhu Y. | 性别:女　　　年龄:45岁 |

**主诉:** 左侧眼睑闭合不全伴口歪近1年。

**现病史:** 患者2019年2月底流产1次,10月6日孕9周时再次自然流产,失血过多。半月后血止遂洗澡后吹风受凉,第二天自觉左侧面部僵硬,左耳疼痛,耳内疱疹,之后出现左侧眼睑闭合不全,口歪向右侧,舌前2/3味觉减退,舌麻木,遂就诊匈牙利当地中医诊所,给予针刺治疗并建议就诊于耳鼻喉专科。针刺治疗1周后未见明显改善,遂就诊于匈牙利某医院,给予电疗、按摩、口服营养神经的药物治疗1月余后仍未见改善。于2019年12月4日返回中国,12月8日就诊于北京某医院针灸科,给予针刺、中药等治疗1月后仍未见效。后于2020年2月27日就诊于私人诊所,给予针刺、艾灸、拔罐等治疗127d后终止治疗。否认使用激素。查:左侧眼睑闭合不全,用力时可闭全,但力量较差,吃饭时流泪。口略歪,鼓腮仍漏气,不能蹙额,不能皱眉,额纹消失,左侧口角及左侧上眼睑有痉挛,鼻略歪。纳食可,食后腹胀,疲乏。睡眠可,小便可,大便溏薄。舌暗淡,苔白,脉弦细。

**既往史:**既往体健。

**诊断:**亨特氏面瘫(气血亏虚)。

**治疗:**首诊,针刺左侧风池、太冲、头维、阳白、鱼腰透丝竹空、颧髎、太阳、上迎香、迎香;右侧合谷、足三里、上巨虚。嘱自灸双侧足三里,隔日灸1次,每穴艾灸20min,灸后饮温水。

9月18日二诊,查:轻闭目仍露睛,用力时可闭全,眼球晃动频率减少,鼓腮略有改善。笑、说话时口歪向右侧,鼻纹、额纹消失,不能蹙额、皱眉,鼻略歪。针刺人中、承浆;左侧风池、头维、阳白、鱼腰透丝竹空、四白透睛明、太阳、颊车、上迎香、迎香、太冲;右侧合谷、足三里、上巨虚。嘱其加强灸疗。给予中药汤剂补阳还五汤加减4剂:

| | | | |
|---|---|---|---|
| 生黄芪30g | 当归10g | 赤芍10g | 地龙10g |
| 川芎6g | 红花10g | 僵蚕10g | 全蝎3g |
| 党参10g | 白芍20g | 炙甘草6g | |

9月22日三诊,查:轻闭目,左眼球晃动1~2下即可闭全,力量稍有增强,额部肌肉力量略有改善,鼻纹、额纹仍消失。说话和笑时仍口歪。口角痉挛基本消失。针刺印堂、人中;双侧太阳;左侧头维、阳白、鱼腰透丝竹空、四白透睛明、上迎香、迎香、颧髎、颊车、地仓;右侧合谷、足三里、上巨虚。面部及额部轻闪罐。

9月24日四诊,查:轻闭目可闭全,额部肌肉较前有力,耸鼻时鼻部肌肉较前隆起,鼓腮不漏气。针刺印堂、人中;左侧风池、完骨、头维、阳白、鱼腰透丝竹空、四白透睛明、太阳、颊车、上迎香、迎香、口禾髎、列缺、太冲;右侧合谷、足三里、上巨虚、陷谷、解溪。面部轻闪罐。

9月29日五诊,诉面部肌肉痉挛明显减少,面部酸困、僵硬感减轻。查:轻闭目可闭全,眼球无晃动,额纹略有出现。针刺人中、承浆;左侧风池、翳风、头维、阳白、鱼腰透丝竹空、攒竹、四白透睛明、太阳、上迎香、迎香、颧髎、口禾髎、地仓、太冲、解溪;右侧合谷、阴陵泉、足三里、上巨虚。给予中药汤剂5剂:

| | | | |
|---|---|---|---|
| 生黄芪30g | 当归10g | 赤芍10g | 地龙10g |
| 川芎6g | 红花10g | 僵蚕10g | 全蝎3g |
| 党参10g | 白芷10g | 炙甘草6g | |

10月2日六诊,诉自觉面部肌肉有力量,左侧口角上扬。针刺人中、印堂;左侧风池、头维、阳白、太阳、攒竹透鱼腰、鱼腰透丝竹空、四白透睛明、颊车、上迎香、迎香、口禾髎、地仓、太冲、丘墟、解溪;右侧合谷、足三里、阴陵泉、上巨虚。左侧面部轻闪罐。给予中药5剂:

| | | | |
|---|---|---|---|
| 生黄芪30g | 当归10g | 赤芍10g | 地龙10g |
| 川芎6g | 红花10g | 僵蚕10g | 全蝎3g |
| 党参10g | 白芍30g | 炙甘草6g | |

10月9日七诊,诉自觉疲乏感减轻,面肌痉挛明显减少。查:口较前居中,轻闭目即可闭全,眼球无晃动,额部、鼻部肌肉较前有力。针刺人中;双侧风池、阳白、解溪;左侧头维、攒竹、鱼腰、丝竹空、太阳、四白透睛明、上迎香、迎香、下关、颧髎、口禾髎、地仓、列缺、陷谷、太冲;右侧合谷、足三里、阴陵泉、上巨虚。面部轻闪罐。

10月13日八诊,诉今日月经第三天,量适中,第一天经色为咖色,第二天量多色红,自觉身体舒服。查:口角较前居正,额纹、鼻纹较前加深,面部肌肉较前有力,舌麻木基本消失,面肌痉挛减少。针刺印堂、人中;双侧阳白;左侧头维、鱼腰透丝竹空、丝竹空、颧髎、迎香、上迎香、颊车、解溪、太冲;右侧合谷、足三里、上巨虚。给予芍药甘草汤4剂:

白芍40g　　炙甘草9g　　川芎12g

10月18日九诊,诉面部痉挛明显改善,自然状态下说话口基本居正。嘱其自灸并口服中药,保证充足睡眠,注意保暖,调畅情志,避免受凉。针刺双侧风池、头维;左侧阳白、鱼腰、丝竹空、太阳、四白透睛明、上迎香、迎香、颧髎、颊车、太冲、解溪、束骨;右侧合谷、阴陵泉、足三里、上巨虚。面部轻闪罐。给予中药补阳还五汤加减5剂:

生黄芪30g　　党参10g　　当归10g　　赤芍10g
地龙10g　　川芎6g　　僵蚕10g　　全蝎3g
白芍30g　　炙甘草6g

10月23日十诊,查:口较前居正,鼓腮不漏气,左侧眼睑可闭全。针刺人中、承浆;双侧头维、阳白;左侧风池、太阳、鱼腰、上迎香、迎香、颧髎、三阴交、解溪、太冲、列缺;右侧合谷、足三里、上巨虚。给予芍药甘草汤3剂:

白芍40g　　炙甘草6g　　川芎12g

10月29日十一诊,嘱其隔日灸。针刺人中、承浆;左侧头维、阳白、鱼腰、丝竹空、迎香、颧髎;右侧合谷、阴陵泉、足三里、上巨虚。阳白、上迎香皮内针埋针,嘱其第二天晨起起针。

11月11日十二诊,诉11月4日月经至,8日月经结束。针刺印堂、人中;左侧阳白、头维、鱼腰、迎香、上迎香、四白透睛明、下关、翳风、完骨、外关、太冲；右侧合谷、足三里、阴陵泉、上巨虚。给予皮肤针轻叩额部，局部轻闪罐。中药汤剂6剂：

| | | | |
|---|---|---|---|
| 生黄芪20g | 党参10g | 当归10g | 赤芍10g |
| 地龙10g | 川芎6g | 红花10g | 僵蚕10g |
| 全蝎3g | 白芍30g | 炙甘草6g | |

11月18日十三诊，诉面部肌肉僵硬感明显减轻，左上眼睑抬举有力。欲备孕。查：轻闭目即可闭全，额、鼻翼旁肌肉有力量。针刺印堂、人中、承浆；双侧三阴交、太冲；左侧头维、阳白、鱼腰、太阳、上迎香、迎香、颧髎、夹承浆；右侧合谷、足三里、阴陵泉、上巨虚。左侧额部、鼻翼旁皮肤针叩刺。左侧额部、面部闪罐。

11月25日十四诊，诉面肌痉挛基本消失，偶尔疲劳时出现。左侧眼睑可闭全，鼓腮不漏气。额肌较前有力，鼻纹及额纹加深。针刺印堂、人中、承浆；双侧阴陵泉、丰隆、三阴交；左侧头维、阳白、太阳、迎香、地仓；右侧合谷、足三里、悬钟、太冲。前额部皮肤针叩刺。面部闪罐。

**按语**：本案患者多次流产，耗伤气血，外邪乘虚而入而发本病，即所谓"邪之所凑，其气必虚"。针灸处方以面部局部选穴配合循经远部选穴为主，随症加减配穴，重用灸疗，并配合给予中药补阳还五汤加减，以补气、活血、通络。方中重用黄芪，补益元气、祛瘀通络；当归活血通络；赤芍、川芎、红花活血祛瘀；党参健脾益气；地龙、僵蚕、全蝎通经活络；白芍养血敛阴、柔肝舒筋；炙甘草健脾益气，与白芍相配调和肝脾。笔者临床心得，顽固性、难治性面瘫，术者应根据不同症状选用适宜的治疗手段，选穴宜精，针药配合，并重用灸疗。患者病程迁延日久，局部肌肉出现挛缩，针刺应避开痉挛部位，配合给予中药芍药甘草汤，以舒筋止痉。

# 病 案 41

国籍:匈牙利　　　　首诊时间:2020-1-21

姓名:Silafaar E.　　　性别:女　　　年龄:46岁

**主诉:**右侧面部麻木半年余。

**现病史:**患者2019年5月面部受风后出现右侧面瘫,右侧眼睑闭合不全,口歪,面部肌肉僵硬等症状,医生给予口服药物及电疗、按摩等治疗后症状基本消失。半年前出现右侧面部麻木。查:右侧鼻纹较左侧减轻,力量较弱,右目闭合时可见右侧上眼睑肌肉、右侧胸锁乳突肌有联动现象。进食面包后有反酸,腹胀,偶尔胃痛。年轻时过度运动现腰痛,关节不适。多汗,睡眠欠佳,入睡困难,易醒。二便可。舌暗体胖,舌中散在裂纹,左脉滑数,右脉细数。

**既往史:**抑郁症,焦虑症,子宫切除术后。

**诊断:**1.面瘫后遗症(气血痹阻);2.不寐。

**治疗:**首诊,针刺印堂;双侧阴陵泉、三阴交、太冲;左侧足三里、太阳、合谷;右侧阳白、头维、上迎香、迎香、承浆及阿是穴、阳陵泉。给予中药汤剂桂枝龙骨牡蛎汤加减5剂:

| | | | |
|---|---|---|---|
| 桂枝12g | 白芍10g | 龙骨20g | 牡蛎20g |
| 柴胡12g | 甘草9g | 郁金10g | 大枣10g |
| 浮小麦15g | | | |

1月28日二诊,诉服药后出汗及睡眠好转,腹胀减轻,右侧内眼角麻木感略有减轻。针刺印堂;双侧阴陵泉、三阴交;左侧

足三里;右侧头维、太阳、攒竹、承浆、阳陵泉、太冲。右侧面部轻闪罐。

2月4日三诊,诉睡眠好,腹胀消失,右侧内眼角及下唇麻木减轻,但外眼角肌肉力量差。针刺印堂、承浆;双侧头维、足三里、阴陵泉、三阴交、太溪、太冲;左侧合谷;右侧阳白、攒竹、外眼角阿是穴1穴、迎香、颧髎、内关。继续给予中药桂枝龙骨牡蛎汤加减5剂。

2月6日四诊,诉睡眠好,腹胀消失,右侧内眼角及下唇麻木减轻,右膝关节不适消失,出汗减少,情绪稳定。针刺双侧鹤顶、膝关、阳陵泉、三阴交、太冲;左侧阴陵泉;右侧攒竹、牵正、上迎香、地仓、外关。腰部及双侧委中拔罐。

2月11日五诊,诉情绪佳,睡眠,出汗情况好转,吹口哨时两眼基本一样,治疗前右眼明显较左眼小。右侧膝关节疼痛消失,右侧内眼角及下唇麻木基本消失。针刺中脘、下脘、气海;双侧天枢、阴陵泉、三阴交、鹤顶、膝关、太冲;左侧外关、足三里;右侧头维、完骨、头部阿是穴、攒竹、阳白、鱼腰、下关、地仓、合谷、阳陵泉。腰部拔罐。

**按语:** 面瘫后遗症一般是指面瘫病程超过3个月,因治疗方法不当而延误病情或经多种方法治疗仍未痊愈的情况。它可分为三类。1.面肌"联动":面部肌肉联带运动,简称联动,为面瘫最常见的后遗症之一,表现为面部某肌肉主动运动的同时,另一肌肉发生不自主的被动运动。2.面肌"痉挛":为面瘫后遗症之一,临床以面部瘫痪侧表情肌阵发性不自主跳动为主。3.面肌"倒错":发生于面瘫后遗症期,部分患者病情较重或失治误治迁延日久,易出现在动态下原本歪向健侧的口角又歪向了患侧,并伴患侧鼻唇沟加深,面肌弛缓不收转为板滞挛缩,出现倒错现象。

　　本案为面瘫后遗症,证属气血痹阻。针灸治疗以局部选穴配合循经远部取穴为主,面部腧穴应轻浅刺激,不可手法过重,以免加重局部联动症状;面部轻闪罐,以疏通面部经气,气血通畅则麻木症状得以缓解;给予中药桂枝加龙骨牡蛎汤加减以重镇安神、固涩敛汗。

# 病　案　42

国籍:匈牙利　　　　　首诊时间:2019-11-26
姓名:Bencze F.　　　性别:男　　　年龄:66岁

**主诉:**双下肢无力近2月。

**现病史:**患者9月25日心绞痛发作后救护车送往心脏病康复科住院,10月心脏手术后(具体不详)出现双下肢行走无力,左侧较右侧严重,偶尔双下肢外侧有放电样感觉,双足抬举无力。心脏术后血糖升高,口服药物治疗(具体不详),但未监测血糖。睡眠可,纳食可,二便可。舌暗,苔薄,舌有裂纹,左脉沉数,右脉沉弱。

**既往史:**冠状动脉粥样硬化。

**诊断:**痿证(肝肾亏虚)。

**治疗:**首诊,针刺双侧内关、阴陵泉、三阴交、太冲;左侧足三里;右侧阳陵泉、悬钟。

　　11月29日二诊,交代针刺注意事项;交代病情治疗需要时间,短期较难见效;嘱其监测血糖。上方加太溪、丰隆穴。

12月2日三诊,诉右侧足大趾不能上翘,双侧大腿感觉异常。上方加双侧血海;右侧行间、然谷。

12月6日四诊,诉双足抬举无力。上方去右侧然谷,加双侧太白;左侧风市、解溪、八风;右侧内庭。配合双下肢闪罐、留罐。

12月9日五诊,诉右下肢及右足有改善,左足未见明显改善。针刺双侧内关、阴陵泉、三阴交、悬钟、太冲、八风;左侧少海、风市、血海、梁丘、阳陵泉、丰隆、地机、太白、束骨、然谷;右侧足三里。双下肢闪罐、留罐。

2020年1月13日六诊,诉左下肢行走较前有力,行动较前灵活。针刺双侧阴陵泉、丰隆、三阴交、太溪;左侧内关、阳陵泉、悬钟、然谷、解溪、八风;右侧足三里、太冲。

**按语:**《素问·经脉别论》云:"食气入胃,散精于肝,淫气于筋。"《素问·痿论》云:"筋痿者,生于肝。"肝在体合筋,筋依赖肝血、肝气荣养;肝血充沛,筋脉强健,则关节肌肉运动自如;肝之疏泄条达,水谷精微方能布散于筋,机体关节得以正常运行。

本案选用太冲滋养肝阴、补益肝血,治疗下肢痿痹;太溪滋阴益肾;解溪、行间、八风、太白、束骨、然谷以疏通足部经络气血;筋会阳陵泉,以通调诸筋;足三里调理气血、通经活络;三阴交健脾和胃、调补肝肾、强筋壮骨;梁丘、阴陵泉通经活络、调和气血、止痛;悬钟通经活络、补肾填髓。在针刺的基础上配合闪罐、留罐,增强疏通经络、行气活血之功效。

# 病　案　43

国籍:匈牙利　　　　　　首诊时间:2019-11-19

姓名:Szabó F.　　　　性别:女　　　　年龄:65岁

**主诉:**左下肢行走困难伴肌肉萎缩近1年。

**现病史:**患者因左下肢行走困难伴肌肉萎缩于2018年12月就诊,当地医院诊断为进行性肌营养不良,现需拄拐杖行走,左下肢及足部装有支具,增强下肢力量,帮助行走。皮温低,触之冰冷。面色㿠白,神疲乏力,少气懒言。睡眠欠佳,入睡困难,易醒,寐而不酣。纳食少,腹胀,小便可,大便溏薄。舌淡,苔白,边有齿痕,脉沉细弱。

**既往史:**既往体健。

**诊断:**痿证(脾胃虚弱)。

**治疗:**首诊,针刺百会、印堂;双侧安眠、梁丘、血海、阴陵泉、阳陵泉、三阴交、悬钟、太溪、太冲;左侧合谷;右侧顶颞前斜线、外关、地机、漏谷。

11月21日二诊,诉睡眠较差。针刺百会、印堂;双侧头临泣、安眠、太阳、内关、阴陵泉、三阴交、悬钟、太溪、太冲;左侧足三里;右侧顶颞前斜线、梁丘、血海、阳陵泉。

11月26日三诊,针刺百会、印堂、中脘、下脘;双侧头临泣、内关、天枢、阴陵泉、三阴交、丰隆、太冲;左侧阳陵泉、解溪、八风;右侧顶颞前斜线、足三里。

12月2日四诊,针刺百会、印堂、中脘、下脘;双侧头维、内关、天枢、阴陵泉、太冲、三阴交;左侧阳陵泉、地机、漏谷、悬钟、丰隆、八风;右侧顶颞前斜线、足三里。左下肢闪罐,留罐10min。

12月10日五诊,针刺双侧胃区、足三里、三阴交、悬钟、太溪、太冲、阴陵泉;左侧血海、风市、梁丘、地机、漏谷、内关;右侧运动区、曲池、支沟。双侧下肢闪罐,留罐10min。

12月16日六诊,诉自觉下肢较前有力,疲乏感减轻,睡眠改善。针刺双侧阴陵泉、足三里、三阴交、悬钟、太溪、太冲;左侧内关、箕门、风市、伏兔、地机、漏谷;右侧运动区、胃区、合谷、血海、梁丘;左下肢闪罐,留罐10min。嘱其自灸天地针,隔日灸,灸后饮温水。

**按语:**《素问·太阴阳明论》云:"四肢皆禀气于胃……今脾病不能为胃行其津液,四肢不得禀水谷气……筋骨肌肉,皆无气以生,故不用焉。"《四圣心源》云:"肌肉者,脾土之所生也,脾气盛则肌肉丰满而充实。"以上均说明全身肌肉有赖于脾胃运化和输布,脾气将水谷精微布散至五脏六腑、四肢百骸,以营养滋润,使肌肉壮实、筋骨强健。

本案选取梁丘、丰隆、解溪均为足阳明胃经腧穴,为治疗下肢痿痹的常用腧穴;血海活血化瘀、益气养血;太冲行气活血通络;阳陵泉舒筋活络,治疗膝股疼痛、下肢麻木、脚胫酸痛;阴陵泉健脾益气、通经活络;足三里调理脾胃、补中益气、通经活络;三阴交健脾和胃、调补肝肾、行气活血、疏经通络;悬钟通经活络、补髓壮骨;八风穴属经外奇穴,针刺以疏通足部经气;头针又称"头皮针""头穴透刺疗法",是指针刺头部特定的刺激区来防治全身疾病的方法,为微针疗法之一。中国古代很多运用头部腧穴治疗全身疾病的记载。《针灸甲乙经》中记载了很多关于针刺头部腧穴来治疗全身疾病的案例,用头部腧穴治疗的疾病范围甚广。明代杨继洲《针灸大成》也记载了许多关于针刺头部腧穴治疗全身疾病的病案,如"完骨主足痿失履不收"。该医案选用头针顶颞前斜线、运动区以改善肢体运动功能;胃区以加强健脾和胃之功;在针刺的基础上配合闪罐、留罐,以增强通经活络之功;自灸天地针,以补益先后天之气,改善肌肉萎缩症状及延缓病情进一步发展。

# 病 案 44

国籍:匈牙利　　　　　　首诊时间:2020-6-23
姓名:Cseppentöné H.V.　　性别:女　　　年龄:56岁

**主诉:**胆怯易惊半年余。

**现病史:**患者因半年前家人自杀后出现胆怯易惊,心悸,疲乏,烦躁易怒,脱发,当地医院就诊后诊断为:恐惧症。纳食欠佳,夜间肠鸣音亢进。睡眠欠佳,多噩梦,易惊醒,每小时醒来1次。小便调,大便溏薄。舌暗红,苔白,脉弦细数。

**既往史:**既往体健。

**诊断:**1.郁证(胆郁痰扰);2.不寐。

**治疗:**首诊,给予温胆汤丸。针刺百会、神庭、印堂、中脘;双侧安眠、内关、天枢、疏肝穴、三阴交、太冲、丘墟;左侧间使、大陵、丰隆、下巨虚;右侧足三里、上巨虚。给予心理疏导。

7月20日二诊,诉情绪较为稳定,睡眠有改善,噩梦减少,夜间醒来次数减少,疲乏感减轻,肠鸣音亢进症状改善。舌淡,苔薄白,脉沉细。针刺双侧安眠、心俞、肝俞、胆俞、脾俞、丘墟。

7月28日三诊,诉情绪稳定,心悸症状消失,睡眠改善90%,肠鸣音亢进改善。嘱其续服温胆汤丸。针刺百会、神庭、印堂、中脘;双侧安眠、内关、天枢、血海、疏肝穴、三阴交、太冲、丘墟;左侧间使、大陵、丰隆、下巨虚;右侧足三里、上巨虚。嘱其调畅情志,放松心情,适度功能锻炼。艾条自灸中脘穴。

**按语:**《灵枢·邪气脏腑病形》说:"胆病者……心下澹澹,恐人将捕之。"《太平圣惠方·治心脏风虚惊悸诸方》说:"心虚则多惊,胆虚则多恐。"《类经·脏象类·十二官》说:"肝胆相济,勇敢乃成。"《类经·脏象类·坚弱勇怯受病忍痛不同》又说:"然则勇怯之异,其由于肝胆者为多,故肝曰将军之官,而取决于胆。"《华氏中藏经》提出:"胆热则多睡,胆冷则无眠。"

针灸处方中百会、神庭、印堂清利头目安神;丰隆、中脘调和脾胃、利湿化痰;安眠、内关宁心安神;间使清热化痰、宁心安神;大陵为鬼穴,孙思邈所著《备急千金要方·卷十四·风癫第五》记载"扁鹊曰:百邪所病者,针有十三穴也,凡针之体,先从鬼宫起,次针鬼信,便至鬼垒,又至鬼心,未必须并针,止五六穴即可知矣。"针刺大陵可宁心安神,治疗抑郁症、强迫症等精神疾病;太冲、疏肝穴以疏肝解郁;《针灸甲乙经·卷之十二》:"惊不得眠……三阴交主之。"阳陵泉、阴陵泉、丘墟、下脘、上巨虚、下巨虚、足三里、天枢、梁丘益气健脾;膻中、气海宽胸理气。另予温胆汤丸以理气化痰、安神定志。三诊针刺以巩固疗效,嘱其续服温胆汤丸,艾条自灸中脘穴。《扁鹊心书·厥证》:"五络俱绝,形无所知,其状若尸,名为尸厥,由忧思惊恐……当灸中脘穴五十壮即愈。"此症妇人多有之。

# 病 案 45

| | |
|---|---|
| 国籍:美国 | 首诊时间:2020-11-27 |
| 姓名:Reka M.B. | 性别:女　　年龄:27岁 |

**主诉:**情绪低落,悲伤欲哭5年余。

**现病史:**患者5年前因压力过大导致情绪低落,悲伤欲哭,焦虑。心悸胆怯,经常性打喷嚏,担心打喷嚏会引起死亡。思虑过度,无法集中精力。有时全身颤抖,疲乏,指甲薄脆,手足不温。形体消瘦,纳食时好时坏,睡眠差,入睡困难,多梦,寐而不酣,易醒,醒后很难再次入睡。小便可,大便溏薄。舌淡,苔薄白,边有齿痕,脉沉细弱。

**既往史:**既往体健。

**诊断:**1.郁证(心脾两虚);2.不寐。

**治疗:**首诊,针刺百会、印堂、引气归元。双侧安眠、章门、内关、血海、三阴交;左侧神门、阴陵泉、足三里;右侧间使、丰隆。给予中药汤剂7剂:

| | | | |
|---|---|---|---|
| 党参10g | 木香6g | 酸枣仁10g | 当归10g |
| 远志6g | 大枣10g | 茯苓10g | 熟地10g |
| 炙甘草3g | 黄芪10g | | |

嘱其避免寒凉,均衡饮食,睡前热水足浴。增强体质,练习八段锦。

12月4日二诊,诉本周情绪较为平稳,疲乏感减轻,睡眠有所改善,夜间醒来2~3次,但较容易再次入睡。给予逍遥丸。

12月8日三诊,诉情绪稳定,悲痛欲哭症状缓解,疲乏感减轻,睡眠改善,较易入睡,睡眠深度改善,大便成形。针刺百会、印堂、引气归元。双侧安眠、章门、内关、血海、三阴交;左侧神门、阴陵泉、足三里;右侧间使、丰隆。嘱其继续口服归脾丸和逍遥丸,早9:00~11:00服用归脾丸,晚5:00~7:00服用逍遥丸。温灸器自灸中脘至下脘段。

**按语:** 抑郁症属于中医学"郁证"的范畴,《类证治裁》:"病发心脾,不能隐曲,思想无穷,所愿不得,皆情志之郁也。"《素问·举痛论》言:"思则心有所存,神有所归,正气留而不行,故气结矣。"《素问·本病论》载:"人忧愁思虑即伤心。"《素问·阴阳应象大论》云:"在志为忧,忧伤肺。"

本案首诊选用百会穴,《神应经·心邪癫狂部》:"喜哭,百会、水沟。"配合印堂、神门、内关、间使共奏宁心安神之功;安眠穴安神助眠;引气归元以治心肺、调脾胃、补肝肾;"脏会"章门,为脾之募穴,配合阴陵泉、丰隆、足三里、三阴交,共奏健脾和胃、利湿化痰之功;血海益气养血。《景岳全书》记载:"血虚则无以养心,心虚则神不守舍……凡人以劳倦思虑太过者,必致血液耗亡,神魂无主,所以不寐。"给予归脾汤加减以益气养血、健脾养心。方中党参、黄芪、白术、甘草补脾益气以生血,使气旺而血生;当归补血养心;茯苓、酸枣仁、远志宁心安神;木香理气醒脾;大枣调和脾胃、以资化源。心脾同治,重点在脾,使脾旺则气血生化有源,气血并补,但重在补气,意即气为血之帅,气旺血自生,血足则心有所养。八段锦节奏缓慢而平稳,有助于放松身心,舒缓压力,促进血液循环,有效输送氧气和营养物质,改善心理健康,增强体质,消除疲劳。二诊给予逍遥丸以疏肝健脾。三诊嘱温灸器自灸中脘至下脘段,以健脾利湿化痰。

# 病　案　46

国籍:美国　　　　　　　首诊时间:2019-2-14

姓名:Ross J.　　　　　　性别:女　　　　年龄:49岁

**主诉:**情绪低落伴易怒半年余。

**现病史:**患者半年前因离婚以及工作压力导致出现情绪低落,易怒,喜叹息,烦躁不安,胸闷,疲乏。纳食欠佳,脘腹痞闷。睡眠差,易醒,多梦。二便可。舌暗红,脉细弦。

**既往史:**既往体健。

**诊断:**1.郁证(肝气郁结);2.不寐。

**治疗:**首诊,针刺百会、神庭、印堂、膻中、引气归元;双侧内关、神门、期门、三阴交、太冲;左侧足三里;右侧丰隆。膻中及腹部拔罐。给予心理疏导和安慰。

2月22日二诊,诉上次针刺后自觉症状好转。上方去期门,加日月、丘墟穴。给予丹栀逍遥丸,12粒/次,2次/d。

3月4日三诊,诉情绪稳定,睡眠好转,疲乏感消失。针刺百会、神庭、印堂、膻中、引气归元;双侧内关、神门、期门、三阴交、太冲;左侧足三里;右侧丰隆。膻中及腹部拔罐。嘱其继续口服丹栀逍遥丸,畅情志,适度锻炼,练习八段锦。

**按语:**中医对郁证的认识最早始于《黄帝内经》,其系统概述了五脏五行之郁。《黄帝内经》重点阐述了情志致郁,如"愁忧者,气闭塞而不行""思则气结"。《临证指南医案》载:"情志之郁,由于隐情曲意不伸,故气之升降开阖枢机不利。"直接指出郁证的产生是由于情志所致气机不畅。《黄帝内经》:"怒伤肝。"《杂病源流犀烛》:"又有失志之人,抑郁伤肝,肝木不能疏达。"

　　针灸治疗处方选用百会、神庭、印堂、神门以调神解郁;膻中配合内关以宽胸解郁;肝之募穴期门配合肝经原穴太冲,共奏疏肝理气解郁之功;引气归元以治心肺、调脾胃;三阴交配合足三里、丰隆以调脾胃、利湿化痰;膻中及腹部拔罐以加强疏调气机之功;配合给予丹栀逍遥丸,以清肝解郁;给予心理疏导和安慰,早在元代朱丹溪就充分认识到精神治疗的重要作用,曾用以情胜情的情志疗法,采用"怒胜思、喜胜忧"治好了一女子的相思病,该法即为心理疗法。《儒门事亲》中提及"或忿怒悲哀,忧郁顿挫,或暴怒、喜、悲、思、恐之气"均能引起气机紊乱发为郁证。并曰:"悲可以治怒,以沧凄苦楚之言感之。喜可以治悲,以谑浪亵押之言娱之。恐可以胜喜,以恐惧死亡之言怖之。怒可以治思,以污辱欺阁之言触之。思可以治恐,以虑彼志此之言夺之。"

# 病　案　47

| 国籍:匈牙利 | | 首诊时间:2020-9-23 | |
|---|---|---|---|
| 姓名:Szlovacsek É. | 性别:女 | | 年龄:44 岁 |

　　**主诉:**情志不畅,焦虑1年余。

　　**现病史:**患者近1年来因工作压力大出现情志不畅,紧张,焦虑,注意力无法集中,咽中不适,如有物梗,吞之不下,咳之不出。视力下降,左侧眼睑𫐄动。右侧前额刺痛,右侧肘关节疼痛,四肢麻木。右侧胁肋部胀满,肠鸣音亢进。有潮热、盗汗。

不思饮食,睡眠欠佳,小便调,大便溏薄,大便紧张时有便意。舌暗红,苔白,舌尖花剥苔,脉沉弦滑。

**既往史:**既往体健。

**诊断:**郁证(痰气郁结)。

**治疗:**首诊,针刺百会、印堂、天突、膻中、中脘;双侧太阳、章门、大横、血海、光明、三阴交、太冲;左侧丰隆、阴陵泉;右侧曲池、手三里、期门、足三里。

10月9日二诊,诉经过治疗后症状改善70%,现自觉焦虑,咽中如有物梗,四肢麻木,夜间右手麻木,右侧前额刺痛,日间左侧眼睑瞤动。上方加刺右侧外关、八邪。嘱其避免视疲劳,揉按眼周腧穴并配合热敷左侧眼睑。给予中药汤剂7剂:

| | | | |
|---|---|---|---|
| 法半夏12g | 厚朴9g | 茯苓12g | 生姜9g |
| 苏叶10g | 黄芪15 | 桂枝12g | 白芍10g |
| 大枣10g | 炙甘草6g | | |

10月18日三诊,诉症状改善85%,情绪稳定,咽部不适消失,右侧前额刺痛消失,右侧肘关节疼痛明显减轻,四肢麻木感及右侧胁肋部胀满感减轻。左侧眼睑瞤动消失。首诊处方去天突。配合右侧胁肋部拔罐。

10月26日四诊,诉自觉各方面症状较前更进一步改善。右手略有麻木,其余四肢部麻木基本消失。右侧胁肋部胀满感消失。睡眠改善,夜间不再醒来,清晨5点醒来,自觉精神,无疲乏。有食欲,大便成形。上方去右侧胁肋部拔罐。

11月5日五诊,诉本周开始工作,情绪稳定,紧张、焦虑感及咽部不适消失。四肢部麻木及左侧眼睑瞤动消失。凌晨5点醒来1次,较容易再次入睡,精神好。大便成形,每日1次。针刺百会、印堂、膻中、中脘;双侧太阳、章门、大横、血海、三阴交、光明、太冲;左侧丰隆、阴陵泉;右侧曲池、手三里、期门、足三里。嘱其畅情志,培养兴趣爱好。

**按语:**《丹溪心法·六郁》:"气血冲和,万病不生,一有怫郁,诸病生焉。故人身诸病,多生于郁。"《三因极一病证方论》言:"喜怒忧思致脏气不行,郁而所生";"人之常性,动之则先自脏腑郁发,外形于肢体,为内所因"。本案为情志不畅,气机郁结,气滞痰凝,痰气交阻于咽喉之间而发为本病。

首诊选百会、印堂调神解郁;天突、膻中宽胸理气利咽喉;中脘、章门、大横、足三里、丰隆、阴陵泉以健脾和胃、利湿化痰;太阳配合光明疏调眼部经气以明目;太冲、期门疏肝理气解郁;血海、三阴交、曲池、手三里疏通肘膝关节局部经络气血。二诊上方加刺右侧外关、八邪以疏通手部经络气血;给予中药半夏厚朴汤合黄芪桂枝五物汤加减以行气散结、降逆化痰、益气温经、和血通痹。方中法半夏化痰散结、降逆和胃;厚朴下气除满;茯苓健脾渗湿;生姜和胃止呕;苏叶行气宽胸、宣通郁结之气;黄芪配合桂枝益气温阳、和血通经;大枣益气养血;白芍养血敛阴、柔肝舒筋;炙甘草健脾益气、缓急止痛。五诊予以针刺巩固治疗。

# 病案 48

| 国籍:匈牙利 | 首诊时间:2019-8-30 | |
| --- | --- | --- |
| 姓名:Dániel K. | 性别:女 | 年龄:64岁 |

**主诉:**入睡困难、易醒1月余。

**现病史:**患者1月前因思虑过度导致睡眠欠佳,睡眠时间3

个小时左右,入睡困难,易醒,凌晨1~3点醒来,醒后很难再次入睡,晨起疲乏,眩晕,耳鸣,健忘。五心烦热,腰骶部疼痛,双膝无力。纳食欠佳,腹胀。小便频,大便干。舌红,少苔,边有齿痕,脉沉细数。

**既往史:**既往体健。

**诊断:**不寐(心肾不交)。

**治疗:**首诊,给予天王补心丹、杜仲腰痛丸。针刺百会、四神聪、印堂、关元;双侧安眠、听宫、气穴、神门、下风湿点、阳陵泉、三阴交、太溪;左侧补照海;右侧泻申脉。腰骶部及双侧委中拔罐。

9月8日二诊,诉治疗后睡眠改善,腰骶部疼痛及双膝无力明显改善。舌淡,苔薄白,边有齿痕,脉沉细。处方加刺鹤顶、内膝眼、外膝眼、膝关、悬钟。

9月15日三诊,诉睡眠改善,睡眠时间延长,每日睡眠时间5~6h,精神可,疲乏感减轻,耳鸣发生频率减少。腰骶部疼痛明显减轻,双膝较前有力。针刺百会、四神聪、印堂、关元;双侧安眠、听宫、气穴、神门、下风湿点、鹤顶、内膝眼、外膝眼、膝关、阳陵泉、三阴交、悬钟、太溪;左侧补照海;右侧泻申脉。嘱其继续口服杜仲腰痛丸,腰痛症状消失后停药。培养良好的睡眠习惯,睡前热水足浴15~20min。

**按语:**本案患者由于忧愁思虑过度,暗耗心血,使心肾亏虚,阴虚血少,虚火内扰而发本病。阴虚血少,心失所养,故症见失眠、心悸、健忘;阴虚内热,虚火内扰,则五心烦热、舌红、少苔、脉细数。处方选用百会、四神聪、印堂、安眠以安神定志;神门、三阴交、太溪以交通心肾、宁心安神、滋阴清热;阴跷脉、阳跷脉主睡眠,司眼睑闭合,照海通阴跷脉,申脉通阳跷脉,补照海、泻申脉以调和阴阳、安神助眠;听宫通窍聪耳;关元、气穴为腹针取穴法,治疗腰骶部疾病;下风湿点配合阳陵泉舒筋止痛;给予天王补心丹以滋阴清热、养血安神;杜仲腰痛丸以滋补肝肾、强筋壮骨;睡前热水足浴,以消除疲劳,改善睡眠,促进气血运行,调整脏腑功能。

# 病　案　49

国籍:荷兰　　　　　　首诊时间:2019-9-12
姓名:Julian H.　　　性别:男　　　年龄:50岁

**主诉:**易醒,醒后入睡困难7年余。

**现病史:**患者职业为警察,工作压力大,思虑过度,7年前开始出现失眠,入睡较为容易,但易醒,醒后很难再次入睡,睡眠时间为3~4个小时。焦虑,烦躁易怒,疲乏。纳食少,进食含麸食品出现腹胀。小便可,大便溏薄。舌暗,边有齿痕,脉沉弦。

**既往史:**既往体健。

**诊断:**不寐(肝郁脾虚)。

**治疗:**首诊,针刺神庭、印堂;双侧安眠、大横、内关、三阴交、太冲、太白;左侧神门、补照海;右侧泻申脉。给予逍遥丸,12粒/次,早晚分服。

9月18日二诊,诉焦虑好转,睡眠好转。上方加刺双侧疏肝穴。

9月25日三诊,诉各方面症状改善,睡眠改善,睡眠时间延长,睡眠深度改善。纳食欠佳,昨日进食麸制品后出现腹胀。针刺神庭、印堂;双侧安眠、梁门、大横、内关、三阴交、疏肝穴、太冲、太白;左侧神门、补照海;右侧足三里、泻申脉。

10月2日四诊,诉治疗后腹胀消失,食欲改善。上方去梁门。

10月11日五诊,诉睡眠香甜,睡眠时间可达6~7h。情绪稳定,食欲改善,大便成形。针刺神庭、印堂;双侧安眠、大横、内关、三阴交、疏肝穴、太冲、太白;左侧神门、补照海;右侧足三里、泻申脉。

**按语:**《普济本事方·卷一》言:"平人肝不受邪,故卧则魂归于肝,神静而得寐,今肝有邪,魂不得归,是以卧则魂扬若离体也。"《柳选四家医案·神志》:"人身魂藏于肝,肝有伏热,则魂气不得安其舍,而浮越于上。凡惊魇不寐,惊悸诸病,由于此者诚。"

本案患者工作压力大,焦虑,紧张,肝气郁结,肝木克脾土,导致脾脏功能下降。首诊选用神庭、印堂清利头目、调神安神;安眠、内关、神门安神助眠;照海、申脉调和阴阳、安神助眠;太冲、太白疏肝健脾;大横、三阴交调和脾胃、利湿止泻;梁门、足三里以调理胃肠、消食导滞。给予逍遥丸以加强疏肝健脾之功。

# 病 案 50

| 国籍:匈牙利 | 首诊时间:2020-6-15 | |
|---|---|---|
| 姓名:Takács C. | 性别:女 | 年龄:66岁 |

**主诉:**睡眠欠佳伴疲乏18年。

**现病史:**患者18年前患抑郁症,睡眠欠佳,入睡困难,夜间醒来2次,醒后很难再次入睡,需要口服安眠药方可入睡,今年4月停止服用抗抑郁药。疲乏,多汗,腰痛,双下肢水肿。纳食欠佳,小便可,大便溏薄。舌暗体胖,苔薄白,脉沉滑数。

**既往史:**高血压病,抑郁症,甲状腺功能减退症。

**诊断:**1.不寐(肝郁脾虚);2.腰痛。

**治疗:**首诊,针刺百会;双侧安眠、大杼、心俞、肝俞、脾俞、阿是穴、痞根、大肠俞、阴陵泉、委中、丘墟。给予中药汤剂6剂:

| 桂枝12g | 白芍10g | 龙骨20g | 牡蛎20g |
| 党参20g | 茯苓10g | 炙甘草6g | |

6月22日二诊,诉睡眠及疲乏症状均有好转,腰痛减轻,大便成形。但仍有出汗。针刺印堂、天地针;双侧安眠、气穴、大横、阴陵泉、三阴交、疏肝穴、太冲、太白;左侧合谷、足三里;右侧第二掌骨腰腹穴、复溜。腰部及下肢拔罐。

7月1日三诊,诉睡眠改善,较易入睡,睡眠时间和深度均有改善,腰痛好转90%,腹胀基本消失,精神可,偶有出汗。双下肢水肿,小便量少。针刺处方加刺中极、水道。上方中药加泽泻10g、猪苓10g,予6剂。

7月10日四诊,诉针刺前服用3粒安眠药方可入睡,现在服用1粒即可入睡,自觉睡眠改善70%,腰痛消失,有力量,出汗、水肿减轻。继续上方治疗。

1个月后电话随访,睡眠改善90%,睡眠时间延长,晨起无疲乏感,腰痛及双下肢水肿消失,小便流畅,大便成形。

**按语:**《类证治裁·不寐》曰:"思虑伤脾,脾血亏损,经年不寐。"《外经微言》中记载:"疏肝木之郁,诸郁尽舒矣。"清代医家陈士铎曰:"五郁发寒热,不止木郁也,而解郁之法独贵于木,以木郁解而金土水火之郁尽解,故解五郁惟尚解木郁也,不必逐经解之。"

本案治疗,首诊多选用背俞穴,以调理相应脏腑功能。选用百会调神解郁;安眠、心俞宁心安神;肝俞、脾俞、丘墟共奏疏肝健脾之功;阴陵泉健脾利湿;骨会大杼强筋壮骨;阿是穴疏通局部经络气血;痞根穴为经外奇穴,可健脾胃、行气止痛;"腰背委中求",循经远端取委中穴,以疏通背腰部经络气血;大肠俞通调腑气。给予中药桂枝加龙骨牡蛎汤加减,以调和阴阳、益气敛汗。三诊双下肢水肿,小便量少。针刺处方加刺中极、水道以通调水道,调理膀胱气机。给予桂枝加龙骨牡蛎汤合五苓散加减,以加强利水渗湿之功。

## 病　案　51

| | |
|---|---|
| 国籍:匈牙利 | 首诊时间:2020-8-28 |
| 姓名:Váradi T. | 性别:男　　　　年龄:62岁 |

**主诉:**心中悸动11年。

**现病史:**患者于11年前出现心中悸动,胸闷气短,眩晕,肢冷,当地医院诊断为心律失常,给予口服药物治疗(具体不详),症状时轻时重。休息时疲乏无力,情绪低落,工作时精力充沛。睡眠欠佳,服安眠药方可入睡。纳食可,大便一日2次。舌淡,苔白,脉沉细。

**既往史:**高血压病。

**诊断:**1.心悸(心阳不振);2.不寐。

**治疗:**首诊,针刺百会、印堂、膻中、巨阙、引气归元;双侧安眠、内关、神门。给予中药汤剂5剂：

| | | | |
|---|---|---|---|
| 炙甘草12g | 地黄20g | 桂枝12g | 麦冬10g |
| 火麻仁10g | 大枣10g | 太子参15g | 阿胶6g |
| 干姜6g | | | |

9月10日二诊，诉心中悸动，胸闷气短症状减轻，上周眩晕症状消失，睡眠改善60%，今日自测血压120/60mmHg，大便一日1次。处方同上，继续给予中药汤剂5剂。

9月16日三诊，诉心中悸动症状基本消失，偶尔劳累后有心悸。睡眠好转，情绪平稳，焦虑感减轻，血压控制较为理想，自觉身体良好。针刺处方同前。

9月22日四诊，针刺百会、大椎；双侧心俞、厥阴俞、督俞、内关。双侧耳尖点刺放血。

10月9日五诊，诉整体状态好，心悸、疲乏消失。情绪稳定，睡眠改善，大便正常，自测血压基本正常。针刺百会、印堂、膻中、巨阙、引气归元；双侧安眠、内关、神门。

**按语：**中医学中并无心律失常的病名，但根据其临床表现应将其归为"心悸"的范畴。汉代张仲景在《伤寒论》及《金匮要略》中以惊悸、心动悸、心下悸等为病证。《丹溪心法·惊悸怔忡》中提出心悸当"责之虚与痰"的理论。

本案患者患心律失常11年，自觉心中悸动，胸闷气短，眩晕，肢冷。系为心阳不振，不能温养心脉，故症见心中悸动。首诊选内关穴，《针灸甲乙经·卷之九》："心憺憺而善惊恐，心悲，内关主之。"《针灸大全·卷五》："心内怔忡，神思不安，心俞、内关、神门。"膻中、巨阙分别为心包、心之募穴，可宁心定悸；百会、印堂清利头目定眩晕；引气归元治心肺；安眠穴宁心安神；心俞、厥阴俞调心气而定悸；督俞温阳益气；双侧耳尖点刺放血以辅助降压。炙甘草汤以益气滋阴、通阳复脉。方中炙甘草配合太子参、大枣补脾气、益心气;地黄滋阴养血;桂枝、干姜温心阳;麦冬、火麻仁滋心阴、养心血;阿胶滋阴补血。

# 病　案　52

| 国籍:塞尔维亚 | 首诊时间:2019-7-24 |
| --- | --- |
| 姓名:Isidora | 性别:女　年龄:47岁 |

**主诉:**心悸2月余。

**现病史:**患者近2月因丈夫患脑部肿瘤,自觉有压力,劳累过度,免疫力低下,心悸,吃饭、弯腰时心悸加重。脾胃功能弱,纳食欠佳,腹胀。睡眠欠佳,睡眠深度不够,寐而不酣。二便可。唇紫暗,舌暗红,苔薄白,边有齿痕,脉弦细。

**既往史:**经前期紧张综合征。

**诊断:**心悸(心血瘀阻)。

**治疗:**首诊,针刺百会、神庭、印堂、巨阙、天地针;双侧内关、少海、通里、血海、足三里、三阴交、太冲;左侧补照海;右侧郄门、泻申脉。给予血府逐瘀汤4剂:

| 桃仁12g | 红花10g | 当归10g | 生地10g |
| --- | --- | --- | --- |
| 牛膝10g | 川芎6g | 桔梗6g | 枳壳6g |
| 甘草3g | 赤芍6g | 柴胡6g | |

7月26日二诊,诉心悸症状明显改善,睡眠较前香甜。针刺百会、神庭、印堂、巨阙、天地针;双侧内关、少海、通里、血海、足三里、三阴交、太冲;左侧补照海;右侧郄门、泻申脉。

按语:本案患者情志失调,劳倦过度,致使气血运行不畅而发本病。针刺百会、神庭、印堂,调神解郁;巨阙心之募穴,宁心定悸;天地针补脾肾;内关、少海、通里、郄门宁心定悸;血海、三阴交活血化瘀;足三里调理脾胃;太冲疏肝解郁;照海、申脉调和阴阳。给予血府逐瘀汤以行气活血,方中桃仁、红花、赤芍、川芎活血祛瘀;当归、生地养血活血;牛膝活血通经、祛瘀止痛;桔梗、枳壳理气行滞;柴胡疏肝解郁;甘草调和诸药。

# 病　案　53

| | |
|---|---|
| 国籍:蒙古国 | 首诊时间:2019-2-26 |
| 姓名:Márton M. | 性别:女　　　　年龄:64岁 |

**主诉:**鼻塞,流清涕3d。

**现病史:**患者3d前受风寒后出现鼻塞,流清涕,恶寒,咽痒咳嗽,咳白痰,量多,口干,渴喜热饮,无汗,颈项部僵硬。餐后腹泻,3~4次/d。舌淡,苔薄白,脉浮紧。

**既往史:**既往体健。

**诊断:**感冒(外感风寒)。

**治疗:**点按双侧鼻通穴。针刺印堂、天突、天地针;双侧风池、迎香、天枢;左侧尺泽、列缺、丰隆、阴陵泉;右侧合谷、足三里、上巨虚。天突、中府、膻中、中脘小号玻璃罐拔罐5min。诉点按鼻通穴后即感鼻通气,针刺、拔罐后自觉症状好转,咽部不适感减轻。给予中药汤剂2剂,嘱其发汗后停药。

麻黄9g(先煎)　　　桂枝9g　　　炙甘草6g　　　杏仁10g

生姜5片　　大枣2枚

**按语:**本案患者风寒束表,肺气失宣。风寒之邪侵袭肌表,营卫首当其冲,寒性收引凝滞,致使卫阳被遏,营阴郁滞,即卫闭营郁,卫气抗邪,正邪相争,营卫不畅,腠理闭塞,经脉不通,则无汗;皮毛内合于肺,寒邪束表,肺气不宣,则上逆为咳;肺与大肠相表里,肺气失宣,大肠传导功能受影响,故餐后腹泻。点按鼻通穴和针刺印堂、迎香穴以通利鼻窍;风池配合列缺、合谷祛风散寒;天突配合尺泽利咽止咳;丰隆化痰;天地针补脾肾,配合足三里、上巨虚、天枢调理胃肠而止泻。天突、中府、膻中、中脘小号玻璃罐拔罐,以散寒止咳。配合麻黄汤宣肺散寒,方中麻黄、桂枝祛风散寒;杏仁利肺止咳;生姜发散风寒;甘草止咳化痰。

# 病 案 54

国籍:匈牙利　　　　首诊时间:2020-2-5
姓名:Süle J.　　　性别:女　　　年龄:30岁

**主诉:**间断性咳嗽3年。

**现病史:**患者3年前因感冒后出现咳嗽,痰少质黏,不易咳出,拍X片未见异常。经常性鼻塞,肩及耳部不适,头痛。情志不畅,心悸,五心烦热。痛经,伴恶心、呕吐。形体消瘦,纳食可,睡眠可,二便可。舌红中有裂纹,少苔,边有齿痕,脉沉细数。

**既往史:**先天性心脏病术后。

**诊断:**咳嗽(肺阴虚)。

**治疗:**首诊,针刺印堂、天突;双侧迎香、中府、少海、内关、丰隆、三阴交、太溪、太冲；左侧鱼际、照海；右侧列缺、足三里。嘱其经期用生姜、红枣煮水冲服小柴胡颗粒；中药汤剂5剂：

| | | | |
|---|---|---|---|
| 百合10g | 百部10g | 紫菀10g | 陈皮6g |
| 杏仁10g | 法半夏9g | 南沙参10g | 莱菔子10g |
| 紫苏子10g | 炙甘草6g | | |

2月11日二诊，诉针刺及口服汤药治疗后咳嗽减轻，痰液较易排出，情绪改善，五心烦热减轻，但仍有鼻塞。上方加刺上星穴。中药汤剂加辛夷6g，予5剂。

2月21日三诊，诉咳嗽好转，无痰，鼻塞好转。欲继续服用汤药。处方同二诊。

**按语：**本案患者有先天性心脏病，先天心气、心血亏虚，平素体虚，五行心属火，肺属金，火金相克；肺主气，心主血，气为血之帅，血为气之母，气血相互依存，相互为用；肺朝百脉，宗气贯心脉而司呼吸；心手少阴之脉，其支者，从心系，上夹咽，其直者，复从心系，却上肺；心为君主之官，主明则下安定，主不明则十二官危。所以心病最易传肺，导致肺系疾病的发生。《景岳全书·咳嗽》曰："内伤之咳，由脏以及肺，此脏为本而肺为标也。"咳嗽日久不愈，又因肺开窍于鼻，故经常性鼻塞。咳嗽日久阴液亏损，故五心烦热，舌红，中有裂纹，少苔，脉沉细数。治以补益心肺，通窍止咳。首诊选取鱼际、列缺，均为手太阴肺经的腧穴，针之可宣肺理气、止咳平喘，用于治疗肺系疾患；"心胸内关谋"，内关宽胸理气。本案患者咳嗽日久，肺气亏耗，子病及母，伤及脾胃，脾胃虚弱，水液不得运化，生湿化痰，痰湿蕴肺，导致咳嗽加重，病情反复，迁延不愈。取足三里、阴陵泉、三阴交补脾胃，运转中焦，以培土生金；丰隆健脾利湿化痰；印堂宣通鼻窍。中药汤剂以清肺止咳祛痰。二诊针刺上星穴可宣通鼻窍。汤药加用辛夷,《本草纲目》言:"辛夷之辛温走气而入肺,能助胃中清阳上行通于天,所以能温中治头面鼻之病。"具有温肺通窍、祛风散寒的作用,为通窍之要药,用以加强组方的通窍作用;经期用生姜、红枣煮水冲服小柴胡颗粒缓解痛经。

# 病 案 55

国籍:匈牙利　　　　　　首诊时间:2020-6-22

姓名:Hadházi G.　　　性别:女　　　年龄:58 岁

**主诉:**胃脘部疼痛半年。

**现病史:**患者半年前胃脘部疼痛,反酸,胃脘部灼热感,腹胀,胃镜示:胃黏膜损伤。家庭医生给予药物治疗但未改善。既往幽门螺杆菌阳性,曾口服抗生素治疗。畏寒,手足不温。纳食可,睡眠时间5h,易醒。小便频,大便时干时稀。舌暗体胖,边有齿痕,苔薄黄,有裂纹,脉沉细数、尺脉弱。

**既往史:**既往体健。

**诊断:**胃脘痛(胃阴不足)。

**治疗:**首诊,针刺中脘、下脘、中极;双侧大横、梁丘、陷谷、内庭;左侧内关、足三里;右侧公孙。胃脘部拔罐。给予中药汤剂7剂:

党参20g　　炒白术10g　　茯苓10g　　柴胡12g

海螵蛸30g　　砂仁3g　　　炙甘草6g　　延胡索10g

7月1日二诊,诉经针刺及口服汤药后胃脘部疼痛基本消失,胃脘部灼热感减轻,偶有腹胀,大便成形,1次/d,欲继续口服中药。针刺处方同上。继续给予中药汤剂7剂。

**按语:**《素问》称:"胃脘当心而痛。"《寿世保元》称:"心胃痛。"历代医家又有"心腹痛""心痛""心下痛"等。

本案患者胃脘痛多年,有反酸,有胃脘部灼热感,有腹胀,为胃阴不足,无法濡养脾胃而发病。本病病位在胃,针刺中脘,为胃之募穴,八会穴之腑会,配合下脘,可调和脾胃;"合治内腑",足三里为胃之下合穴,可和胃止痛;内关配公孙治疗胃心胸病;梁丘为胃经的郄穴,阳经郄穴强于止痛,配合陷谷可和胃止痛;内庭清胃热;中极疏调膀胱气机;大横健脾利湿。胃脘部拔罐以通络止痛。给予中药汤剂,方中党参、白术、茯苓健脾利湿;柴胡、延胡索疏肝解郁,行气止痛;海螵蛸制酸;砂仁化湿开胃、温脾止泻;炙甘草补脾和胃。

# 病　案　56

| 国籍:印度 | 首诊时间:2020-3-2 | |
| --- | --- | --- |
| 姓名:Harshavardhan | 性别:男 | 年龄:29岁 |

**主诉:**胃脘部胀满不适2年。

**现病史:**患者近2年情绪不佳,胃脘部胀满不适,每遇情绪变化而加重,疲乏。纳食少,腹胀。睡眠可,小便可,大便有时秘结,有时溏薄。舌淡,苔白,体湿滑,边有齿痕和瘀斑,脉弦数。

**既往史:**既往体健。

**诊断:**胃脘痛(肝气犯胃)。

**治疗:**首诊,给予健脾丸,10粒/次,2次/d;针刺中脘;双侧期门、天枢、足三里、三阴交、太冲;左侧内关;右侧公孙。胃脘部、胁肋部拔罐。

3月9日二诊,诉针刺后身体放松,心情愉悦,胃脘部胀满不适及腹胀减轻。上方加上巨虚、下巨虚。

3月16日三诊,诉胃脘部胀满不适及腹胀基本消失,自觉有力量。针刺中脘;双侧期门、天枢、足三里、三阴交、太冲;左侧内关、上巨虚;右侧公孙、下巨虚。胃脘部拔罐。

**按语:**本案患者情志不畅,肝失疏泄,横逆犯胃,胃失和降而发病。针刺中脘,健运中州,调理胃气;足三里为胃之下合穴,可通调胃气、和胃止痛;内关、公孙主治胃心胸病;期门、太冲疏肝解郁;三阴交健脾益气。胃脘部、胁肋部拔罐以疏通局部经络气血。健脾丸以健脾和胃、消食导滞。

# 病 案 57

| | |
|---|---|
| 国籍:匈牙利 | 首诊时间:2020-7-22 |
| 姓名:Lakatos A. | 性别:男　　　年龄:16岁 |

**主诉:**发作性腹痛4月余。

**现病史:**患者4月前因腹痛住院,诊断为肠系膜淋巴炎,入院治疗后症状减轻,但仍有痉挛性疼痛,并反复发作。纳食可,有时反酸,二便可。6月15日来诊所治疗,给予中药治疗,经治疗腹痛略有缓解。今日诉腹痛,脐周压痛(++),局部肌肉僵硬。舌淡,苔白,脉沉。

**既往史**：既往体健。

**诊断**：腹痛（寒凝经脉）。

**治疗**：首诊，给予附子理中丸，10粒/次，2次/d。针刺中脘、下脘；双侧天枢、大巨、梁丘、阴陵泉、足三里；左侧合谷。

8月12日二诊，诉腹痛减轻，近3周发生1次腹痛。针刺膻中、中脘、下脘、双侧天枢、大横；双侧内关、阴陵泉、上巨虚、下巨虚、三阴交。

8月24日三诊，诉近2周未出现腹痛。继续给予上方针刺。继续口服附子理中丸。

**按语**：《素问·举痛论》云："寒气客于小肠，小肠不得成聚，故后泄腹痛矣。""寒气客于肠胃之间，膜原之下，血不得散，小络急引故痛。""热气留于小肠，肠中痛，瘅热焦渴，则坚干不得出，故痛而闭不通矣。"《素问·气交变大论》云："岁土太过，雨湿流行，肾水受邪，民病腹痛。"

本案患者痉挛性腹痛，并反复发作，证型为寒凝经脉证。针刺中脘、下脘调理胃肠气机；足三里为足阳明胃经的合穴，胃之下合穴，天枢为大肠之募穴，配合应用可通调腑气；阴陵泉以健脾化湿，取足阳明胃经大巨、梁丘以和胃止痛；合谷为全身镇静镇痛之要穴；随证加减取膻中以理气止痛；大肠之募穴天枢与大肠之下合穴上巨虚、小肠之下合穴下巨虚合用，以调理肠腑；阴陵泉为足太阴脾经的合穴，配合三阴交、大横以健脾化湿。附子理中丸以温中散寒止痛。

# 病 案 58

国籍:匈牙利　　　　　　首诊时间:2019-3-19

姓名:Fejes-Tóth J.　　　性别:女　　　年龄:43岁

**主诉:**左侧上腹部胀痛3年。

**现病史:**患者3年前饮食不规律,暴饮暴食后出现左侧上腹部胀痛,饱食后疼痛明显,吐泻后减轻,喝水运动后会有反流现象。疲乏,手足不温。查B超、肠镜均未见异常。月经正常。每天喝水2L,大便1次/3d,时稀时干。睡眠可。舌红,边有齿痕,舌体胖大,苔厚腻,脉弦滑。

**既往史:**既往体健。

**诊断:**腹痛(饮食积滞)。

**治疗:**首诊,给予保和丸10粒/次,2次/d。针刺天地针;双侧梁门、天枢、足三里、上巨虚、三阴交;左侧阿是穴。腹部拔罐。治疗后即诉症状减轻。嘱其规律饮食,避免暴饮暴食,少食生冷刺激之品,多食易消化的食物。平素加强锻炼,练习八段锦。

3月22日二诊,诉精神状态佳,左侧上腹部胀痛明显减轻。上方加刺双侧章门、太冲;右侧合谷。腹部拔罐。

3月26日三诊,诉经过治疗后,左侧腹部胀痛基本消失,精神佳,大便可。针刺天地针;双侧章门、天枢、大横、梁丘、足三里、上巨虚、太冲;左侧曲池;右侧合谷。腹部拔罐。

**按语:**《医学真传·腹痛》谓:"夫通则不痛,理也。但通之之法,各有不同,调气以和血,调血以和气通也;下逆者使之上行,中结者使之旁达,亦通也;虚者助之使通,寒者温之使通,无非通之之法也。若必以下泄为通,则妄矣。"

本案为暴饮暴食后饮食积滞所致,针刺选用天地针,天地二穴即关元穴和中脘穴。关元穴,能固本培元,补益人的先天之气,故而为"天"。中脘穴能够健脾和胃,补益后天之本。脾,五行属土,故而为"地"。中脘是胃之募穴,胃与脾相表里,有水谷之海之称;关元是小肠的募穴,别名丹田,有培肾固本、补气回阳之功,故两穴合用具有补脾肾之功;阿是穴疏通局部经气;梁门消食导滞;天枢、足三里、上巨虚、三阴交健脾和胃、通调腑气;章门健脾和胃;太冲、合谷理气止痛。腹部拔罐疏通局部经气。保和丸消食导滞。

# 病　案　59

| 国籍:匈牙利 | | 首诊时间:2019-2-28 | |
|---|---|---|---|
| 姓名:Vészics P. | | 性别:女 | 年龄:62岁 |

**主诉:**腹泻5年。

**现病史:**患者5年前因丈夫去世后情绪不佳,之后逐渐出现腹泻,每天晨起早餐后出现腹泻2~3次。疲乏,脱发,多汗。因职业因素久坐后出现腰痛,久行后下肢疼痛,右膝关节疼痛。食欲不佳,睡眠尚可,晚上10点左右入睡,清晨5~6点醒来。小便频,咳嗽时遗尿。舌红,苔白腻,脉沉滑。

**既往史:**糖尿病,青光眼。

**诊断:**1.泄泻(肝郁脾虚);2.腰痛;3.膝痹。

**治疗**：首诊，针刺腰痛穴；双侧风池、太阳、攒竹、天枢、大横、上巨虚、三阴交、太冲、太白；左侧足三里、阴陵泉；右侧合谷、内膝眼、外膝眼。神阙及膝关节拔罐。

3月7日二诊，诉腹泻好转，小便频，咳嗽时遗尿。针刺加关元、中极、水道。给予中药汤剂6剂：

| 桂枝12g | 补骨脂10g | 煅龙骨20g | 煅牡蛎20g |
| 白芍10g | 生黄芪10g | 柴胡12g | 浮小麦10g |
| 干姜6g | 大枣10g | | |

3月14日三诊，诉最近餐后无腹泻，腰骶部及膝关节疼痛均好转，尿频及膀胱咳遗改善。欲继续针刺及口服中药。针刺腰痛穴、关元、中极；双侧风池、太阳、攒竹、天枢、大横、水道、上巨虚、三阴交、太冲、太白；左侧足三里、阴陵泉；右侧合谷、内膝眼、外膝眼。背腰部、委中拔罐。给予中药汤剂6剂。

3月20日四诊，诉餐后无腹泻，精神好，视物较前清晰，腰骶部及膝关节疼痛基本消失，久坐、久行后偶有出现，但痛可以忍。小便可。停中药，针刺处方同上。

**按语**：《素问·阴阳应象大论》曰："清气在下，则生飧泄。""湿胜则濡泻。"《素问·举痛论》指出："怒则气逆，甚则呕血及飧泄。"《素问·脏气法时论》曰："脾病者，则腹满肠鸣，飧泄食不化。"

本案患者情绪不佳，肝郁克脾，脾虚湿盛而生泄泻。本病病位在肠，六腑为病，针刺治疗首选下合穴、募穴。故上巨虚与天枢合用，以调理肠腑而止泻；大横、足三里、阴陵泉、三阴交、太白健脾利湿止泻；合谷为大肠经的原穴，以通调腑气；风池、太阳、攒竹以清利头目；太冲疏肝解郁明目；腰痛穴治疗腰部疾病；关元、中极、水道以疏调膀胱气机。神阙拔罐以培元固本止泻。给予中药桂枝加龙骨牡蛎汤加减以调和阴阳、固涩止遗。

# 病 案 60

| 国籍:匈牙利 | 首诊时间:2020-7-7 | |
|---|---|---|
| 姓名:Holtzmann O. | 性别:男 | 年龄:38岁 |

**主诉:**反复腹泻伴腹痛2月余。

**现病史:**患者2月前患结肠炎,当地医生给予西药及饮食调节后症状缓解。1个月前行肠镜检查,医生诊断为:肠易激综合征。胃镜提示:胃贲门口松弛。反复腹泻,腹泻5次/d,肛门灼热,伴腹痛,口干,形体消瘦。纳食可。睡眠欠佳,入睡困难,易醒,夜间醒来4~5次,多梦。小便可。舌红,苔黄,边有齿痕,脉细数。

**既往史:**痔疮。

**诊断:**泄泻(脾胃湿热)。

**治疗:**首诊,针刺双侧曲池、天枢、足三里、上巨虚、阴陵泉、内庭;右侧合谷。嘱其调畅情志,调饮食,起居有常,自行练习八段锦。

7月21日二诊,诉大便1次/d,成形,腹痛消失。睡眠欠佳,易醒,多梦。上方加刺内关、安眠。

7月24日三诊,诉腹痛消失,本周进食过多水果、蔬菜,偶尔有腹胀,大便溏薄,3次/d。有内痔。上方加刺大横、二白。给予硝硼散坐浴。嘱其饮食要有节制,避免食用生冷刺激之品。

8月4日四诊,诉各方面症状明显改善,消化功能提高,自觉身体舒服。无腹泻,无腹痛,大便1次/d,成形。睡眠改善,痔疮症状改善,欲巩固治疗。针刺双侧安眠、曲池、二白、天枢、足三里、上巨虚、阴陵泉、内庭;左侧内关;右侧合谷。

**按语:** 古代中医典籍对于肠易激综合征的症状描述,散见于泄泻、腹痛、便秘等内容中。本案患者患有肠易激综合征,针刺处方天枢、上巨虚、足三里共奏通调肠腑之功;阴陵泉健脾利湿;曲池、内庭清阳明之热;合谷清热止痛;大横加强健脾利湿之功;二白穴为治疗痔疮的经验选穴。硝硼散清热解毒。

# 病 案 61

国籍:匈牙利          首诊时间:2020-9-3
姓名:Deák C.        性别:女        年龄:38 岁

**主诉:** 大便秘结30余年。

**现病史:** 患者平素喜食辛辣刺激之品,30年前出现大便秘结,排便困难,1次/2~3d。腹胀,晨起口苦,食欲亢进,暴食但不欲饮水。前额痛,晨起头痛剧烈。睡眠欠佳,入睡困难,多梦,易醒。舌尖红,苔薄黄,脉细数。

**既往史:** 下肢静脉曲张,痔疮。

**诊断:** 便秘(热秘)。

**治疗:** 首诊,针刺双侧头维、阳白、天枢、腹结、支沟、二白、上巨虚、照海、内庭、侠溪。腹部拔罐。嘱其自行按摩腹部,改变饮食习惯,培养良好的排便习惯,坚持每天清晨7点以前排便,便前饮淡盐水,大便通畅以后,改空腹饮温水。

9月11日二诊,诉便秘有缓解,排便较前顺畅,1次/1~2d。上方加曲池。腹部拔罐。

9月18日三诊,诉针刺治疗后便秘、腹胀减轻,头痛近期未出现。针刺去头维、阳白穴,余同。

9月25日四诊,诉腹胀消失,大便一日1次,头痛未发生,纳食可,痔疮症状改善。针刺双侧天枢、腹结、支沟、二白、上巨虚、照海、内庭。

**按语:**《重订严氏济生方·秘结论治》:"夫五秘者,风秘、气秘、湿秘、寒秘、热秘是也。更发汗利小便,及妇人新产亡血,陡耗津液,往往皆令人秘结。"

本案患者平素喜食辛辣刺激之品,燥热内结,灼伤津液,腑气不通而致肠道郁热,失于濡润而发本病。六腑为病,针刺首取下合穴、募穴,故选取上巨虚、天枢以通调腑气;支沟为治疗便秘的经验效穴;照海增液行舟;腹结通调腑气;内庭为胃经之荥穴,清泻胃肠之热,《针灸甲乙经》:"……腹胀皮痛,善伸数欠,恶人与木音,振寒,嗌中引外痛,热病汗不出,下齿痛,恶寒目急,喘满寒栗,龈口噤僻,不嗜食,内庭主之。"二白为对症选穴,是治疗痔疮的经验穴;头维、阳白疏调头面部经气而止痛;曲池以加强清泻阳明之热之功。

# 病 案 62

国籍:匈牙利　　　　　首诊时间:2019-5-13

姓名:Frankovicsné I.　性别:女　　　年龄:71岁

**主诉:**双下肢水肿、疼痛2月。

**现病史:**患者近期不明原因出现双下肢水肿、疼痛。血糖低,多汗。查:双下肢水肿,按之凹陷难复,触痛(++)。胃脘部不适,无反酸,无胃痛,无烧灼感。睡眠欠佳,夜间小便4次,大便2次/d,偶尔便溏。舌暗,花剥苔,舌体湿滑,脉沉滑。

**既往史:**既往体健。

**诊断:**水肿(阴水)。

**治疗:**首诊,建议行肝、肾、心功能检查。针刺水分、天地针;双侧天枢、水道、阴陵泉、三阴交;左侧内关;右侧公孙。给予五苓散。嘱其低盐饮食。

5月15日二诊,诉下肢水肿及疼痛略有减轻。上方基础上加下肢及腹部小号玻璃罐拔罐5min。

5月22日三诊,诉双下肢水肿及疼痛减轻,睡眠好转。针刺双侧脾俞、肾俞、三焦俞、委阳、足三里、阴陵泉。

5月24日四诊,诉双下肢水肿改善,压痛减轻。针刺水分、天地针;双侧天枢、水道、阴陵泉、三阴交。左侧内关;右侧公孙。腹部及下肢拔罐5min。

5月29日五诊,诉经过前期治疗后,双侧下肢水肿及疼痛消失。上方巩固治疗。嘱其适劳逸,慎起居,避风寒。

**按语:**水肿是体内水液滞留,泛滥肌肤,以头面、眼睑、四肢、腹背,甚至全身浮肿为特征表现的一类病证。严重的还可能伴有胸水、腹水等。《黄帝内经》对"水"的病因病机、症状、发病脏腑和主要类证鉴别都有所阐述,病因有劳汗当风、邪客玄府、饮食失调、气道不通等。病机与肺、脾、肾、三焦等有关,其中"以肾为本"。《严氏济生方·水肿门》说"水肿为病,皆由真阳怯少,劳伤脾胃,脾胃既寒,积寒化水",治疗上要"先实脾土……后温肾水"。

本案针刺天地针补脾肾;水道、水分为利尿行水效穴;阴陵泉利水渗湿;三焦俞配合三焦的下合穴委阳,可通调三焦气机、利水消肿;肾俞益肾固精利湿;足三里、三阴交、公孙健脾利湿;内关宽胸理气、宁心安神;天枢通调腑气。五苓散利水渗湿、温阳化气。方中泽泻为君药,利水渗湿;茯苓、猪苓为臣药,增强利水渗湿之力;白术健脾利湿;桂枝温通经脉、助阳化气。

# 病 案 63

| 国籍:匈牙利 | 首诊时间:2020-8-18 | |
|---|---|---|
| 姓名:Ottlik C. | 性别:男 | 年龄:78 岁 |

**主诉:**双下肢水肿1年余。

**现病史:**患者1年前出现双侧下肢水肿,今年4月诊断为心脏瓣膜钙化。查:双下肢及双足水肿,右侧较左侧严重,按之凹陷难复。否认肾脏疾病,否认糖尿病。有腹胀,疲乏,纳食欠佳,食欲差,睡眠可。口服利尿剂后小便增多,水肿减轻,大便稀,不欲继续服用利尿剂。舌淡,苔白,脉沉细。

**既往史:**胆囊切除术。

**诊断:**水肿(阴水)。

**治疗:**给予五苓散颗粒,5g/次,2次/d;健脾丸,10粒/次,2次/d。针刺水分、引气归元;双侧天枢、大横、水道、阴陵泉、三阴交、太冲;左侧少海、内关;右侧然谷。针后患者诉自觉身体舒服。

**按语:**本案水肿是因心脏瓣膜钙化引起,患者年事已高,病情复杂,针灸并非优势治疗手段,只能作为辅助疗法。针刺处方选用引气归元,以治心肺、调脾胃、补肝肾;阴陵泉为脾经的合穴,脾胃均属土,互为表里,阴陵泉其性属水,为"土中水",可健脾化湿、利尿消肿;水分、水道通利水道;三阴交乃足太阴脾经的腧穴,为足太阴脾经与足少阴肾经、足厥阴肝经三条阴经的交会之处,这三条经脉与肝、脾、肾三脏密切相关。然谷属足少阴肾经腧穴,为肾经之荥穴,可益气固肾、温补肾阳;少海是手少阴心经的合穴,五行属水,配合内关可改善心脏功能。五苓散以利水渗湿、温阳化气;健脾丸以健脾和胃、消食导滞。

# 病　案　64

| | |
|---|---|
| 国籍:匈牙利 | 首诊时间:2019-4-25 |
| 姓名:Zámbó Á. | 性别:男　　年龄:69岁 |

**主诉:**小便不利伴小腹胀痛1年。

**现病史:**患者1年前出现小便不利,伴小腹胀痛,有烧灼感,匈牙利当地医生考虑膀胱结石。腰骶部有灼痛伴左下肢内侧烧灼样疼痛,站立时不痛,坐时腰痛严重,平躺时偶尔腰痛。纳食可,睡眠尚可,大便可。舌淡,苔白,边紫暗,舌下静脉粗大,脉细弦。

**既往史:**既往体健。

**诊断:**1.癃闭(浊瘀阻塞);2.腰痛。

**治疗:**首诊,针刺百会、腰痛穴、水分、气海、关元;双侧气穴、水道、中极、血海、阴陵泉、三阴交。小腹部拔罐。嘱其多饮水,勤排尿。

4月26日二诊,诉昨日针刺后较好,症状缓解,欲继续治疗。针刺大椎、至阳；双侧膈俞、脾俞、三焦俞、膀胱俞、委阳、昆仑。背腰部拔罐。

4月29日三诊，诉小便较易排出，仍有烧灼感。首诊处方上加刺足通谷。配合双侧足通谷点刺放血；委中刺络拔罐。

5月28日四诊，诉小便排出不困难，灼热感减轻。腰痛好转。二诊处方加刺双侧痞根、次髎；右侧第二掌骨腰腹穴、承山。腰部及委中拔罐。

5月31日五诊，诉小便较易排出，烧灼感减轻，小腹胀痛消失，腰骶部及双下肢烧灼感较前减轻。久坐后仍有腰痛。三诊处方上加刺曲骨；双侧涌泉；左侧颊针腰。膀胱俞、三焦俞、大椎、委中刺络拔罐。治疗后诉腰痛及双下肢灼痛感消失。

6月4日六诊，诉小便调，烧灼感及小腹胀痛消失，腰骶部及双下肢烧灼感基本消失。针刺大椎、至阳；双侧膈俞、脾俞、三焦俞、膀胱俞、次髎、委阳、昆仑。背腰部拔罐。针后诉自觉舒服。

**按语**：癃闭病名首见于《黄帝内经》，对其病位、病因病机均做了详细论述。《素问·五常政大论》曰："其病癃闭，邪伤肾也。"《素问·宣明五气》云："膀胱不利为癃，不约为遗溺。"《素问·标本病传论》谓："膀胱病，小便闭。"《灵枢·本输》称："实则闭癃，虚则遗溺。"清·李用粹在《证治汇补·癃闭》中基于五脏气机整体观，提出隔二、隔三治法，并强调辨别虚实寒热论治，理法精当，堪为效法。

本案为尿路结石阻塞尿道，引起排尿不畅，病位在膀胱。首诊选用中极，为膀胱之募穴，疏调膀胱的气机；阴陵泉清利下焦湿热而利小便；三阴交为肝、脾、肾三条阴经的交会穴，疏肝健脾益肾，是治疗泌尿系疾病的要穴，疏调膀胱气机；血海活血逐瘀；水分、水道通调水道而利小便；百会调神；腰痛穴、气海、关元、气穴治疗腰骶部疾病;小腹部拔罐,疏调腹部气机。二诊针刺大椎、至阳以温阳利水湿;膈俞活血逐瘀;三焦俞通调三焦气机、疏调膀胱气机;膀胱俞、委阳、昆仑可调理膀胱气化功能、通利小便;脾俞健脾利湿。三诊加刺足通谷,清利膀胱湿热。配合双侧足通谷点刺放血;委中刺络拔罐,以加强清利下焦湿热之功。五诊在三诊处方上加刺曲骨、涌泉以及膀胱俞、三焦俞、大椎、委中刺络拔罐,以加强清利下焦湿热之功;加刺颊针腰以治疗腰部的病症。

# 病 案 65

| | |
|---|---|
| 国籍:匈牙利 | 首诊时间:2020-9-18 |
| 姓名:Somogyvári Z. | 性别:男 年龄:53岁 |

**主诉:**尿频、尿急5年余。

**现病史:**患者5年前因尿频、尿急伴淋漓不尽,生殖器有烧灼感,腰膝酸软,遂在当地医院就诊,诊断为慢性前列腺炎。左侧耳鸣3年,全天耳鸣,鸣声音高,如电流声和铃铛声,有短暂听力丧失。平素怕冷,手足不温。纳食可,睡眠尚可,夜间醒来小便2~3次。大便4次/d,不成形。舌淡体胖,苔白腻,边有齿痕,脉弦。

**既往史:**既往体健。

**诊断:**1.淋证(劳淋);2.耳鸣。

**治疗:**首诊,针刺命门、腰阳关;双侧膏肓俞、脾俞、肾俞、大肠俞、膀胱俞、三阴交、太溪;左侧听宫、完骨、率谷。嘱其自灸百会、大椎、命门、腰阳关、涌泉;百会、中脘、气海、中极、养老、足三里、涌泉。两组交替进行,1次/2d,灸后饮温水。

9月30日二诊,诉夜间醒来小便1~2次,大便略有成形。针刺百会、气海、关元、中极;双侧大横、三阴交、阴陵泉、太溪;左侧听宫、听会、率谷、翳风;右侧养老、腰痛点。腰部及双侧委中拔罐。

10月7日三诊,诉治疗后尿频、尿急症状改善,耳鸣减轻,晨起耳鸣基本消失,鸣声降低,偶有铃铛声。本周较忙碌,晨起有腰痛,生殖器有烧灼感,左侧脑部有电流声。首诊方基础上加双侧痞根、阿是穴;左侧瘈脉、颅息。双侧次髎、委中刺络拔罐。腰骶部拔罐。

10月13日四诊,诉生殖器烧灼感消失,左侧腰痛减轻。耳鸣减轻。二诊方基础上加口服中药汤剂6剂:

| 桂枝12g | 白芍10g | 龙骨20g | 牡蛎20g |
| 补骨脂10g | 干姜6g | 大枣10g | 炙甘草3g |

10月20日五诊,诉上次治疗后自觉身体舒服。尿频、尿急症状明显改善,生殖器烧灼感消失。夜间小便1次,小便流畅,大便较前成形。耳鸣消失,晨起右侧腰部轻微不适。针刺命门、腰阳关;双侧膏肓俞、脾俞、痞根、肾俞、大肠俞、膀胱俞、三阴交、太溪。腰背部拔罐。给予中药汤剂6剂:

| 桂枝12g | 白芍10g | 龙骨20g | 牡蛎20g |
| 补骨脂10g | 干姜6g | 大枣10g | 炙甘草3g |
| 黄芪10g | 山萸肉10g | 茯苓10g | 薏苡仁15g |

10月28日六诊,诉近几日自觉精神佳,尿频、尿急症状进一步好转,夜间小便次数偶有1次,生殖器烧灼感消失。大便1次/d,成形。偶有耳鸣,鸣音降低。腰痛基本消失,晨起略有酸困不适,

但很快消失。舌淡体胖,苔白,边有齿痕,脉沉较前有力。针刺命门、腰阳关;双侧膏肓俞、脾俞、痞根、肾俞、大肠俞、膀胱俞、三阴交、太溪;腰背部拔罐。

**按语:**《中藏经》首先将淋证分为"冷、热、气、劳、膏、砂、虚、实"八种。隋代巢元方《诸病源候论》曰:"劳淋者,谓劳伤肾气而生热成淋也,其状尿留茎中,数起不出,引小腹痛,小便不利,劳倦即发也。"《诸病源候论·小便诸病》云:"小便利多者,多由膀胱虚寒胞滑故也……腑既虚寒,不能温其脏,故小便自多。"

本案患者患慢性前列腺炎5年余,病久伤正,遇劳即发本病。首诊选用膀胱俞、三阴交以疏调膀胱气机;膏肓俞补虚益损;命门、腰阳关补益肾阳;脾俞、肾俞健脾益肾;大肠俞调理肠腑止泻;太溪补益肾气;听宫、完骨、率谷通窍聪耳。百会调神;气海、关元、中极补肾培元;大横、阴陵泉健脾利湿而止泻;养老、腰痛点通经止痛。自灸百会、大椎、命门、腰阳关、涌泉;百会、中脘、气海、中极、养老、足三里、涌泉以温阳除湿,益气补肾。给予桂枝龙骨牡蛎汤以调和阴阳、固涩止遗。方中补骨脂可温肾助阳、固精缩尿;黄芪益气升阳;山萸肉补益肝肾、收敛固涩;茯苓、薏苡仁健脾止泻。

# 病 案 66

| | |
|---|---|
| 国籍:匈牙利 | 首诊时间:2019-8-26 |
| 姓名:Rehó E. | 性别:女 年龄:56岁 |

**主诉:**小便灼痛半年。

**现病史**：患者半年前因尿频伴小便灼痛，尿量多，色黄，在当地医院就诊，诊断为膀胱炎，给予药物治疗后症状有所缓解，现仍有尿频，在海边、湖边尤为甚，夜间小便 2~3 次，小便时有灼热刺痛感，疲乏，口苦。形体肥胖，大便溏薄。舌红，苔薄黄，边有齿痕，脉沉数。

**既往史**：既往体健。

**诊断**：淋证（热淋）。

**治疗**：首诊，针刺中极、曲骨；双侧三阴交、阴陵泉、行间、足通谷；膀胱俞、委中刺络拔罐。嘱其调饮食，避免食用辛辣刺激之品。

9 月 5 日二诊，诉治疗后小便灼热感明显减轻，小便时无刺痛，小便次数减少。针刺百会；双侧肾俞、膀胱俞、阴陵泉、三阴交、委中；双侧行间点刺放血。

1 个月后电话随访，诉各方面症状均明显改善。

**按语**：膀胱炎属于中医学淋证的范畴，《诸病源候论》谓："热淋者三焦有热，气搏于肾，流入于胞而成淋也，其状小便赤涩。"

本案患者形体肥胖，平素恣食辛辣肥甘厚味，酿成湿热，湿热注于下焦而发本病，治疗以清利湿热、利尿通淋为主。首诊针刺中极、曲骨以清利下焦湿热；三阴交、阴陵泉疏调膀胱气机、利尿通淋；行间、足通谷清利下焦湿热；百会以调神；双侧肾俞、膀胱俞疏利膀胱气机；膀胱俞、委中刺络拔罐，以加强清利膀胱湿热之功；行间点刺放血以加强清利下焦湿热之功。

# 病 案 67

国籍:匈牙利　　　　　首诊时间:2020-10-14

姓名:Hajdú J.　　　　性别:女　　　　年龄:67 岁

**主诉:**小便失禁4月余。

**现病史:**患者半年前行妇科手术(具体不详),术后2月出现小便失禁,疲乏,腰膝酸软,并逐渐加重,当地医院给予药物治疗(具体不详)、膀胱肌训练效果欠佳。患者在长时间站立、咳嗽、喷嚏时症状加重。焦虑,睡眠差,夜间小便3次,晨起小便次数较多,大便可。舌暗红,苔白,脉沉滑。

**既往史:**既往体健。

**诊断:**小便不禁(肾气不固)。

**治疗:**首诊,针刺气海、关元、中极;双侧水道、三阴交、足三里、阴陵泉、太溪。嘱自灸百会、气海、关元、中极、三阴交、涌泉;百会、大椎、命门、腰阳关、肾俞、膀胱俞、涌泉。两组交替进行,隔日灸1次,灸后饮温水。

10月22日二诊,诉针灸后自觉小便失禁症状改善。针刺命门、腰阳关;双侧脾俞、肾俞、气海俞、委中、阴陵泉、太溪。腰背部拔罐。给予桂枝加龙骨牡蛎汤加减5剂:

桂枝12g　　补骨脂10g　　煅龙骨20g　　煅牡蛎20g

白芍10g　　生黄芪10g　　柴胡12g　　干姜6g

大枣10g

11月6日三诊,诉小便失禁症状明显减轻,遗出的尿量减少。针刺气海、关元、中极;双侧水道、三阴交、足三里、阴陵泉、悬钟、太溪。嘱其避免劳累,继续坚持艾灸。

**按语:**尿失禁指尿液经尿道不自主漏出,可以继发于尿急,称为急迫性尿失禁;也可以继发于咳嗽或打喷嚏时,称为压力性尿失禁;有些两种情况均存在,称为混合性尿失禁。尿失禁可发生于任何年龄段,年龄越大,发病率越高,女性比男性更常见。

本案患者年老体虚,肾气虚失于固摄,膀胱气化失司而发本病,病位在膀胱,针刺治疗以益肾固脬。针刺处方选关元、中极、水道、三阴交、太溪共奏疏调膀胱气化功能,益肾固脬,加强膀胱对尿液的约束能力;气海、足三里补中益气;阴陵泉健脾益气;命门、腰阳关温阳益气;脾俞、肾俞、气海俞、太溪以健脾益气补肾;委中疏通背腰部经络气血。自灸百会、气海、关元、中极、三阴交、涌泉;百会、大椎、命门、腰阳关、肾俞、膀胱俞、涌泉,以加强补中益气、益肾固脬之功。桂枝加龙骨牡蛎汤以调和阴阳、固涩止遗。

# 病　案　68

| 国籍:西班牙 | 首诊时间:2020-2-3 | |
|---|---|---|
| 姓名:Sergio L. | 性别:男 | 年龄:31 岁 |

**主诉:**阴茎异常勃起7月余。

**现病史:**患者7月前与一女子发生性关系后阴茎感染,在当地医院诊治,前列腺中发现细菌,给予抗生素治疗后无效。现阴茎红肿,疼痛,异常勃起,性生活时疼痛剧烈,小便时伴疼痛,尿道口有溢液。平素胃脘部不适,腹胀,手足不温。纳食尚可,眠可。小便频,15~20次/d,大便溏薄。舌尖红,苔白腻,脉滑数。

**既往史:**既往体健。

**诊断:**阳强(湿热下注)。

**治疗:**首诊,给予健脾丸,早晚分服,10粒/次。针刺中极、曲骨;双侧三阴交、阴陵泉、蠡沟、大敦、行间、太冲、侠溪。起针后行间、侠溪点刺放血。给予中药汤剂7剂:

| | | | |
|---|---|---|---|
| 龙胆草6g | 黄芩10g | 栀子10g | 泽泻10g |
| 通草10g | 车前子10g | 当归10g | 地黄10g |
| 柴胡12g | 生甘草6g | 萆薢10g | 土茯苓15g |
| 鱼腥草15g | | | |

2周后电话随访,诉阴茎红肿疼痛,异常勃起症状消失。

**按语:**本病病位在阴器,肾主生殖,开窍于前后二阴,足太阴脾经经筋聚于阴器,足厥阴肝经经脉循行绕阴器,肝经湿热下注,可见阴肿。故本病与肾、肝、脾有关。针刺治疗以足厥阴肝经经穴为主。首诊中极、曲骨清利下焦湿热;前阴为宗筋之所聚,肝主筋,故取肝经蠡沟、大敦、行间、太冲配合胆经荥穴侠溪,清泻肝胆之火;三阴交疏调肝、脾、肾三脏;阴陵泉健脾利湿;行间、侠溪点刺放血以加强清泻肝胆之火的功效。给予中药汤剂龙胆泻肝汤加减以清泻肝胆之火、清利肝经湿热。方中龙胆草清泻肝胆之火、清利肝经湿热;黄芩、栀子清热燥湿;泽泻、通草、车前子渗湿泻热;当归、地黄养血滋阴;柴胡疏肝理气;甘草调和诸药;萆薢利湿祛浊;土茯苓解毒除湿;鱼腥草清热解毒,利尿通淋。

# 病　案　69

国籍:匈牙利　　　　　　　　　首诊时间:2020-6-30

姓名:Heberling G.　　　　性别:男　　　　年龄:41岁

**主诉:**婚后14年未育。

**现病史:**患者婚后14年未育,其妻妇科检查未见异常,其男科检查提示:输精管阻塞。曾多次手术疏通,仍有部分阻塞,精子活力差。情绪不佳,纳食可,食后呃逆,口干,矢气多。睡眠可,二便可。舌红有裂纹,苔白,边有齿痕,脉沉弦数、尺脉弱。

**既往史:**输精管阻塞术后。

**诊断:**1.不育症(肾精亏损);2.呃逆。

**治疗:**首诊,针刺天地针;双侧攒竹、大赫、足三里、三阴交、太溪、大钟、太冲。嘱其呃逆发作时,可重按双侧攒竹穴。给予中药汤剂7剂:

菟丝子10g　　　五味子12g　　　柴胡6g　　　郁金10g

桑寄生15g　　　车前子10g　　　覆盆子10g　　知母10g

黄柏6g　　　　丝瓜络20g　　　路路通15g

7月9日二诊,诉呃逆消失,矢气减少。针刺至阳、命门、腰阳关;双侧肾俞、关元俞、膀胱俞、上髎、次髎、太溪。给予上方中药汤剂7剂。

7月17日三诊,针刺引气归元;双侧大赫、血海、足三里、三阴交、悬钟、太溪、大钟、太冲。继续给予中药汤剂加减14剂。

1月后电话反馈,妻子已成功受孕。

按语:本案患者因输精管阻塞,加之精子活力差导致婚后多年不育,通过针刺及药物来达到补肾填髓、通利精宫的目的。针刺天地针以调脾肾;大赫调补肝肾、通利精宫;足三里为胃之下合穴,补益后天之气,可旺精血生化之源;三阴交是治疗泌尿生殖系统疾病的要穴,可滋补肝肾、健脾益气;肾主骨生髓,主生殖,故取肾经之原穴太溪,配合络穴大钟,以补肾填髓;太冲疏肝理气;攒竹止呃逆。给予五子衍宗丸加减,以补益肾精。菟丝子补肾精;五味子补肾止遗;桑寄生补肝肾、强筋骨;覆盆子养真阴、固精关;柴胡、郁金疏肝理气;知母、黄柏滋阴清热;车前子清热利湿;丝瓜络、路路通以通络活血。二诊针刺至阳、命门、腰阳关以补益肾阳;肾俞、关元俞、膀胱俞、上髎、次髎、太溪共奏补肾精、益生殖之功。三诊针刺引气归元以治心肺、调脾胃、补肝肾;大赫调补肝肾、通利精宫;血海、足三里益气养血;悬钟补肾填髓。

# 病 案 70

| | |
|---|---|
| 国籍:匈牙利 | 首诊时间:2020-1-24 |
| 姓名:Kotfas J. | 性别:女 年龄:48岁 |

**主诉**:眼部憋胀感22年,加重半年。

**现病史**:患者22年前患甲状腺功能亢进,情绪不佳,疲乏,晨起眼部有憋胀感,长期服用药物控制。半年前上述症状加重,并伴有胸闷,呼吸困难,体重增加,脱发,皮肤干燥。纳食可,腹胀,反酸。睡眠欠佳,因工作原因每天凌晨2点左右入睡,睡眠时间4~5h,但睡眠质量可,二便可。舌淡体胖,边有齿痕,脉沉数。

**既往史:**既往体健。

**诊断:**瘿病(气郁痰阻)。

**治疗:**首诊,针刺膻中、中脘、下脘、气海;双侧内关、天枢、阴陵泉、足三里、三阴交、丰隆、太冲。给予中药汤剂6剂:

| | | | |
|---|---|---|---|
| 党参20g | 炒白术10g | 生甘草6g | 海螵蛸20g |
| 大枣10g | 砂仁3g | 柴胡12g | 茯苓10g |
| 白芍10g | 延胡索10g | | |

2月7日二诊,诉口服中药及针刺治疗后各方面症状均有改善。上方加刺双侧章门、血海、太白。耳穴贴压甲状腺、内分泌、皮质下、心、脾、肝、神门。给予中药汤剂7剂:

| | | | |
|---|---|---|---|
| 太子参15g | 炒白术10g | 生甘草6g | 海螵蛸20g |
| 大枣10g | 砂仁3g | 柴胡12g | 茯苓10g |
| 白芍10g | 延胡索10g | | |

**按语:**《诸病源候论》记载:"瘿者,由忧恚气结所生,亦曰饮沙水……搏颈下而成之。"瘿病的产生除饮不洁水外,情志因素也同样重要。《古今医统大全》曰:"瘿瘤……足阳明之经与任脉二经气血凝滞,加以忧郁。"认为瘿瘤起病,多缘于经脉气血之凝滞,因情志因素而诱发。

本案患者肝气郁结,疏泄失常,导致痰气互结而发本病。首诊针刺膻中、内关以宽胸理气,缓解胸闷及呼吸困难症状,《采艾编》:"膻中,上焦之气,此为中央。"中脘、下脘、气海、天枢、阴陵泉、足三里、三阴交、丰隆以调理脾胃、益气健脾化痰;太冲疏肝解郁。配合中药汤剂,方中太子参、白术、茯苓益气健脾;砂仁宽胸理气;延胡索、白芍疏肝理气;海螵蛸制酸;大枣健脾益气;甘草调和诸药。

# 病　案　71

国籍：匈牙利　　　　　　首诊时间：2019-9-10

姓名：Daragó N.　　　　性别：女　　　年龄：36岁

**主诉**：双侧眼球突出5年，加重半年。

**现病史**：患者5年前自觉双眼憋胀不适，在当地医院诊断为甲状腺功能亢进，给予药物控制，近半年来上述症状加重，并伴有视力模糊，视物正视正常，向左向右、向上向下视物均视一为二，有轻微刺痛。既往抽烟史20年，每日1包。疲乏，时有汗出，食素，乳糖不耐受。睡眠可，二便常。舌暗红有裂纹，体胖，脉细数。

**既往史**：既往体健。

**诊断**：1.瘿病（肝阴亏虚）；2.视歧。

**治疗**：首诊，给予明目地黄丸，12粒/次，2次/d。针刺头针视区；双侧风池、阳白、太阳、光明、三阴交、太冲；左侧外关；右侧合谷。双侧耳尖点刺放血。

9月18日二诊，诉视物清晰，视一为二症状好转，刺痛消失，自觉眼球突出症状改善。上方加刺双侧攒竹、太冲透涌泉。

9月20日三诊，诉自觉症状好转，眼睛憋胀感减轻。加刺印堂；双侧丘墟。

9月24日四诊，诉向左看、向上向下视物视一为二症状明显好转；向右看仍有视一为二。昨日眼压较高，按压有胀痛。感冒5d，自觉低烧，咽痛，鼻塞，偶尔咳嗽，轻微怕冷。舌红，苔黄，体胖有裂纹,脉细数。给予小柴胡颗粒。加刺天突;双侧迎香、少商;右侧列缺。少商、商阳点刺放血。

10月3日五诊,诉向四周看视一为二的症状明显好转,刺痛消失,眼压值降低,眼部憋胀感消失。出汗减少,疲乏好转,感冒症状消失。针刺印堂、头针视区;双侧风池、阳白、攒竹、太阳、光明、三阴交、丘墟、太冲透涌泉;左侧外关;右侧合谷。

**按语:**本案患者双侧眼球突出,眼部有憋胀感,视物模糊,视一为二,其主要表要为眼部症状,辨证为肝阴不足证。肝开窍于目,医籍《灵枢·经脉》中有云:"肝足厥阴之脉……循喉咙之后,上入颃颡,连目系。"故针灸治疗主要从肝论治。针刺头针视区,主治眼部疾病;光明、三阴交、太冲共奏养肝明目之功;风池、阳白、太阳清利头目;外关、合谷均为远部选穴,主治头面五官病;双侧耳尖点刺放血以清热明目。二诊上方加刺太冲透涌泉以加强滋阴补肾、养肝明目之功。四诊加刺天突、列缺以清热利咽;迎香宣通鼻窍;少商、商阳点刺放血以加强清热利咽、消肿止痛之功。五诊针刺以巩固疗效。明目地黄丸补肾滋阴、养肝明目;小柴胡颗粒以和解少阳、清热利咽。

# 病 案 72

| 国籍:匈牙利 | 首诊时间:2019-12-10 |
| --- | --- |
| 姓名:Pór G. | 性别:男 | 年龄:8岁 |

**主诉:**毛发稀疏8年。

**现病史:**患者自幼毛发稀少,皮肤干燥。平素性格内向,不善与人交流,今年4月新入学,精神欠佳,疲乏,少气懒言,脱发,发育迟缓,形体消瘦,体重22kg,手足不温。纳食欠佳,食后腹胀。睡眠入睡困难,饮水较少,小便量少,色黄,大便正常,1次/d。舌暗尖红,苔薄白。

**既往史:**既往体健。

**诊断:**疳证(脾胃虚弱)。

**治疗:**首诊,给予健脾丸、补中益气丸,4粒/次,2次/d。艾灸双侧足三里。揉腹、捏脊并予以指导患儿母亲,嘱其在家中坚持每日揉腹、捏脊,自灸双侧足三里,提醒孩子多饮温白水,补充小儿铁剂,补锌。

12月17日二诊,代诉孩子情绪好转,食欲改善,欲饮水,自觉有力量。针刺中脘;双侧章门、足三里、太冲。温灸器灸双侧脾俞、胃俞。嘱其合理饮食,加强营养,多晒太阳,多进行户外运动。

2020年1月13日三诊,代诉精神较好,情绪较前稳定,偶有紧张。纳食好转,疲乏感减轻,入睡仍困难,睡眠时间9h。双侧四缝点刺放血;艾灸双侧足三里。给予龙牡壮骨颗粒,1袋/次,3次/d。

1月23日四诊,代诉口服龙牡壮骨颗粒后入睡容易,疲乏感减轻,自觉有力量。针刺中脘;双侧天枢、足三里、上巨虚、太冲。温灸器灸中脘至下脘段。

2月3日五诊,代诉情绪稳定,睡眠质量好,容易入睡,睡眠时间9~10h,有力量,无疲乏,近日参加泰国拳击比赛。手足转温,有食欲,腹胀消失,大便正常。给予揉腹、捏脊。双侧四缝点刺放血。

**按语:**疳之病名,首见于《诸病源候论·虚劳骨蒸候》:"蒸盛过伤,内则变为疳,食入五脏。"《小儿药证直诀·脉证治法》:"疳皆脾胃病,亡津液之所作也。"明确指出该病主要与脾胃有关。本案患儿脾胃虚弱,生化乏源,气血不足,故症见毛发稀疏、饮食异常。针灸治疗以健脾益胃,消积导滞为目的,主要采用针刺、艾灸、点刺放血、小儿推拿及口服药物等综合治疗。

　　针刺选取中脘配合足三里、章门以健脾和胃、化滞消疳;天枢、上巨虚通调腑气;四缝点刺放血为经验选穴;艾灸足三里、中脘、下脘、胃俞加强健脾和胃之功,《太平圣惠方·卷第八十六》:"小儿羸瘦,食饮少,不生肌肤,灸胃俞各一壮……,炷如小麦大。"捏脊即沿患儿脊柱两侧由下而上用拇指、示指拿捏华佗夹脊穴3~5遍,至局部皮肤潮红即可,以健脾和胃、消食导滞、扶助正气。

华佗

# 病 案 1

| 国籍:中国 | 首诊时间:2019-5-10 | |
|---|---|---|
| 姓名:Chen J. | 性别:女 | 年龄:19岁 |

**主诉:**月经不调4年,加重1年。

**现病史:**患者5年前因减肥后出现月经不调,月经量少,后随着体重减轻月经量更少,甚至有半年时间出现闭经。遂就诊于当地医院及私人诊所,给予针刺、口服中药等治疗后症状改善,体重也随之增加。后复因减肥,食量过小,再次出现月经量少,月经持续时间只有一天,只需要一个卫生巾即可,有痛经,有血块,经色呈咖啡色。2018年12月查妇科示:卵巢功能障碍。上次月经时间是3月28日,4月月经未至。手足不温。既往13岁初潮,3~4d/次,量正常,色鲜红,月经周期28~30d。舌淡红,脉细。

**既往史:**既往体健。

**诊断:**月经不调(经迟,气血不足)。

**治疗:**首诊,针刺引气归元;双侧归来、血海、足三里、三阴交、地机。建议艾灸气海、关元、子宫;命门至腰阳关段,两组交替进行,隔日灸1次,灸后饮温水。嘱其避免过度节食,均衡饮食。

5月24日二诊,诉经过针刺治疗后,5月18~19日阴道有褐色分泌物流出,量较前稍多并伴有轻微腹痛。针刺引气归元;双侧归来、血海、足三里、三阴交;左侧公孙;右侧内关、合谷。

5月31日三诊,诉5月27~30日阴道断断续续有褐色分泌物流出,色量与既往月经一样,有腹痛。上方基础上加刺双侧子宫、太冲。

6月24日四诊,诉6月13~15日阴道流出褐色伴血色分泌物,经量第一、二天稍多,总共持续3d,无腹痛。针刺引气归元;双侧归来、血海、足三里、地机、三阴交。

7月2日五诊,诉6月26日月经至,阴道流出深红色血液,有血块,无腹痛,量较以前明显增多,此次月经持续到7月1日。诉此次月经最正常。针刺双侧督俞、膈俞、脾俞、胃俞、肾俞、八髎;右侧合谷。

**按语:** 月经周期延长首见于《金匮要略·妇人杂病脉证并治》温经汤条下谓"至期不来"。《丹溪心法·妇人》中提出"血虚""血热""痰多"均可导致月经后期的发生。《女科证治准绳·调经门》:"经水涩少,为虚为涩,虚则补之,涩则濡之。"王叔和《脉经·平妊娠胎动血分水分吐下腹痛证》中有"经水少"记载,认为其病机为"亡其津液"。其病证有实有虚,虚者精亏血少,冲任气血不足,经血乏源;实者寒凝痰瘀阻滞,冲任气血不畅。治疗原则重在补肾养血、活血调经、虚者补之、实者泻之。

本案患者因过度节食,损伤脾胃,气血乏源,故见经量少、月经推迟等症状。针刺引气归元调脾胃,补肝肾;归来位近胞宫,可活血调经;血海、足三里调和脾胃、益气养血;三阴交、地机健脾利湿、调补肝肾;督俞温阳益气;膈俞活血养血;脾俞、胃俞健脾和胃、化生气血;肾俞补肾填精;八髎调经止带;合谷活血化瘀;艾灸气海、关元、子宫,命门至腰阳关段以益气调经。

# 病　案　2

国籍:中国　　　　　　　　首诊时间:2020-11-3

姓名:Chen X.　　　　　性别:女　　　　年龄:47岁

**主诉:**月经量少半年余。

**现病史:**患者今年4月开始出现月经紊乱,月经量少,经前乳房胀痛。近3个月月经未至。后背疼痛10余天。胃脘部经常不适,反酸。手足不温,疲乏。纳食可,睡眠欠佳,易醒,醒后很难再次入睡。小便频,运动时遗尿,大便可。舌暗,苔白,舌根黄腻,边有齿痕,脉滑数。

**既往史:**丙型肝炎,家族性颤证。

**诊断:**1.月经不调(经迟,气滞血瘀);2.不寐。

**治疗:**首诊,给予逍遥丸,嘱经前1周至经期服用;下午5~7点自灸百会、气海、关元、中极、涌泉;百会、大椎、命门、腰阳关、涌泉。两组交替进行,隔日灸,灸后饮温水。给予中药汤剂7剂:

| 柴胡12g | 当归10g | 白术10g | 茯苓10g |
| 白芍10g | 郁金10g | 栀子10g | 陈皮12g |
| 熟地20g | 大枣10g | 川芎6g | 炙甘草6g |

12月1日二诊,诉11月月经至,量适中,经前乳房胀痛消失。平素食后胃脘部痞闷不适,睡眠欠佳。舌暗,苔白,舌根黄腻,边有齿痕。给予中药汤剂7剂:

| 法半夏9g | 干姜3g | 党参10g | 大枣10g |
| 枳实6g | 薏苡仁15g | 柴胡12g | 茯苓10g |

黄芩10g　　麦冬10g　　炙甘草3g

12月8日三诊,诉口服汤药后胃脘部痞闷不适基本消失。舌淡,苔薄白,舌根黄,少许裂纹,边有齿痕,脉沉滑。给予中药汤剂14剂:

党参20g　　柴胡12g　　白术10g　　茯苓10g

白芍10g　　郁金10g　　大枣10g　　麦冬10g

黄芩10g　　枳壳6g　　炙甘草3g

嘱其停中药后,服用当归丸。

**按语:**本案辨病辨证为月经不调之气滞血瘀证。艾灸任脉和督脉腧穴有温经散寒、活血通络之功。给予中药白术、茯苓健脾利湿;陈皮理气健脾、燥湿化痰;当归、白芍养血和营,助熟地滋养心肝;川芎、郁金活血止痛、行气解郁;栀子泻火除烦、凉血解毒;柴胡疏肝理气、升举阳气。中药半夏泻心汤加减以调和肝脾、消痞散结。方中半夏散结消痞;黄芩泻热消痞;党参、大枣甘温益气、补脾气;枳实化痰散结;薏苡仁、茯苓健脾利湿;干姜反佐黄芩之寒;柴胡疏肝理气;麦冬清心除烦、益胃生津;炙甘草调和诸药。当归丸以补血活血、调经止痛;逍遥丸以疏肝健脾调经。

# 病 案 3

| 国籍:匈牙利 | 首诊时间:2020-6-9 | |
|---|---|---|
| 姓名:Gábri A. | 性别:女 | 年龄:40岁 |

**主诉:**月经量少1年。

**现病史:**患者1年前曾孕1胎,胎儿停止发育,之后出现月经不调,量少,色为褐色,有血块,无痛经,月经周期26d,经期5d,月经结束后有褐色分泌物,手足不温。患者已生育2胎,均体健。纳食欠佳,食后胃痛、腹胀。睡眠尚可,易疲乏,小便可,大便干。舌淡,苔黄,边有齿痕,脉沉细。

**既往史:**既往体健。

**诊断:**月经不调(肝郁脾虚)。

**治疗:**首诊,给予逍遥丸、乌鸡白凤丸。针刺中脘、下脘、关元、中极;双侧天枢、归来、子宫、血海、阴陵泉、三阴交、太冲;左侧足三里、地机;右侧合谷、丰隆、漏谷。

6月15日二诊,诉下周月经将至,食欲改善,纳食可,食后胃痛消失、腹胀改善。嘱其口服逍遥丸。针刺中脘、下脘;双侧梁门、天枢、子宫、血海、足三里、三阴交;左侧合谷、漏谷、阴陵泉;右侧地机。

7月3日三诊,诉各方面症状均有好转,心情好,经前疲乏感消失,经量正常,褐色分泌物减少。针刺中脘、下脘、气海;双侧天枢、大横、带脉、血海、阴陵泉、丰隆、三阴交、疏肝穴、太冲。

**按语:**患者月经量少,证属肝郁脾虚,予以逍遥丸疏肝健脾;经量少,色为褐色,有血块,无痛经,月经结束后有褐色分泌物,口服乌鸡白凤丸补气养血、调经止带。针刺关元、天枢、归来、中极、子宫调经止带;中脘、下脘健脾和胃、益气养血;三阴交、阴陵泉、足三里、丰隆、漏谷健脾益气、调和气血;地机配血海为治疗月经不调之要穴;太冲、疏肝穴以疏肝解郁;梁门消食导滞;带脉调经止带。

# 病 案 4

| 国籍:匈牙利 | 首诊时间:2019-11-29 | |
|---|---|---|
| 姓名:Dombi E. | 性别:女 | 年龄:14岁 |

**主诉:**经期小腹胀痛5年。

**现病史:**患者9岁月经初潮,月经周期正常,经期小腹胀痛,有血块,手足不温。经常性头痛,每月至少一次,伴恶心、呕吐。昨日再次出现头痛,前额痛连及两侧颞部。情绪欠佳,心悸,疲乏。纳食可,二便调。舌暗,苔薄白,脉沉。

**既往史:**既往体健。

**诊断:**1.痛经(气滞血瘀);2.头痛。

**治疗:**首诊,针刺中脘、下脘、中极;双侧阳白、天枢、血海、足三里、地机、三阴交、太冲;右侧合谷。

12月13日二诊,诉针刺后自觉更有力量,更有活力。今天月经第二天,无痛经,无血块,量不多,色鲜红。针刺膻中;双侧阳白、内关、三阴交、太冲;左侧足三里;右侧神门、丰隆、地机。

2020年1月14日三诊,诉月经正常,无痛经。头痛明显减轻,但有疲乏感,有心悸,心前区刺痛。给予逍遥丸、补中益气丸。针刺印堂、膻中、中脘、下脘;针刺双侧胃区、阳白、内关、天枢、三阴交、太冲;左侧足三里;右侧阴陵泉。

3月后电话随访,各方面症状好转,无痛经,劳累后偶有心悸。

按语:有关痛经的记载,《诸病源候论·妇人杂病诸候》首立"月水来腹痛候",认为"妇人月水来腹痛者,由劳伤气血,以致体虚,受风冷之气,客于胞络,损冲任之脉……其经血虚,受风冷,故月水将来之际,血气动于风冷,风冷与血气相击,故令痛也"。《景岳全书·妇人规》有云:"经行腹痛,证有虚实。实者或因寒滞,或因血滞,或因气滞,或因热滞;虚者有因血虚,有因气虚。然实痛者,多痛于未行之前,经通而痛自减;虚痛者,于既行之后,血去而痛未止,或血去而痛益甚。大都可按可揉者为虚,拒按拒揉者为实。"

本案患者平素情志不畅,肝郁气滞,气滞血瘀,故见经行腹痛。治疗以疏肝解郁、通经止痛为主。针刺中极可活血化瘀、通经止痛;三阴交配合脾经的郄穴地机,可活血通经止痛;中脘、下脘、足三里健脾和胃;太冲疏肝解郁;血海、合谷活血化瘀、通经止痛。二诊加刺膻中宽胸理气。三诊有疲之感,有心悸,心前区刺痛。加刺内关宁心定悸;胃区健脾和胃。逍遥丸疏肝健脾,补中益气丸以补益气血。

# 病　案　5

| 国籍:匈牙利 | 首诊时间:2019-5-30 |
| --- | --- |
| 姓名:Gubicz F. | 性别:女 | 年龄:20岁 |

**主诉:**停经6个月。

**现病史:**患者不明原因停经6个月,6个月前月经正常,有痛经,痛如针刺,痛时伴呕吐,经色暗,有血块,经期3d,月经周期26~30d。疲乏,手足不温。纳食可,睡眠可,二便调。舌暗体胖,边有齿痕,脉沉弦。

**既往史:**既往体健。

**诊断:**经闭(血滞)。

**治疗:**首诊,针刺关元、中极;双侧归来、子宫、血海、足三里、阴陵泉、三阴交、太冲;右侧合谷。背腰部拔罐。

6月3日二诊,上方加腹部拔罐。

6月7日三诊,诉月经至,今日月经第二天,有痛经,痛可以忍,无呕吐。针刺双侧天枢、足三里、地机、太冲;左侧漏谷;右侧合谷。针刺后诉腹痛消失。

**按语:**本案患者属于继发性闭经,继发性闭经是指月经来潮后停止3个周期或6个月以上。闭经古称"经闭""不月""月事不来""经水不通"等。《素问·评热病论》曰:"月事不来者,胞脉闭也,胞脉者属心而络于胞中,今气上迫肺,心气不得下通,故月事不来也。"

患者平素有痛经,痛如针刺,经色暗,有血块,辨证为血滞证。首诊针刺关元、中极为任脉与足三阴经交会穴,位近胞宫,为治疗月经病的要穴,关元调理冲任,中极活血化瘀、通络止痛;三阴交可调理肝、脾、肾和冲、任二脉,用于调经;归来、子宫均位于下腹部,具有活血调经的作用,归来为治疗经闭的效穴;足三里、阴陵泉健脾益气;血海活血化瘀;合谷、太冲疏肝理气、活血化瘀。三诊针刺天枢、地机、漏谷、合谷调经止痛;足三里补中益气;太冲疏肝解郁。

# 病 案 6

国籍:匈牙利  首诊时间:2020-11-19

姓名:László F.  性别:女  年龄:21 岁

**主诉:**月经淋漓不尽 8 年余。

**现病史:**患者自月经初潮即有经期延长,月经淋漓不尽,每次持续时间 3~14d,量不固定。10 月份月经至 4 次,有剧烈腹痛。既往有血块,现无血块但经色暗,情绪波动大,腹胀。今日月经第五天。曾就诊三位妇科医生,其中一位妇科医生考虑多囊卵巢综合征。扁桃体发炎,咽喉肿痛。对麸制品过敏,脱发,手足不温,服用避孕药后食欲亢进,体质下降。睡眠欠佳,听音乐后方可入睡,易醒,醒后很难再次入睡。二便可,形体消瘦。舌淡,苔薄白,脉沉细弱。

**既往史:**既往体健。

**诊断:**崩漏(脾虚证)。

**治疗:**首诊,嘱其避免寒凉,加强营养,增强体质。睡前热水足浴。给予小柴胡颗粒、逍遥丸。针刺中脘、下脘、关元;双侧天枢、血海、阴陵泉、三阴交;左侧漏谷;右侧地机。给予中药汤剂 7 剂:

| | | | |
|---|---|---|---|
| 党参 20g | 木香 6g | 酸枣仁 10g | 当归 10g |
| 远志 6g | 大枣 10g | 茯苓 10g | 甘草 3g |
| 熟地 10g | 黄芪 10g | 柴胡 6g | |

11 月 26 日二诊,诉经过治疗后月经改善,情绪较前稳定,咽

喉肿痛消失,睡眠改善。11月19日就诊前月经至2次,经期延长,量多,有痛经。治疗后月经至1次,经期3d,量少,无痛经。给予归脾丸嘱其平素服用,月经延长可加服;经前一周至经期服用逍遥丸,痛经严重可加服小柴胡颗粒。月经延长,量多,可自灸隐白、大敦。上方加刺气海;双侧大横、太溪、太冲;左侧内关;右侧足三里。

12月9日三诊,诉本周六月经至,今日月经第五天,本次月经基本正常,无痛经,经量适中,情绪稳定,睡眠好。上方加刺外丘。给予中药汤剂7剂:

| | | | |
|---|---|---|---|
| 党参10g | 木香6g | 酸枣仁10g | 当归10g |
| 大枣10g | 茯苓10g | 熟地10g | 甘草3g |
| 黄芪10g | 柴胡12g | 干姜3g | |

**按语:**"崩"首见于《素问·阴阳别论》:"阴虚阳搏谓之崩。""漏下"首见于《金匮要略·妇人妊娠病脉证并治》:"妇人有漏下者,有半产后因续下血都不绝者,有妊娠下血者。"《诸病源候论·崩中候》云:"忽然暴下,谓之崩中。"《诸病源候论·妇人杂病诸候》云:"非时而下,淋沥不断,谓之漏下。"

本案患者月经淋漓不尽8年余,脾主统血,脾虚失于统摄则发本病。针灸治疗以调理冲任、固崩止漏为主。首诊选用针刺中脘、下脘健脾和胃;阴陵泉健脾利湿调经;三阴交健脾调肝益肾;血海健脾养血;天枢、漏谷、地机调经止痛。给予归脾汤加减以益气补血、健脾养心,方中以党参、黄芪、甘草补脾益气以生血,使气旺而血生;当归、熟地补血养心;茯苓、酸枣仁、远志宁心安神;木香理气醒脾;大枣调和脾胃、以资化源;柴胡疏肝解郁、升举阳气。二诊嘱其月经延长,量多可自灸隐白、大敦以止血。隐白属足太阴脾经,是足太阴脾经的井穴,五行属木,调经统血、健脾回阳,《针灸大成》:"主腹胀,喘满不得安卧,呕吐食不下,胸中热,暴泄,衄血,尸厥不识人,足寒不能温,妇人月事过时不止。"同时艾灸的温热感可温中健脾。加刺气海益气养血;大横、足三里健脾统血;太溪、太冲补益肝肾;内关宽胸理气。三诊中药巩固治疗。

# 病案 7

| 国籍:中国 | 首诊时间:2020-7-3 | |
|---|---|---|
| 姓名:Hu X. | 性别:女 | 年龄:51岁 |

**主诉:**月经量多10个月。

**现病史:**患者自10月前出现月经量多,一天换6~7个卫生巾,色深,有血块,疲乏,无痛经,月经周期28d,经期6~7d。纳食可,睡眠可,小便可,大便溏薄。舌暗边有齿痕,苔薄,脉弦细数。

**既往史:**缺铁性贫血。

**诊断:**崩漏(脾虚证)。

**治疗:**首诊,给予归脾丸。嘱自灸双侧隐白、大敦15~20min。给予中药汤剂4剂:

| 阿胶6g | 当归10g | 熟地10g | 川芎6g |
|---|---|---|---|
| 白芍10g | 炙甘草6g | 茯苓10g | 白术10g |
| 党参20g | | | |

8月17日二诊,诉疲乏感减轻,月经量较前减少,大便偶尔溏薄。舌淡边有齿痕,苔薄白,脉细数。给予中药汤剂10剂:

| 阿胶6g | 当归10g | 熟地10g | 川芎6g |
|---|---|---|---|

白芍10g　　炙甘草6g　　茯苓10g　　白术10g

党参20g　　黄芪10g

**按语:**本案首诊嘱其自灸双侧隐白、大敦,其分别为脾经和肝经的井穴,可疏肝健脾统血,是治疗崩漏的经验效穴。给予归脾丸益气补血、健脾养心;八珍汤加减以益气补血。方中熟地为滋阴补血之要药;当归补血和血,与熟地相伍,既增补血之力,又行营血之滞;白芍养血敛阴、柔肝缓急;川芎活血行气;四药合用,共奏补血养血之功。白术、党参、茯苓健脾益气;阿胶补血养血。二诊疲乏感减轻,月经量较前减少,大便偶尔溏薄。继续予口服中药治疗。

## 病　案　8

| | | | |
|---|---|---|---|
| 国籍:匈牙利 | | 首诊时间:2019-3-12 | |
| 姓名:Hammer T. | | 性别:女 | 年龄:49岁 |

**主诉:**潮热、盗汗1年半。

**现病史:**患者自2017年9月绝经以来,情志不畅,自觉潮热、盗汗。右侧眼睛斜视,手术后右眼活动欠灵活。怕冷,手足不温。睡眠差,夜间醒来3~4次,醒后很难再次入睡。大便秘结,1次/3d,便干。舌淡嫩,湿滑,边有齿痕,脉沉细弦。

**既往史:**扁桃体切除术后,右眼斜视术后,肾炎。

**诊断:**1.绝经前后诸症(阴阳两虚);2.不寐;3.便秘。

**治疗:**首诊,给予当归片、甘麦大枣口服液;建议每天睡前热水足浴。针刺天地针;双侧安眠、太阳、天枢、支沟、足三里、上巨虚、三阴交、太溪、照海；左侧泻合谷；右侧补复溜。

3月20日二诊，诉潮热症状好转，但每天晨起15min后有一次潮热。睡眠明显改善，大便1次/d。嘱其继续服药，当归片待大便正常后可停药。针刺天地针；双侧安眠、太阳、天枢、支沟、足三里、上巨虚、三阴交、太溪、照海；左侧泻合谷；右侧补复溜。给予中药汤剂6剂：

| 桂枝12g | 白芍10g | 甘草6g | 龙骨20g |
| 牡蛎20g | 大枣10g | 黄芪30g | 五味子6g |
| 浮小麦15g | | | |

4月6日三诊，诉近2周潮热消失，睡眠佳，大便1次/d。针刺双侧安眠、太阳、天枢、支沟、足三里、上巨虚、三阴交、太溪、照海。给予知柏地黄丸，12粒/次，2次/d；继续口服甘麦大枣口服液。嘱其自灸气海、关元、命门、腰阳关。

**按语：**本案首诊针刺天地针以治心肺、调脾胃、补肝肾；太溪、照海滋阴补肾；安眠穴宁心安神助眠；太阳疏通眼部气血；支沟为治疗便秘的经验穴，可通调三焦之气机，以润肠通便；天枢、足三里、上巨虚可通调腑气；三阴交疏肝健脾益肾；合谷配合复溜以调汗止汗。当归片代茶饮以滋阴通便；口服甘麦大枣汤养心安神。二诊给予桂枝加龙骨牡蛎汤加减，用桂枝扶助心阳；炙甘草补虚益气；配以牡蛎、龙骨重镇安神；加浮小麦固表止汗、益气除热；白芍敛阴止汗；大枣益气养血安神；手足不温加黄芪补气升阳、益胃固表。三诊给予知柏地黄丸，以滋阴清热；《黄帝内经》曰"阴阳皆虚火自当之"，自灸气海、关元、命门、腰阳关，以温阳益气。

# 病 案 9

| 国籍:匈牙利 | 首诊时间:2019-7-1 | |
|---|---|---|
| 姓名:Várdai M.A. | 性别:女 | 年龄:24岁 |

**主诉:**白带增多3月。

**现病史:**患者近3月出现白带异常,量多,带下色黄,质黏有异味。月经经色、经期、经量均正常,无痛经。素体脾胃虚弱,胃纳欠佳,有腹胀、腹痛,无胃食管反流。睡眠可,小便可,大便溏薄。舌红,苔薄黄,脉细数。

**既往史:**既往体健。

**诊断:**带下病(湿热证)。

**治疗:**首诊,针刺中极;双侧章门、带脉、阴陵泉、三阴交、行间;行间、大都点刺放血。

7月8日二诊,诉经过针刺治疗1次后白带量减少,色白,大便成形。针刺大椎;双侧脾俞、胃俞、肾俞、白环俞、阴陵泉。

7月22日三诊,诉7月9日月经至,白带量明显减少,色白,质清晰,无异味。针刺中极;双侧章门、带脉、水道、足三里、阴陵泉、三阴交。

**按语:**带下的量、色、质、味发生异常,或伴全身、局部症状者,称为"带下病"。"带下"之名,首见于《黄帝内经》,而"带下病"之名,首见于《诸病源候论》。《金匮要略心典》说:"带下者,带脉之下,古人列经脉为病,凡三十六种,皆谓之带下病,非今人所谓赤白带下也。"《女科证治》:"若外感六淫,内伤七情,酝酿成病,致带脉纵弛,不能约束诸脉经,于是阴中有物,淋漓下降,绵绵不断,即所谓带下也。"

首诊给予针刺中极清利下焦湿热;带脉穴是足少阳胆经的腧穴,是足少阳胆经与带脉的交会穴,可健脾利湿、调经止带,《针灸大成》:"主腰腹纵,溶溶如囊水之状,妇人小腹痛,里急后重,癥瘕,月事不调,赤白带下。"阴陵泉、三阴交健脾利湿止带;章门健脾和胃;行间清利湿热;大椎清热除湿;脾俞、胃俞、肾俞健脾和胃补肾;白环俞为治疗带下病的经验效穴;水道调经止带;足三里健脾利湿止带;行间、大都点刺放血加强清利湿热之功。

## 病　案　10

| 国籍:匈牙利 | 首诊时间:2020-6-5 | |
|---|---|---|
| 姓名:Heberling K. | 性别:女 | 年龄:39岁 |

**主诉**:婚后未孕14年。

**现病史**:患者结婚14年未孕,2次试管婴儿失败。喜叹息,手足不温。月经周期28d,经期6d,经量正常,色红,月经第一天有血块。2年前有痛经,现在无痛经。妇科检查未见异常。其丈夫男科检查提示:输精管堵塞,行2次疏通手术,仍有部分堵塞,精子活力差。落枕2d,右侧颈肩疼痛,因疼痛睡眠欠佳。纳食可,小便可,大便溏薄。舌暗,苔薄白,脉弦细。

**既往史**:既往体健。

**诊断**:1.不孕症(肝郁脾虚);2.落枕。

**治疗**:首诊,针刺左侧落枕穴,行运动针法,针后诉疼痛消失。针刺天地针;双侧天枢、大横、子宫、血海、三阴交、太溪、太冲;左侧足三里;右侧阴陵泉。颈肩部拔罐。

6月9日二诊,诉睡眠明显改善。上方加刺双侧疏肝穴;左侧漏谷;右侧地机。温灸器灸气海至关元段。颈肩、背腰部拔罐。

6月12日三诊,诉睡眠佳,针灸治疗后自觉身体舒服,精神好,有力量。欲继续治疗以调理身体。针刺大椎、至阳;双侧脾俞、胃俞、肾俞、八髎、太溪。温灸器灸命门至腰阳关段。

6月17日四诊,诉近期准备做试管。针刺百会、神庭、印堂、天地针;双侧章门、天枢、子宫、血海、三阴交、疏肝穴、太溪、太冲;左侧神门、内关;右侧足三里、地机、漏谷。督脉拔罐。嘱其放松心情,轻松面对。近期避免劳累,适度锻炼身体。

6月19日五诊,诉针灸治疗后,身心放松,睡眠佳,精神好,手足转温,大便成形。上方加双侧悬钟。颈肩部拔罐。嘱其试管后避免行针刺、推拿、拔罐、艾灸等治疗。

2个月后致电反馈,已成功受孕。

**按语:**《景岳全书·妇人规》曰:"产育由于血气,血气由于情怀,情怀不畅则冲任不充,冲任不充则胎孕不受。"《备急千金要方·求子》称:"凡人无子,当为夫妻俱有五劳七伤、虚羸百病所致,故有绝嗣之殃。"

本案患者结婚14年未孕,2次试管婴儿失败,其丈夫输精管部分堵塞,精子活力差,盼子心切,情志不畅,肝气郁结,疏泄失常,气血失调,冲任失和,胎孕不受。患者针灸治疗重在疏肝健脾、调理冲任,同时应鼓励其丈夫也参与治疗。首诊,针刺天地针以调脾肾;子宫调理冲任;肾藏精,主生殖,肾气旺则经血充沛、冲任调和,方能摄精成子,故取太溪补益肾气;天枢、大横、血海、足三里、阴陵泉以调和脾胃、调理冲任;三阴交疏肝健脾益肾;太冲疏肝解郁。二诊加刺疏肝穴以加强疏肝解郁之功;漏谷、地机健脾益气、调理气血、调和冲任;温灸器灸气海至关元段补益肝肾、温暖胞宫。三诊针刺大椎、至阳以温阳益气;脾俞、胃俞健脾和胃、化生气血;肾俞、八髎、太溪补益肾精、调理冲任;温灸器灸命门至腰阳关段可温补肾阳、调理冲任。四诊近期准备做试管,加刺百会、神庭、印堂;神门、内关宁心安神;章门健脾和胃;配合督脉拔罐,督脉起于胞中,总督六阳经,调节全身阳经经气,故称"阳脉之海"。《素问·骨空论》指出:"督脉者……此生病……其女子不孕。"五诊加刺悬钟以补肾填精。

## 病　案　11

| | |
|---|---|
| 国籍:日本 | 首诊时间:2019-2-15 |
| 姓名:Maj N. | 性别:女　　　　年龄:42 岁 |

**主诉:**婚后未孕 1 年余。

**现病史:**患者结婚 1 年余未采取任何避孕措施,但至今未孕。平素月经周期 28d,量少,色淡,经期 4d,偶有痛经。精神紧张,焦虑,全身颈肩、腰背部僵硬不适。体虚易感,疲乏,畏寒,手足不温。纳食可,睡眠时间较晚,通常在夜间 12 点或凌晨 1 点睡觉。小便可,大便溏薄。舌淡嫩,苔薄白,边有齿痕,脉沉弦细。

**既往史:**既往体健。

**诊断:**不孕症(肾虚胞寒)。

**治疗:**首诊,针刺天地针、中极;双侧子宫、归来、血海、三阴交、太溪、太冲。背部督脉及背俞穴拔罐。温灸器自灸气海至关元段,艾灸子宫穴;命门至腰阳关段,两组交替进行,隔日灸,灸后饮温水。建议口服叶酸,嘱其调睡眠,适劳逸,避免熬夜,调整睡眠时间,夜间10:00~11:00入睡,睡前热水足浴。

2月20日二诊,诉治疗后身体舒适,全身不适感减轻。针刺大椎、至阳、命门、腰阳关;双侧膏肓俞、脾俞、胃俞、肾俞、八髎、太溪。腹部拔罐。

2月27日三诊,首诊处方加刺双侧疏肝穴、足三里。背部督脉及背俞穴拔罐。

3月5日四诊,二诊方基础上加刺双侧悬钟。腹部拔罐。

3月26日五诊,诉上周月经至,月经量较前增多,色红,经期4d,无痛经。针刺大椎、至阳、命门、腰阳关;双侧膏肓俞、脾俞、胃俞、肾俞、八髎、悬钟、太溪。督脉拔罐。

4月3日六诊,诉下周准备做试管婴儿。针刺百会、膻中、引气归元;双侧子宫、归来、血海、足三里、三阴交、疏肝穴、太溪、太冲。嘱其放松心情,避免劳累、熬夜,注意小腹部、腰骶部、肩井、三阴交等部位及腧穴不宜艾灸,可配合艾灸双侧足三里,以补益气血。建议其丈夫艾灸阴廉穴。

4月24日七诊,诉试管失败,欲继续治疗。针刺大椎、至阳、命门、腰阳关;双侧天宗、膈俞、脾俞、胃俞、肾俞、八髎、委中、悬钟、太溪。嘱其适劳逸,增强信心,坚持治疗,自行艾灸。受孕与夫妻双方均有关系,建议其丈夫也参与治疗。

5月2日八诊,诉情绪佳,全身不适明显减轻,手足转温。上方继续治疗。肩背部及腰部闪罐、留罐。

5月29日九诊,诉6月外出去法国看望丈夫,不能前来治疗。针刺百会、膻中、天地针、中极;双侧子宫、归来、血海、足三里、三阴交、太溪、照海、太冲;左侧内关、地机、丘墟;右侧合谷、漏谷、太白。督脉拔罐。

7月9日十诊,诉情绪稳定,精神佳,全身不适感基本消失,手足转温。针刺大椎、至阳、命门、腰阳关;双侧督俞、膈俞、脾俞、胃俞、肾俞、八髎、委中、悬钟、太溪。腹部拔罐。

9月2日十一诊,诉近几个月经周期均正常,经量适中,经色深红,经期4d,无痛经。大便1次/d,成形。针刺百会、膻中、天地针;双侧子宫、归来、血海、足三里、三阴交、太溪、照海、太冲;左侧内关、地机、丘墟;右侧合谷、漏谷、太白。腹部拔罐。

10月1日十二诊,诉本周六或下周一准备试管。针刺百会、膻中、引气归元;双侧子宫、归来、血海、足三里、三阴交、疏肝穴、太溪、太冲;左侧内关、地机、丘墟;右侧合谷、漏谷、太白。督脉拔罐。

1年后电话反馈,已经成功受孕,并顺利产下男婴。

**按语:**《格致余论·受胎论》谓:"男不可为父,得阳气之亏者也;女不可为母,得阴气之塞者也。"本案患者年龄42岁,肾气逐渐虚惫,冲任气血失调而发本病。针刺处方以腹部、督脉及背俞穴为主,以达益肾暖宫、调理冲任的目的。《针灸大全·八法主治病证》:"女人子宫久冷,不受胎孕:照海二穴,中极一穴,三阴交二穴,子宫二穴。"配合艾灸及拔罐疗法,以温阳益气、通经活络、调理冲任。同时配合给予患者饮食、起居等指导,帮助患者树立信心,鼓励夫妻同治,坚持治疗,最终取得了满意的疗效。

# 病　案　12

国籍:匈牙利　　　　　首诊时间:2019-3-4

姓名:Marcsek L.　　　性别:女　　　年龄:55 岁

**主诉:**子宫脱垂2年,加重半年。

**现病史:**患者5年内生育3个孩子,工作压力大,劳累过度。2年前出现子宫中度脱垂,每日均有脱出,久站加重,平卧减轻。西医建议行子宫切除手术,患者表示不欲手术,欲借助于中医疗法改善症状。近半年以来,自觉神疲乏力,胸闷气短。睡眠欠佳,入睡困难,多梦,打鼾。舌暗红,舌体胖大,边有齿痕,脉沉细弱。

**既往史:**高血压病。

**诊断:**阴挺(气虚证)。

**治疗:**首诊,针刺百会、膻中、引气归元;双侧安眠、内关、大赫、维道、子宫、足三里、三阴交、太溪。背腰部拔罐。艾灸百会,每次20~30min。建议长期口服补中益气丸,12粒/次,2次/d,早晚服用。嘱患者做提肛肌锻炼,勿劳累,睡觉采用左侧卧位,避免久站,避免负重,避免憋尿,避免咳嗽,保持大便通畅。

3月7日二诊,诉胸闷气短症状缓解,子宫脱出仍严重,睡眠欠佳。屈膝针刺百会,气海、关元、曲骨;双侧安眠、内关、大赫、维道、子宫、足三里、三阴交、太溪。温灸器半卧位灸气海至关元段;艾灸百会。

3月11日三诊,诉屈膝针刺后感觉较好,子宫脱垂症状有缓解。针刺升提穴、大椎、命门、腰阳关;双侧肺俞、心俞、膏肓俞、脾俞、胃俞、气海俞、八髎。背俞穴拔罐。艾灸百会。

3月14日四诊,诉自觉身体舒适,睡眠改善,有力气,疲乏感减轻,胸闷气短症状消失。子宫脱垂症状进一步改善。屈膝针刺升提穴、气海、关元、曲骨;双侧安眠、内关、大赫、维道、子宫、足三里、阴陵泉、三阴交、太溪。嘱自行在家中温灸器半卧位灸气海至关元段;艾灸百会,并注意用火安全。

自3月18日开始,间断性治疗2个疗程近2月,患者诉经过针灸治疗后子宫脱垂症状明显改善,治疗前几乎每天都有脱出,治疗后脱出频率明显减少,遇工作劳累时脱出,但脱出程度减轻。睡眠改善,较易入睡,睡眠香甜。情绪稳定,精神好,自觉有力气,无胸闷、气短。嘱其按时服用补中益气丸,坚持做提肛肌锻炼,节房事,坚持自灸。

**按语:**妇女子宫下脱,甚则脱出阴户之外,或阴道壁膨出,统称阴挺,又称"阴脱"。根据突出形态的不同而有"阴菌""阴痔""葫芦颓"等名称;因多由分娩损伤所致,故又有"产肠不收"之称。《诸病源候论·妇人杂病诸候》云:"胞络伤损,子脏虚冷,气下冲则令阴挺出,谓之下脱。亦有因产而用力偃气而阴下脱者。诊其少阴脉浮动,浮则为虚,动则为悸,故令脱也。"认为本病发生与分娩、多产密切相关。本病病因气虚及肾虚,可兼有湿热之标证。根据"虚者补之,陷者举之,脱者固之"的治疗原则,治法以益气升提、补肾固脱为主。《景岳全书·妇人规》也提出"升补元气,固涩真阴"的治疗原则。

本案患者体虚多产,气虚下陷而致胞络受阻,带脉提摄无力而发病。针灸治疗以针刺、药物配合重灸百会、气海、关元等穴,共奏补气益肾、固摄胞宫之功。针刺选穴以近部选穴配合远部选穴,重用升提穴,该穴位于头顶正中,前发际正中直上5寸,后发际直上8寸,双耳尖连线的中点上1寸处,该穴具有升阳固脱、益气固本、补肾健脾之功。补中益气丸以补中益气、升阳举陷。

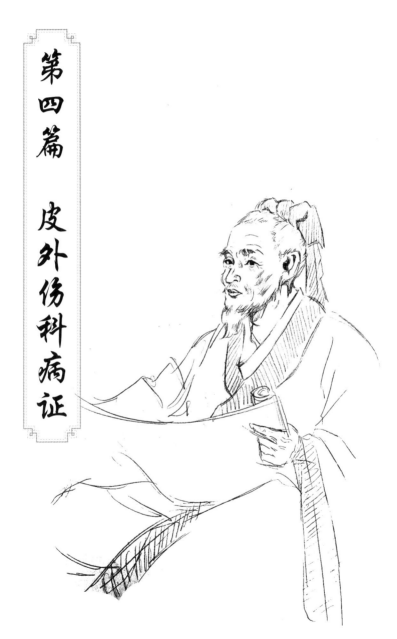

第四篇　皮外伤科病证

孙思邈

# 病 案 1

| 国籍:匈牙利 | 首诊时间:2020-8-18 | |
| --- | --- | --- |
| 姓名:Tóth A. | 性别:男 | 年龄:54岁 |

**主诉:**全身多发丘疹、瘙痒3年。

**现病史:**患者3年前患湿疹,全身多发丘疹,皮损潮红,有鳞屑,自觉瘙痒难耐,入夜尤甚,疲乏。手指关节变形,杵状指,活动受限。纳食尚可,喜食肥甘厚味,食后腹胀。睡眠可,小便可,大便偶尔腹泻。舌淡嫩,苔薄白,边有齿痕。

**既往史:**类风湿性关节炎。

**诊断:**湿疮(脾虚湿盛)。

**治疗:**首诊,针刺皮损局部;双侧大横、曲池、阴陵泉、足三里、三阴交、太冲;左侧太白;右侧公孙。双侧膈俞、委中刺络拔罐。治疗后即诉瘙痒症状明显减轻。

8月25日二诊,诉精神可,皮损范围较前缩小,瘙痒感减轻。加刺双侧章门;皮肤针叩刺皮损局部后拔罐。治疗后即诉瘙痒症状基本消失。嘱其调饮食,避免食用生冷刺激之品,避免搔抓皮损局部。

1个月后电话随访,皮损范围缩小,瘙痒明显减轻。

**按语:**湿疹属于中医学"湿疮"的范畴,其病位在皮肤,与外感、饮食、体质及脏腑功能失调有关。本案患者平素喜食肥甘厚味,损伤脾胃,导致湿邪内生、浸淫肌肤而发本病。首诊针刺皮损局部以疏通局部经气、祛风止痒;曲池清肌肤之湿气;大横、足三里、太白、公孙健脾利湿、补益气血;三阴交、阴陵泉运脾化湿;章门加强健脾运湿之功;双侧膈俞、委中刺络拔罐以活血化瘀、祛风止痒。皮肤针叩刺皮损局部后拔罐,以加强活血化瘀、祛风止痒之功。

# 病　案　2

| | |
|---|---|
| 国籍:韩国 | 首诊时间:2019-5-6 |
| 姓名:Cha S. | 性别:男　　　年龄:53岁 |

**主诉:**全身皮肤瘙痒1年余。

**现病史:**患者2018年1月开始出现全身皮肤瘙痒,使用抗生素及药膏治疗效果不佳,遂就诊于某医院,医生诉其抗生素过敏,给予注射类固醇治疗后全身皮肤敏感,查过敏源未查出。喜饮酒,饮酒后皮肤瘙痒,进食面包后也会出现瘙痒。饮食可,睡眠可,二便可。舌暗红,边有齿痕,苔黄,脉沉滑数。

**既往史:**既往体健。

**诊断:**瘙痒症(湿热内蕴)。

**治疗:**首诊,针刺双侧曲池、外关、合谷、膈俞、脾俞、胃俞、委中。大椎及双侧肺俞、委中刺络拔罐。嘱其清淡饮食,避免搔抓。

5月14日二诊,诉瘙痒症状好转。针刺双侧曲池、外关、二间、血海、内庭;左侧合谷;双侧鱼际点刺放血。双侧膈俞、胃俞、委中刺络拔罐。

5月17日三诊,诉全身皮肤瘙痒症状明显缓解。针刺双侧曲池、外关、肺俞、膈俞、脾俞、大肠俞、委中。双侧肺俞、大肠俞刺络拔罐。

5月25日四诊,诉皮肤瘙痒症状进一步改善。针刺双侧曲池、血海、足三里、阴陵泉、三阴交、解溪。

6月5日五诊,诉全身皮肤瘙痒症状基本消失。针刺双侧曲池、血海、足三里、阴陵泉、三阴交。

**按语:** 瘙痒症又称为风瘙痒,亦称"痒风""血风疮",是一种仅有皮肤瘙痒而无原发性皮肤损害的皮肤病。《外科证治全书·痒风》记载:"遍身瘙痒,并无疮疥,搔之不止。"

本案患者饮酒后皮肤瘙痒,饮酒损伤脾胃,湿热内生,化热生风,内不得疏泄,外不得透达,郁于皮肤腠理而发本病。本病病位在皮肤,"肺主皮毛",故针刺选用肺的背俞穴肺俞,以调整脏腑功能,从而改善皮部气血;膈俞、血海养血活血、祛风润燥,所谓"治风先治血,血行风自灭";曲池清热化湿、疏风止痒;阴陵泉健脾运湿;内庭、二间清泻阳明之热。配合大椎、肺俞、膈俞、胃俞刺络拔罐,可清利湿热、祛风止痒。

# 病　案　3

| 国籍:中国 | 首诊时间:2020-6-3 | |
| --- | --- | --- |
| 姓名:Chen H. | 性别:女 | 年龄:49岁 |

**主诉:** 左胁肋连及背部带状疱疹后遗神经痛3月余。

**现病史:** 患者3月前左侧胁肋部出现带状疱疹,遂就诊于当地医院,给予药物治疗后疱疹消失,遗留神经痛,痛为针刺样,范围波及左侧胁肋至后背部。纳食可,睡眠质量欠佳,打鼾严重,二便可。舌暗,舌体胖大,舌尖红,边有齿痕,脉沉弦。

**既往史**:糖尿病。

**诊断**:带状疱疹后遗神经痛(瘀血证)。

**治疗**:首诊,针刺双侧膈俞、肝俞、三阴交、太冲;右侧合谷。左侧胁肋部及后背部阿是穴刺络拔罐。治疗后即诉疼痛减轻。

6月8日二诊,诉针刺样疼痛消失。针刺双侧合谷、血海、三阴交;围刺左侧胁肋部阿是穴。皮肤针轻度叩刺左侧胁肋部及后背部阿是穴后拔罐。嘱其口服三七粉,3g/次,1次/d。

**按语**:带状疱疹即蛇串疮,是一种皮肤上出现成簇水疱,多呈带状分布,痛如火燎的急性疱疹性皮肤病,其疱疹消退后多遗留疼痛。本病首见于《诸病源候论·疮病诸候》,曰:"甑带疮者,绕腰生。此亦风湿搏血气所生,状如甑带,因以为名。"其多缠腰而发,故又名"缠腰火丹",亦称为"火带疮""蛇丹""蜘蛛疮"等。

本案为带状疱疹后遗神经痛,痛为针刺样,辨证为瘀血证。首诊针刺膈俞、三阴交可活血通经、祛瘀解毒;肝俞、太冲疏肝理气、活血化瘀;合谷活血化瘀、清热解毒。左胁肋部及后背部阿是穴刺络拔罐,达祛瘀解毒、活血化瘀通络之功。二诊针刺样疼痛基本消失。左侧胁肋部阿是穴、合谷、血海、三阴交可活血化瘀、清热解毒。皮肤针叩刺左侧胁肋部及后背部阿是穴后拔罐,可活血通络、祛瘀泻毒。配合口服三七粉,以增强活血化瘀之功。

# 病 案 4

国籍:匈牙利　　　　　　首诊时间:2019-5-30

姓名:Kaszás J.　　　　　性别:女　　　年龄:34岁

**主诉:**脱发1年余。

**现病史:**患者近1年压力较大,之后逐渐出现脱发,眉毛脱落,皮肤粗糙,额头、鼻翼周围以及面颊部毛孔粗大,皮肤脱屑。对磺胺类药物过敏,胰岛素拮抗。纳食少,腹胀。睡眠欠佳,心烦难以入眠。舌红,苔白,脉细。

**既往史:**胆结石术后,卵巢囊肿。

**诊断:**脱发症(脾胃虚弱)。

**治疗:**首诊,针刺引气归元;双侧阳白、血海、足三里、阴陵泉、三阴交、太冲;右侧曲池、合谷;双侧胃俞刺络拔罐。

6月12日二诊,诉自觉针刺后毛孔缩小,皮肤变细腻。舌红,苔白,脉细。针刺处方同上方。给予中药黄连阿胶鸡子黄汤5剂,隔日服1剂。

鸡子黄1枚　　　白芍30g　　　黄芩10g　　　黄连9g

阿胶9g

煎汤去渣后加入生鸡蛋黄1枚,搅匀,早晚2次服。

6月18日三诊,针刺印堂、素髎、承浆;双侧阳白、鱼腰、鼻旁阿是穴、血海、合谷、丰隆、三阴交;左侧曲池。

6月27日四诊,针刺印堂、素髎、承浆;双侧阳白、鱼腰、鼻旁阿是穴、血海、曲池、合谷、丰隆、三阴交、太白。

7月4日五诊,诉脱发及眉毛脱落情况好转,脱落情况没有治疗前严重,毛孔变小,皮肤变细腻,较前有光泽。针刺双侧肺俞、督俞、膈俞、脾俞、胃俞、肾俞、大肠俞、足三里。

针刺治疗至一个疗程结束后诉眉毛脱落症状好转,最初额头、面颊、鼻翼旁毛孔粗大,皮肤脱屑,现在皮肤较前细腻,有光泽,毛孔较前缩小。后间断性治疗一个半疗程后诉各方面均有改善,脱发及眉毛脱落明显减少,皮肤较前细腻,毛孔较前缩小。

**按语:**本案患者脾胃虚弱,气血生化之源,"发为血之余",气血不足,毛发、肌肤失于濡养,故症见脱发,眉毛脱落,皮肤粗糙,额头、鼻翼周围以及面颊部毛孔粗大,皮肤脱屑。针刺治疗以健脾和胃、养血生发为主。取穴以阳明经穴和背俞穴为主,配合局部阿是穴。中药黄连阿胶鸡子黄汤,滋阴润燥、养血生发。方中鸡子黄滋阴润燥、养血息风;白芍增强其养血生发之功;黄芩、黄连清热燥湿、泻火解毒;阿胶补血,增强鸡子黄滋阴润燥之功。

## 病 案 5

| 国籍:匈牙利 | 首诊时间:2020-9-30 | |
|---|---|---|
| 姓名:Mester J. | 性别:男 | 年龄:25岁 |

**主诉:**头发呈圆形脱落2年。

**现病史:**患者2年前出现头发呈圆形脱落,洗发后2d头发油腻。后枕部疼痛,天气变化时严重,疲乏,肌肉僵硬。对豚草、粉尘、狗毛、羽毛过敏。纳食可,有时腹胀。睡眠尚可,二便可。舌暗红,花剥苔,边有齿痕,脉弦数。

**既往史**:既往体健。

**诊断**:1.斑秃(气虚血瘀);2.头痛。

**治疗**:首诊,针刺百会、阿是穴4穴、天地针;双侧头维、天枢、血海、阴陵泉、三阴交、悬钟;左侧合谷;右侧足三里。给予中药汤剂6剂:

| | | | |
|---|---|---|---|
| 赤芍20g | 茯苓20g | 泽泻10g | 白术20g |
| 川芎12g | 黄柏12g | 神曲10g | 南沙参30g |
| 绞股蓝10g | | | |

10月14日二诊,诉疲乏、肌肉僵硬、腹胀改善,斑秃未见明显改善。局部阿是穴皮内针埋针。

10月28日三诊,诉局部生长出些许浅棕色短毛发。局部阿是穴皮内针埋针,嘱其2d后自行取出,期间如有不适随时取出。

11月13日四诊,诉斑秃进一步改善。嘱其可用生姜涂抹斑秃局部;补充复合维生素B。局部皮内针埋针。嘱患者劳逸结合,保持心情舒畅,避免烦躁、忧愁、动怒等。加强营养,多食富含维生素的食物,纠正偏食的不良习惯。注意头部卫生,加强头部护理,配合头部按摩。

**按语**:斑秃是指头皮部毛发突然发生斑状脱落的病证,严重者可全部脱落,又称为"油风",俗称"鬼舐头""鬼剃头",本病以青壮年常见,病位在头部毛发。

本案患者气虚血瘀,气为血之帅,气行血行,气虚无力推动血液运行,气血无法上荣头窍,毛发失于濡养,故症见脱发。针刺天地针以补脾肾;百会、头维二穴皆临近脱发患处,同用可疏调头部经气、祛风活血;阿是穴围刺或皮内针埋针,可疏导局部经气、促进新发生长;血海活血化瘀;阴陵泉、三阴交、足三里健脾和胃、益气养血;"髓会"悬钟,以益肾填髓、补养气血;天枢、合谷调理胃肠气机,气机畅通则腹胀自消。配合给予中药汤剂,方中赤芍、川芎可活血通经祛风;茯苓、白术理气健脾祛湿;泽泻渗湿泻热;黄柏清热燥湿行气;神曲健脾和胃、消食调中;绞股蓝益气健脾。经三诊治疗后,患者斑秃较前有所改善,生出浅棕色短毛发。

## 病案 6

| | |
|---|---|
| 国籍:英国 | 首诊时间:2019-12-12 |
| 姓名:Harry S. | 性别:男     年龄:22岁 |

**主诉:**头发呈椭圆形脱落2年。

**现病史:**患者2年前出现椭圆形脱发,眉毛脱落,自行锻炼身体后脱发症状缓解。自诉压力较大。现在可见右侧头部两个大小不等的椭圆形斑秃,双侧眉毛完全脱落。全身散在褐色皮疹,形状不一,瘙痒。有吸烟史、吸毒史、饮酒史。嗜睡,疲乏,纳食欠佳,喜食甜食,腹胀。小便可,大便溏薄。舌暗体胖,边有齿痕,脉弦数。

**既往史:**既往体健。

**诊断:**斑秃(血虚风燥)。

**治疗:**首诊,针刺印堂;双侧风池、头维、鱼腰、丝竹空、曲池、血海、阴陵泉、足三里、三阴交、悬钟、太冲;右侧斑秃局部围刺、合谷。

2020年1月13日二诊,诉右侧斑秃范围缩小,眉毛脱落略有好转。全身散在褐色斑疹逐渐消失,皮肤瘙痒感消失,未出现新的皮疹。嗜睡及疲乏感消失,大便正常。针刺双侧风池、头针胃区、鱼腰、天枢、曲池、血海、阴陵泉、三阴交、太溪、太冲;左侧攒竹、足三里;右侧斑秃局部围刺、丝竹空、丰隆。

**按语:**《外科正宗·油风》云:"油风乃血虚不能随气荣养肌肤,故毛发根空,脱落成片,皮肤光亮,痒如虫行,此皆风热乘虚攻注而然。"

本案患者右侧斑秃局部围刺,可疏导局部经气,促进新发生长;风池为足少阳胆经与阳维脉交会穴,可祛风润燥、疏通头部气血;头维、印堂、鱼腰、丝竹空以疏通头部及眉毛周围气血而促进新发、新眉生长;血海养血活血、祛风润燥;曲池、足三里、合谷疏通阳明经气血,阳明经多气多血,气血旺则毛发生;阴陵泉、三阴交健脾和胃、益气养血;悬钟益肾填精;太冲疏肝理气活血。二诊右侧斑秃范围缩小,眉毛脱落略有好转。全身散在褐色斑疹逐渐消失,皮肤瘙痒感消失,未出现新的皮疹。嗜睡及疲乏感消失,大便正常。针刺局部腧穴配合远部选穴,以巩固疗效。

# 病　案　7

| | |
|---|---|
| 国籍:匈牙利 | 首诊时间:2019-5-30 |
| 姓名:Kancsár P. | 性别:男　　年龄:46岁 |

**主诉:**右侧桡骨茎突疼痛2月。

**现病史:**患者在航空公司工作,需要长时间使用电脑,2月前出现右侧桡骨茎突疼痛,逐渐加重。体质弱,纳食可,睡眠可,二便可。舌淡,苔白腻,舌边有齿痕,脉弱。

**既往史:**既往体健。

**诊断:**筋痹(手太阴经证,经脉痹阻)。

**治疗:**首诊,给予健脾丸。针刺右侧曲池、列缺、外关、鱼际、合谷。

6月6日二诊,诉疼痛基本消失。针刺右侧曲池、手三里、外关、列缺、鱼际、合谷、阿是穴。

**按语:**腱鞘炎属于中医学"筋痹""伤筋"等范畴,其发生常与患部关节过度活动、慢性劳损、外伤等因素有关,病位在筋。

本案患者因长时间使用电脑,腕关节局部过度劳损,气血不畅,经气阻滞不通而致疼痛。治以疏调经筋、活血止痛。列缺、外关均为局部选穴,"腧穴所在,主治所在",可疏通局部经络气血、舒筋止痛;手三里长于经络病的治疗,针刺感应相当强烈,胜于曲池,可疏经活络;本案为右侧桡骨茎突疼痛,依据发病部位辨经为手太阴经证,取鱼际为本经取穴法,体现"经脉所过,主治所及",以疏调局部经气;合谷为全身镇静镇痛之要穴,通经止痛;阿是穴理气散结、疏调经筋。健脾丸以健脾利湿,改善饮食,增强体质。

# 病 案 8

| | |
|---|---|
| 国籍:匈牙利 | 首诊时间:2019-5-27 |
| 姓名:Tóth E. | 性别:女　　年龄:59岁 |

**主诉:**右侧桡骨茎突疼痛3月。

**现病史:**患者因从事电脑工作长期劳损,3月前出现右侧桡骨茎突疼痛,拇指外展、内收时疼痛加重。握拳尺偏试验阳性。腰痛,查MRI示:脊柱侧弯。左侧股骨头有磨损,医生建议行股骨头置换术,目前在做物理治疗。睡眠欠佳,易醒,每天凌晨2:30醒来,再次入睡困难。纳食可,形体肥胖,欲减肥。二便可。舌淡,苔薄黄,舌体胖大,脉沉弦。

**既往史:** 甲状腺功能减退症。

**诊断:** 1.筋痹(手太阴经证,经脉痹阻);2.不寐。

**治疗:** 首诊,针刺关元;双侧安眠、气穴、阳陵泉、商丘;右侧列缺、鱼际、合谷。

6月5日二诊,诉上次针刺后症状好转,髋关节痛。上方加刺髋部阿是穴。背腰部拔罐。

6月12日三诊,诉右侧桡骨茎突疼痛缓解,腰及髋关节疼痛减轻。给予温针灸右侧鱼际、合谷、外关。

6月19日四诊,诉右侧桡骨茎突疼痛基本消失,睡眠改善。继续给予温针灸右侧鱼际、合谷、外关。

**按语:** "筋痹"最早见于《黄帝内经》,《素问·长刺节论》曰:"病在筋,筋挛节,不可以行,名曰筋痹。"《黄帝内经素问直解》曰:"诸筋者,周身血气贯通之筋络也。筋连于节,能屈能伸,故诸筋者,皆属于节。"《圣济总录》论曰:"内经谓腰者肾之府,转摇不能,肾将惫矣,膝者筋之府,屈伸不能,行则偻附,筋将惫矣,盖肾主腰,肝主筋,筋聚于膝。若肾脏虚损,肝元伤惫,则筋骨受病,故腰膝为之不利。"

本案首诊选用列缺、鱼际、合谷均为局部取穴,可用于治疗手腕部的疾病,即所谓"腧穴所在,主治所在";本案为筋病,"筋会"阳陵泉,用之以舒筋止痛;选用商丘,体现关节对应取穴法,腕关节对应踝关节,结合同名经取穴法,穴取足太阴经商丘穴,用以治疗腕关节疾病;关元、气穴为腹针疗法取穴法,用以治疗腰部疾病;安眠宁心安神;温针灸右侧鱼际、合谷、外关,以加强温通局部经络气血而止痛之功。

# 病　案　9

| 国籍:韩国 | 首诊时间:2020-11-2 | |
|---|---|---|
| 姓名:Kim M.K. | 性别:女 | 年龄:45岁 |

**主诉:**右侧第一掌骨刺痛1月余。

**现病史:**患者右腕长时间持重后出现第一掌骨刺痛,活动时加重。查:局部无明显红肿,压痛(+++)。纳食可,睡眠可,二便可。舌暗,苔薄白,脉细弦。

**既往史:**既往体健。

**诊断:**筋痹(手太阴经证,瘀血证)。

**治疗:**首诊,针刺右侧外关、列缺、阳溪、鱼际;左侧合谷。右侧阿是穴点刺放血。

11月10日二诊,诉活动时疼痛有所减轻。针刺右侧外关、列缺、阳溪、鱼际;左侧合谷。右侧阿是穴点刺放血。

11月13日三诊,诉针刺后活动拇指疼痛消失。针刺右侧外关、列缺、鱼际;左侧合谷。

12月4日四诊,诉右侧第一掌骨刺痛消失。继续上方治疗,以巩固疗效。

**按语:**本案患者因右腕长时间持重,局部慢性劳损,气血痹阻不通,故症见第一掌骨刺痛。针灸治疗以活血化瘀、舒筋止痛

为主。首诊针刺列缺通络止痛;"经脉所过,主治所及",鱼际疏
通局部经络气血,通则不痛;合谷为手阳明大肠经之原穴,阳明
经多气多血,此穴善于调和气血,配合阳溪,为本经配穴法,以通
经止痛;外关为手少阳三焦经之络穴,在腕后外侧,有通调全身
气血、通经活络、理气止痛之效。阿是穴点刺放血加强疏通局部
经络气血之功。

# 病 案 10

| 国籍:韩国 | 首诊时间:2020-9-29 | |
|---|---|---|
| 姓名:Kim S.Y. | 性别:女 | 年龄:38 岁 |

**主诉:**右侧腕背部疼痛4年余。

**现病史:**患者自孩子出生后经常抱小孩,之后出现右侧腕背
部桡侧疼痛以及手背第二掌骨疼痛4年余,平举旋转时疼痛加
重。3月前持重后不慎拉伤导致腰骶部疼痛。备孕半年,一直未
孕,末次月经9月23日,手足不温,睡眠可,纳食可,食后腹胀、腹
痛,二便可。舌暗,苔薄白,边有齿痕,脉沉。

**既往史:**既往体健。

**诊断:**筋痹(手阳明经证,经脉痹阻)。

**治疗:**首诊,给予健脾丸。针刺右侧颊针腰、曲池、外关、列
缺、阿是穴1穴。腰骶部拔罐。

10月5日二诊,考虑目前排卵期,不予针刺腹部、腰骶部及
孕妇禁针腧穴,不予拔罐。嘱其睡前热水足浴,嘱下次月经至后
可予以拔罐疗法。针刺腰痛穴;双侧悬钟、太溪、太冲;右侧曲

池、支正、外关、列缺。

10月12日三诊，诉右腕痛基本消失。3d前打高尔夫球后腰痛加重，活动受限，卧床休息3d，未服药，现仍有腰痛，右侧较重，下蹲起立、上下楼梯时加重。针刺左侧腰痛点、颊针腰；右侧养老，边行针边嘱其活动，起针后局部刺络拔罐。治疗后诉腰部疼痛消失，可下蹲起立，上下楼梯时无疼痛。

10月26日四诊，诉右侧腕痛消失。针刺双侧足三里、悬钟、三阴交、太溪；右侧曲池、列缺。

**按语:**《素问·长刺节论》曰："病在筋，筋挛节痛，不可以行，名曰筋痹。"《素问·痿论》曰："宗筋者主束骨而利机关也。"《灵枢·经脉》云："骨为干，脉为营，筋为刚，肉为墙。"

本案因患者长期慢性劳损造成局部气血不畅，筋脉失于濡养而发为本病，该病属于中医学"筋痹"的范畴。"在筋守筋"，针刺治疗以局部选穴为主，以疏通局部经络气血，即所谓"通则不痛"。颊针疗法是基于中医传统针灸理论体系，基于全息理论的一种取穴方法，针刺颊针区域，有助于调节全身脏腑经络及气血运行；针刺足三里、悬钟、三阴交、太溪益气养血、补肾填髓、调理冲任而助孕。

# 病　案　11

| 国籍:匈牙利 | 首诊时间:2019-2-15 | |
| --- | --- | --- |
| 姓名:Lisztes L. | 性别:女 | 年龄:70岁 |

**主诉:**左侧颈项部疼痛1周。

**现病史**:患者1周前出现左侧颈项部疼痛,活动受限,向右旋转及低头时疼痛剧烈。既往查脊柱MRI示:$C_5$~$C_5$、$C_6$~$C_7$椎间盘突出,$L_4$~$L_5$、$L_5$~$S_1$椎间盘突出。双眼曾有手术史其中右眼行2次手术,右眼时有刺痛。3年前出现双侧膝关节疼痛,并行膝关节置换术,现在每遇天气变冷时症状加重。纳食欠佳,胃脘部烧灼感,腹胀,腹痛,反酸,左侧胁肋部胀痛。大便一日2次,便溏,小便夜间2次。舌暗,舌体胖大,苔薄白,舌尖有裂纹,脉沉弦。

**既往史**:双膝关节置换术后。

**诊断**:1.项痹(少阳、督脉证,肝肾亏虚);2.胃脘痛。

**治疗**:首诊,针刺健侧外关、后溪,行运动针法。颈肩部推拿及拔罐治疗。治疗后诉左侧颈项部疼痛消失,活动不受限。

2月22日二诊,诉左侧颈项部疼痛消失。但胃脘部有烧灼感,反酸,腹胀,腹痛,左侧胁肋部胀痛,右眼刺痛。针刺天地针;双侧风池、太阳、天枢、大横、足三里、悬钟、太溪、太冲;左侧胁肋部阿是穴、上巨虚;右侧合谷、下巨虚;左侧胁肋部刺络拔罐。右侧耳尖点刺放血。中药汤剂7剂:

| 白芍10g | 茯苓10g | 党参20g | 白术10g |
|---|---|---|---|
| 延胡索10g | 海螵蛸10g | 大枣10g | 麦冬10g |
| 柴胡12g | 黄芪10g | 鸡内金10g | 炙甘草3g |

3月8日三诊,诉左侧颈项部疼痛消失,胃脘部烧灼感、反酸、腹胀、腹痛及左侧胁肋部胀痛均消失,右眼刺痛减轻。针刺天地针;双侧风池、太阳、天枢、大横、足三里、悬钟、太冲;左侧胁肋部阿是穴、上巨虚;右侧合谷、下巨虚。双侧耳尖点刺放血。治疗后即诉右眼刺痛基本消失。

**按语**:《黄帝内经》云:"肝主筋、肝之合筋也。七八肝气衰,肝不贮血,血不养筋,筋不转动。"本案患者年事已高,肝肾亏虚,肝主筋,肾主骨,筋骨失于濡养而发本病。首诊选用外关、后溪行运动针法,为远部取穴法,以疏通颈项部气血;针刺天地针以调脾胃、补肝肾;悬钟补肾填髓;太冲、太溪滋补肝肾;风池、太阳疏通眼周气血而止痛;天枢、大横、合谷、足三里、上巨虚、下巨虚通调胃肠气机。耳尖点刺放血清热明目止痛。给予中药白芍、茯苓、党参、白术、大枣、黄芪健脾益气;延胡索行气止痛;海螵蛸制酸;麦冬养阴生津;柴胡疏肝解郁、行气止痛;鸡内金消食导滞;炙甘草调和诸药。

# 病　案　12

| 国籍:匈牙利 | 首诊时间:2020-8-10 | |
| --- | --- | --- |
| 姓名:Rhédey R. | 性别:女 | 年龄:63岁 |

**主诉:**双侧前臂及双手麻木5年。

**现病史:**患者5年前因长期伏案工作后出现双侧前臂及双手麻木,未做任何系统诊治,长期进行按摩治疗。双侧肩痛,晨起严重。腰及双侧髋关节疼痛,有时痛醒,行走时减轻。爬山呼吸困难。因丈夫心脏病去世,情绪不佳,偶尔心前区闷胀不适。否认心脏病及糖尿病。手足不温。对豚草过敏,咽痒。纳食可,二便可。舌淡根黄,脉沉缓。

**既往史:**既往体健。

**诊断:**项痹(气血痹阻)。

**治疗:**首诊,点刺双侧颈夹脊穴。针刺大椎;双侧天柱、天宗、肩井、膈俞、肩贞、肩髃、肩髎、曲池、手三里、大肠俞、关元俞、

环跳、委中。给予中药汤剂4剂:

黄芪10g　　　桂枝12g　　　白芍10g　　　干姜9g

大枣10g　　　杜仲10g　　　牛膝10g　　　川芎6g

鸡血藤15g

8月18日二诊,诉双侧前臂及双手麻木症状消失,胸闷消失,腰及双侧髋关节疼痛减轻60%。继续上方加颈肩、腰背部及双侧委中拔罐。继续给予中药汤剂4剂。

8月24日三诊,诉双侧前臂及双手麻木症状消失,胸闷消失,腰及双侧髋关节疼痛明显减轻,偶尔腰痛。上方去肩髃、肩髎、臂臑、曲池、手三里,加刺腰及髋关节阿是穴。腰部及髋关节刺络拔罐。

9月2日四诊,诉双侧前臂及双手麻木症状消失,胸闷消失,腰及双侧髋关节疼痛基本消失。上方继续巩固治疗。给予脊柱拔罐。

**按语:**本案选用大椎,此穴为手、足三阳经与督脉之交会穴,可通阳益气;天柱、天宗、肩井、肩贞、肩髃、肩髎、曲池、手三里以疏通颈肩、上肢部气血;膈俞活血化瘀、疏通经络;大肠俞、关元俞、环跳、委中疏通背腰部经络气血。选用黄芪桂枝五物汤以益气温经、和血通痹。《金匮要略》:"血痹阴阳俱微,寸口关上微,尺中小紧,外证身体不仁,如风痹状,黄芪桂枝五物汤主之。"方中黄芪为君,甘温益气,补在表之卫气。桂枝散风寒而温经通痹,与黄芪配伍,益气温阳、和血通经。桂枝得黄芪益气而振奋卫阳;黄芪得桂枝,固表而不致留邪。芍药养血和营而通血痹,与桂枝合用,调营卫而和表里,两药为臣。生姜辛温,疏散风邪,以助桂枝之力;大枣甘温,养血益气,以资黄芪、芍药之功;与生姜为伍,又能和营卫、调诸药,以为佐使。固表而不留邪,散邪而不伤正,邪正兼顾。

# 病　案　13

| | |
|---|---|
| 国籍:韩国 | 首诊时间:2020-10-12 |
| 姓名:Cho H. | 性别:男　　　年龄:51岁 |

**主诉:**腰痛2周余,加重1d。

**现病史:**患者2周前工作时持重不慎扭伤后出现腰痛,遂就诊于匈牙利某中医诊所,给予针刺治疗2次后,症状略有减轻。昨日早晨起床时突然腰痛再次加重,活动受限。3年前在中国长春打乒乓球时曾出现过类似情况,查MRI提示:$L_4$~$S_1$腰椎间盘突出。纳食可,睡眠欠佳,夜间痛醒。小便可,大便溏薄。舌淡,苔白,有裂纹,边有齿痕,脉沉滑。

**既往史:**既往体健。

**诊断:**腰扭伤(足太阳经证,瘀血证)。

**治疗:**首诊,针刺左侧腰痛点;右侧养老穴行运动针法,边行针,边运动。针后诉疼痛减轻。给予中药汤剂4剂:

| | | | |
|---|---|---|---|
| 丹参10g | 川芎12g | 当归10g | 乳香6g |
| 没药6g | 地黄20g | 赤芍20g | 白芍20g |
| 甘草3g | | | |

10月13日二诊,诉腰痛基本消失,活动不受限。针刺双侧痞根、肾俞、大肠俞、关元俞、委中、承山;右侧承扶、殷门、阳陵泉。腰及右下肢后侧拔罐。

**按语:**腰痛最早出自《灵枢·经脉》。痛的部位则可"痛引脊内廉""引项背""引膺及腰以下部位"。腰痛的性质,则有"腰痛如引带,常如折腰状""痛如小锤居其中""腰中如张弓弩弦"等。隋·巢元方《诸病源候论·腰背病诸候》云:"腰者谓卒然伤损于腰部致痛也。由损血搏于背脊所为,久不已,令人气息乏少,面无颜色,损肾故也。"

本案患者既往患有腰椎间盘突出症,2周前不慎扭伤,导致腰痛急性发作。《杂病源流犀烛》云:"腰痛,精气虚而邪客病也。肾虚其本也,……气滞血瘀,闪挫其标也。"针刺治疗选取腰痛点为经验选穴;养老为同名经取穴法,其为手太阳小肠经的郄穴,强于通络止痛,《医经理解》曰:"太阳故谓之老,此则其气所养也。"行运动针法,以奏通络止痛之功;针刺痛根、肾俞、大肠俞、关元俞、委中、承扶、殷门、阳陵泉、承山疏通腰部及下肢部气血、通经止痛。配合腰及右下肢后侧拔罐,通经活络。中药活络效灵丹以理气活血、通络止痛、消结散瘀。

## 病　案　14

| 国籍:中国 | 首诊时间:2020-10-26 | |
| --- | --- | --- |
| 姓名:Fan H. | 性别:男 | 年龄:30岁 |

**主诉:**腰痛5d。

**现病史:**患者5d前晚上打羽毛球腰部不慎扭伤,出现腰部两侧疼痛,行走困难,自贴膏药,热敷后疼痛减轻,可行走,活动度可。纳食可,睡眠可,二便可。舌暗,苔薄白,脉弦。

**既往史:**既往体健。

**诊断:**腰扭伤(足太阳经证)。

**治疗**：针刺右侧腰痛点、颊针腰，并嘱其活动 10min；双侧委中及腰背部拔罐。治疗后诉疼痛基本消失，活动不受限，可自由行走。

**按语**：清代尤在泾在《金匮翼·卷六》中指出："若一有损伤，则血脉凝涩，经络壅滞，令人卒痛不能转侧。"本案患者腰部不慎扭伤，气血瘀滞不通，不通则痛。针刺选取健侧腰痛点、颊针腰，行运动针法，是治疗该病行之有效的方法，对于单纯性的腰扭伤往往可以收到立竿见影的功效。

## 病 案 15

| | |
|---|---|
| 国籍：中国 | 首诊时间：2020-6-16 |
| 姓名：Qiu Z. | 性别：男　　　年龄：28岁 |

**主诉**：腰部正中刺痛伴活动受限 1d。

**现病史**：患者 1d 前持重不慎拉伤后出现腰部正中刺痛，自行休息后略有好转，今日复因再次搬重物，局部再次拉伤，活动受限，下蹲及坐位时疼痛加重，局部外贴膏药未见缓解。纳食可，睡眠因疼痛欠佳，二便可。舌暗，脉弦。

**既往史**：既往体健。

**诊断**：急性腰扭伤（督脉证，瘀血证）。

**治疗**：针刺右侧腰痛点；左侧后溪。针后嘱其活动并诉疼痛减轻。局部及双侧委中拔罐后即诉疼痛消失。嘱其注意休息，近期避免持重，卧硬板床。

**按语**：急性腰扭伤属中医学"闪腰"范畴，其损伤后经络损伤,气血瘀滞,导致气机不畅,经脉失养,脉络不通,不通则痛。本案依据疼痛部位,辨经为督脉证,治疗选取后溪穴,该穴为八脉交会穴之一,通督脉,配合经验效穴腰痛点,行运动针法,治疗立竿见影。腰痛点疏通全身阴阳之气。"动气针法"之名首见于杨维杰的《针灸经纬》,实为"九针"与"导引"的联合运用,即在针刺留针之际配合缓慢主动运动。临床上单纯针刺激发经气的效果有限,故运动之意,在于催气行气,辅助患者守神调神,并引导气至病所。

# 病 案 16

| 国籍:韩国 | 首诊时间:2019-3-6 | |
|---|---|---|
| 姓名:Kim M.S. | 性别:女 | 年龄:43岁 |

**主诉:**左侧腰痛伴活动受限3d。

**现病史:**自诉3d前因搬重物不慎扭伤,出现腰痛,尤以左侧为重,活动受限。颈项部疼痛,活动受限。纳食可,腹胀,反酸,几个月前经常腹泻。小便可。舌暗,苔白腻,边有齿痕,脉沉弦。

**既往史:**既往体健。

**诊断:**1.腰扭伤(足太阳经证,气滞血瘀);2.落枕。

**治疗:**首诊,针刺健侧腰痛点、落枕穴,嘱患者活动。针刺后即诉疼痛减轻,活动度明显改善。起针后给予颈肩部、腰部拔罐。

3月9日二诊,诉上次针刺后症状好转,昨日自觉腰部僵硬。针刺腰痛点嘱其活动,起针后针刺左侧腰部阿是穴及双侧夹脊穴,配合腰臀部闪罐、留罐。治疗后诉腰部僵硬感消失。

**按语:**"筋束骨,筋动节,筋顺则节利,筋乱则节涩。"伤筋者血脉凝涩,经络壅滞,气机不通,血不能行,以致局部筋脉拘急,瘀血肿胀、疼痛,腰部屈伸俯仰辗转受限。《灵枢》指出:"经脉者,所以行血气而营阴阳,濡筋骨,利关节者也……是故血和则经脉流行,营复阴阳,筋骨劲强,关节清利矣。"腰痛点、落枕穴分别为治疗腰扭伤和落枕的经验效穴;阿是穴行气活血、通络止痛。

# 病 案 17

| | |
|---|---|
| 国籍:中国 | 首诊时间:2020-10-14 |
| 姓名:Wu X. | 性别:女　　　年龄:51岁 |

**主诉:**腰部右侧及正中刺痛伴活动受限2d。

**现病史:**患者2d前打网球时不慎扭伤腰部,出现腰部右侧及正中刺痛,伴活动受限,不能下蹲,不能前俯后仰。潮热,盗汗严重。纳食可,睡眠可,二便可。舌暗红,少苔,脉沉细弦。

**既往史:**腰椎间盘突出症。

**诊断:**腰扭伤(足太阳、督脉证,气滞血瘀)。

**治疗:**首诊,针刺左侧腰痛点,活动10min后诉疼痛减轻,活动度改善。继续针刺后溪及左侧颊针腰,继续活动5min后诉可前俯后仰,疼痛减轻,活动10min后诉右侧腰肌仍有疼痛。加刺双侧养老,针后诉疼痛减轻;腰部阿是穴及双侧委中刺络拔罐。治疗后诉效果明显,昨日拉裤链困难,今日治疗后自觉轻松。

**按语:**《景岳全书》中记载:"腰痛证,旧有五辨:……四日坠堕损伤。"书中又曰："跌仆伤而腰痛者,此伤在筋骨,而血脉凝滞也;郁怒而痛者,气之滞也。"《素问》中曰："衡络之脉令人腰痛,不可以俯仰,仰则恐仆,得之举重伤腰。"书中又曰："肉里之脉令人腰痛,不可以咳,咳则筋缩急。"《黄帝内经》对外伤腰痛进行了描述,初步认识到腰痛可由外伤导致。《诸病源候论》中曰："……四曰堕腰,是以痛。"气滞之腰痛最早见于《太平圣惠方》,书中记载:"气滞腰痛,强直不能俯仰。"血瘀之腰痛记最早见于《丹溪心法》,认为血瘀主要是外伤后瘀血停聚,血脉不通,不通则痛而致。选取腰痛点为经验效穴;养老为同名经取穴,此穴又为郄穴,强于通络止痛;颊针腰以通络止痛;后溪通督脉,以疏通督脉经络气血。

## 病　案　18

| 国籍:中国 | 首诊时间:2019-8-30 | |
|---|---|---|
| 姓名:Chen M. | 性别:女 | 年龄:25岁 |

**主诉:**左侧腰痛5d,加重2d。

**现病史:**患者5d前因工作原因久坐后出现左侧腰痛,加重2d,活动受限,不能下蹲。既往腰痛,查腰部X线示:未见异常。纳食可,睡眠可,二便调。舌暗,苔薄白,脉细弦。

**既往史:**既往体健。

**诊断:**腰扭伤(足太阳经证,气滞血瘀)。

**治疗:**针刺右侧腰痛点并嘱其活动腰部,诉左侧腰痛较前减轻。局部阿是穴刺络拔罐,治疗后诉疼痛基本消失,活动不受限。

　　**按语**：本案右侧腰痛点行运动针法，即运动针刺法，是指针刺得气后，医者在实施手法的同时指导患者活动相关部位，以调动其自身潜能来治疗疾病的针刺方法。这种方法起源于中国古代导引术，是运动与针灸相结合的疗法。从广义上看，凡针刺过程中配合患处运动的疗法，都可归属于运动针法的范畴。其具体运用最早见于《灵枢·官针》的"恢刺"及《灵枢·刺节真邪》"发蒙"等相关章节。此外，运动针法在操作时首先确定腧穴并进行针刺，得气后让患者同时活动患处，并根据病情、体质和病程决定留针时间和行针次数。每次行针都需要患者的配合运动。局部阿是穴刺络拔罐以活血化瘀止痛。

# 病　案　19

| | |
|---|---|
| 国籍：法国 | 首诊时间：2019-10-15 |
| 姓名：Nikitas | 性别：男　　　年龄：43岁 |

　　**主诉**：腰骶部正中疼痛3d。

　　**现病史**：患者3d前不慎扭伤后出现腰骶部正中疼痛，平躺时严重，站立或行走时疼痛减轻，活动受限，不能弯腰。睡眠佳，纳食可，二便可。舌红，苔薄，中有裂纹，脉沉弦。

　　**既往史**：既往体健。

　　**诊断**：腰扭伤（督脉证，气血瘀滞）。

　　**治疗**：针刺右侧腰痛点后嘱其活动，弯腰。诉腰可以向下弯。脊柱阿是穴刺络拔罐。治疗后腰骶部疼痛基本消失，活动不受限。

按语:《灵枢·刺腰痛论》谓:"衡络之脉令人腰痛,不可以俯仰,仰则恐仆,得之举重伤腰。"腰痛点属于经外奇穴,为治疗腰扭伤的经验效穴;阿是穴在治疗痛证时往往有奇效,其作用机制在于引导气至病所,行气活血、通利脉道,通则不痛。刺络拔罐疗法可祛瘀生新、通络止痛。

# 病　案　20

| 国籍:中国 | 首诊时间:2019-8-13 |
| 姓名:Zhang Z. | 性别:男 | 年龄:63岁 |

**主诉:**左侧腰痛伴活动受限2d。

**现病史:**患者近期来欧洲旅行,2d前睡觉因宾馆床铺太软,晨起出现左侧腰痛,经自行按摩后症状未见缓解并较前加重,上下床、翻身均感困难,行走需要人搀扶。刻下症见:疼痛剧烈,行走困难,需在家人搀扶下方可行走。睡眠因疼痛而难以入眠,烦躁不安。纳食可,二便可。舌暗红,苔薄白,脉沉弦。

**既往史:**腰椎管狭窄。

**诊断:**急性腰扭伤(足太阳经证,气滞血瘀)。

**治疗:**针刺右侧颊针腰、腰痛点行强刺激,针刺后嘱其慢慢活动腰部,10min后诉腰痛明显减轻,可自行行走。委中及腰部阿是穴刺络拔罐,治疗后疼痛消失,行走如常。

**按语:**《金匮翼》曰:"瘀血腰痛者,闪挫及强力举重……令人卒痛不能转侧,其脉涩,日轻夜重者是也。"指出了急性腰扭伤的病因、主要症状及疼痛的特点。《医宗金鉴·正骨心法要旨》云："伤损腰痛，脊痛之症，或因坠堕，或因打扑，瘀血留于太阳经中所致。"本案患者给予针刺健侧腰痛点、颊针腰，行运动针法，可活血化瘀、通络止痛；委中、腰部阿是穴刺络拔罐可加强活血化瘀、理气止痛之功。

## 病　案　21

| | |
|---|---|
| 国籍：美国 | 首诊时间：2020-10-27 |
| 姓名：Erin R. | 性别：女　　　年龄：55岁 |

**主诉**：右膝外侧痛5周余。

**现病史**：患者5周前跳舞不慎扭伤右侧膝关节，查MRI及X线均未见异常。形体肥胖，欲减肥，体重90kg。纳食可，睡眠可，二便可。舌淡，苔薄白，脉沉滑数。

**既往史**：右侧乳腺癌术后。

**诊断**：膝关节扭伤（足少阳经证，经脉痹阻）。

**治疗**：首诊，针刺双侧阳陵泉；右膝阿是穴4穴、内膝眼、外膝眼。右膝刺络拔罐。

10月30日二诊，诉首次治疗后诉疼痛明显减轻，但上、下楼梯时仍有疼痛。上方加刺右侧中渚。右膝拔罐。

11月3日三诊，诉膝痛消失。针刺双侧阳陵泉、悬钟；右侧中渚、内膝眼、外膝眼。

**按语**：本案因患者不慎扭伤，致右膝关节局部气血瘀阻不通，不通则痛，故症见右膝外侧疼痛，且病程日久，局部气血瘀滞不通,另因患者形体肥胖,膝关节负重较大,故日久不愈。治以疏经通络、活血止痛。筋病,"在筋守筋",治疗以局部阿是穴为主,以通经活络、通利关节;阳陵泉配合悬钟为本经配穴法,以舒筋止痛、补髓壮骨。中渚为同名经取穴法,亦为手少阳三焦经的输穴,"输主体重节痛",强于通络止痛,用于治疗膝关节疼痛。内膝眼、外膝眼可行气活血、通络止痛,从而有效改善膝关节局部的气血,气血通畅,通则不通。

# 病 案 22

| | |
|---|---|
| 国籍:韩国 | 首诊时间:2020-7-23 |
| 姓名:Na J.H. | 性别:男　　年龄:45岁 |

**主诉:**右侧尺骨茎突尺侧疼痛1月余。

**现病史:**患者6月打高尔夫球时不慎拉伤,致右侧尺骨茎突尺侧疼痛,当地医院就诊查X线:未见异常,给予护腕固定,疼痛减轻。2周后再次打高尔夫球疼痛复现。纳食可,睡眠可,小便频,大便一日2次,成形。舌暗,苔薄白,边有齿痕,脉沉弦。

**既往史:**既往体健。

**诊断:**腕关节扭伤(手太阳经证)。

**治疗:**首诊,针刺右侧支正、养老、阿是穴1穴、腕骨、合谷。嘱其自灸。

8月3日二诊,诉疼痛减轻,正常情况下无疼痛,偶尔局部用力时疼痛出现。继续上方治疗。

8月7日三诊,诉右侧尺骨茎突疼痛减轻。针刺右侧支正、合谷、阿是穴、养老、腕骨。

8月11日四诊,诉尺骨茎突疼痛消失,欲巩固治疗。针刺右侧养老、腕骨、合谷。

**按语:**本案患者因拉伤致气血运行不畅,闭阻经络而出现的右侧尺骨茎突尺侧疼痛,病在手太阳筋络。针刺选用支正、养老、阿是穴、腕骨、合谷,均为局部选穴,可疏通腕部经络气血的运行,从而达到止痛的目的。其中养老是手太阳小肠经的郄穴,"郄"有空隙之意,《针灸甲乙经》载:"阴经郄穴多治血证,阳经郄穴多治痛证。"合谷为手阳明大肠经之原穴,阳明经多气多血,合谷善于调和气血、通经止痛,是全身镇静镇痛之要穴。

# 病 案 23

| 国籍:韩国 | 首诊时间:2020-11-10 | |
| --- | --- | --- |
| 姓名:You P.H. | 性别:男 | 年龄:41岁 |

**主诉:**双侧腕部疼痛3周。

**现病史:**患者3周前不慎摔倒后导致腕关节扭伤,双侧尺骨小头尺侧疼痛,就诊于当地医院,查X线提示未见骨折,建议外用膏药。经外用药物治疗后略有好转。现双上肢向前平伸并旋转手腕时自觉疼痛明显,尺骨小头尺侧压痛明显。纳食可,睡眠可,二便可。舌淡红,边有齿痕,苔薄,脉沉滑数。

**既往史:**既往体健。

**诊断:**腕关节扭伤(手太阳经证,气滞血瘀)。

**治疗:**首诊,针刺双侧养老、腕骨、后溪、阿是穴、昆仑、腕痛穴。阿是穴点刺放血。

11月13日二诊,诉针刺后疼痛明显减轻。针刺养老、腕骨、昆仑、腕痛穴、阳陵泉。

**按语:**本案患者3周前扭伤腕关节,出现双侧尺骨小头尺侧疼痛,久病必瘀。清代林佩琴的《类证治裁》曰:"骨痛筋挛,血脉凝涩。"本案依据发病部位,辨经为手太阳经证,针灸治疗选取局部腕骨配合阿是穴,即所谓"腧穴所在,主治所在",可直达病所,活血化瘀、通经止痛;养老为手太阳经之郄穴,通络止痛;后溪为手太阳经之输穴,阳经输穴强于止痛,加强通络止痛之功;腕痛穴位于足背踝关节横纹中央,旁开1寸处取穴,具有疏经通络、活血化瘀、消肿止痛的作用;昆仑为手足同名经取穴,以疏通太阳经经络气血;阳陵泉舒筋止痛。

# 病 案 24

| 国籍:韩国 | 首诊时间:2020-10-21 |
| 姓名:Cindy | 性别:女 | 年龄:16 岁 |

**主诉:**左侧外踝下方肿胀疼痛6d。

**现病史:**患者6d前运动时不慎扭伤左侧外踝,自行涂抹外用药后左侧外踝下方仍有肿胀疼痛,踝关节屈伸不利,行走时疼痛加重。纳食可,睡眠可,二便可。舌淡,苔白,脉细弱。

**既往史:**既往体健。

**诊断:**踝关节扭伤(足太阳经证)。

**治疗:**首诊,针刺左侧阳陵泉、昆仑、申脉;右侧养老。局部轻闪罐、留罐。

10月28日二诊,诉行走时疼痛消失,可屈伸踝关节。针刺左侧昆仑、申脉;右侧养老;局部闪罐、留罐。

**按语**:本案患者运动时不慎扭伤外踝,疼痛在外踝下方,病在足太阳筋络,针灸治疗以舒筋通络、消肿止痛为主。踝关节扭伤属于筋伤病,"在筋守筋",故针灸治疗时以局部取穴为主,处方中选取昆仑、申脉均为近部选穴,可舒筋活络、消肿止痛、通利关节。其中申脉为八脉交会穴之一,通阳跷脉,跷脉具有"主司下肢运动""分主一身左右之阴阳""维持人体平衡"功能,故可舒筋活络、通利关节;阳陵泉舒筋止痛,主治一切的筋病。应用关节对应法,踝关节对应腕关节,故取手足同名经之养老穴,选用健侧,此为缪刺法,具有较强的通络止痛之功,临床治疗立竿见影。配合拔罐疗法具有消肿止痛之功。

# 病 案 25

| 国籍:韩国 | 首诊时间:2019-5-10 | |
| --- | --- | --- |
| 姓名:Jason K. | 性别:男 | 年龄:19岁 |

**主诉**:右侧外踝前下方肿痛1d。

**现病史**:患者1d前因打篮球扭伤右侧外踝,导致局部肿痛,活动后疼痛加重,自行冷敷,症状略有缓解。为求进一步诊治,遂来就诊。刻下症见:右侧外踝前下方疼痛剧烈,局部红肿,压痛明显,行走困难。舌暗,脉弦。

**既往史**:既往体健。

**诊断**:急性外踝扭伤(足少阳经证)。

**治疗**:首诊,针刺双侧踝痛穴;左侧丘墟、中渚;局部刺络拔罐。

5月13日二诊,诉右侧外踝红肿明显消失,疼痛减轻。针刺左侧中渚、踝痛穴;右侧丘墟、阿是穴。局部闪罐、留罐。

5月15日三诊,诉右侧足外踝下方肿痛消失,活动度可。针刺左侧外关;右侧丘墟、阳陵泉。局部闪罐、留罐。

**按语**:本案患者1d前因打篮球扭伤右侧外踝,出现右侧外踝下方肿痛,病在足少阳筋络,针灸治疗以足少阳经穴为主。对于急性期的关节扭伤,24h以内予以冷敷以止血,24h以后方可活血化瘀。针灸治疗有通经活络、活血化瘀的作用,故首诊以健侧经穴为主,选取左侧丘墟以通络止痛,《医学入门》曰:"取者,左取右,右取左。"采用关节对应法,选用手足同名经之中渚穴,该穴亦为本经的输穴,输主体重节痛,强于通络止痛;踝痛穴位于腕横纹正中,即桡侧腕屈肌腱和掌长肌腱之间,具有疏经通络、消肿止痛的作用。临床用于治疗踝关节疾病,取穴少,方法简便,疗效迅速的特点。

第五篇 五官科病证

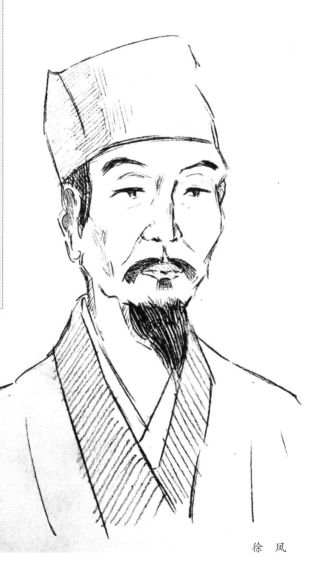

徐 凤

# 病　案　1

| 国籍:中国 | 首诊时间:2019-11-15 | |
|---|---|---|
| 姓名:Fang Y. | 性别:男 | 年龄:69 岁 |

**主诉:**双侧眼睑下垂10年余。

**现病史:**患者10年前因视疲劳等原因逐渐出现双侧眼睑下垂,有困重感,抬举无力,朝轻暮重。并自觉肢体困重,胸闷,疲乏,嗜睡。纳食欠佳,睡眠欠佳,多梦。小便可,大便秘结。舌红,苔白,脉沉滑。

**既往史:**糖尿病,冠心病,高脂血症,高尿酸血症,高血压病。

**诊断:**眼睑下垂(脾虚湿盛)。

**治疗:**首诊,针刺双侧风池、阳白、攒竹透鱼腰、太阳、足三里、阴陵泉、三阴交、悬钟、太溪;左侧内关、太白;右侧公孙。

11月18日二诊,诉针刺后第二天感觉很好,沉重感明显减轻。上方加刺百会;双侧丰隆。

11月20日三诊,继续巩固治疗。针刺百会;双侧风池、头维、阳白、太阳、鱼腰透丝竹空、阴陵泉、丰隆、三阴交、悬钟、太溪;左侧内关、太白;右侧足三里、公孙。嘱其避免视疲劳,自灸百会、脾俞、胃俞,每穴灸20min,灸后饮温水。

**按语:**眼睑下垂多见于重症肌无力眼肌型,古称"上胞下垂",严重者称"睑废"。本病病位在胞睑筋肉,胞睑属脾,"太阳为目上冈",故本病与脾及足太阳经筋有关。脾为"后天之本",主运化,脏腑精气上注于目;主统血,血随气行,血运目络;主升清,目得温煦,目窍通利;主肌肉,司眼睑开合,眼睑肌肉得脾之精气充养,则眼睑开合自如。脾虚则运化失常,清气下陷,中气不足,筋脉失养,以致眼肌无力、上睑下垂、眼睑开合异常。针灸治疗应以健脾益气、养血荣筋为主。脾虚久病则致肝肾亏虚,故健脾益气同时需注意补肝益肾。针灸处方选用风池、阳白、攒竹透鱼腰、太阳为近部选穴,主治眼部疾病;足三里、阴陵泉、丰隆、太白为远部取穴,以健脾化湿、益气和胃;三阴交、悬钟、太溪补益肝肾;内关配公孙用于治疗胃、心、胸病,宁心安神、宽胸理气;艾灸百会以清利头目、升阳举陷;艾灸脾俞、胃俞以健脾和胃、温阳化湿。

# 病　案　2

| | |
|---|---|
| 国籍:匈牙利 | 首诊时间:2020-9-21 |
| 姓名:Putics G. | 性别:女　　　年龄:62岁 |

**主诉:**左侧眼睑下垂3年,加重2月余。

**现病史:**患者患有重症肌无力25年,反复多次发作,时好时坏。2017年出现左侧眼睑下垂伴双下肢无力,为求快速显效,采用西医血浆置换法治疗,服用糖皮质激素。2017年10月就诊,给予针灸治疗后眼睑下垂症状好转,上抬幅度增加,但不能持续较长时间。2020年3月左侧眼睑下垂加重,朝轻暮重,休息后减轻,劳累后加重,行激素、自取血疗法后未见改善。2020年6月匈牙利某诊所医生给予针灸治疗后症状加重,并出现复视,四肢无力,自服黄芪片代茶饮治疗。为进一步诊治,遂来就诊。刻下症见:左侧眼睑重度下垂,抬举无力,遮盖瞳仁。纳食欠佳,睡眠尚可,小便可,轻度便秘。舌淡,苔薄,有裂纹,脉细弱。

**既往史:**既往体健。

**诊断:**1.眼睑下垂(脾虚气弱);2.视歧。

**治疗:**首诊,针刺百会、天地针;双侧太阳、足三里、光明、阴陵泉、三阴交、太白;左侧头维、阳白、攒竹、鱼腰透丝竹空。给予中药汤剂6剂:

| | | | |
|---|---|---|---|
| 生黄芪30g | 党参20g | 白术20g | 当归10g |
| 陈皮6g | 升麻12g | 甘草3g | 柴胡12g |
| 枸杞10g | | | |

9月25日二诊,诉针刺后左侧眼睑抬举有力,但之后逐渐无力。嘱自灸百会、阳白、中脘、气海、关元、足三里、涌泉,隔日灸,灸后饮温水。上方基础上配合左侧额部闪罐。

9月28日三诊,诉针刺及艾灸后左侧眼睑可抬高,抬举有力。工作需要使用电脑,长时间使用电脑后,视一为二症状出现。针刺处方去太白。加刺头针视区;双侧太冲。继续给予中药汤剂6剂。

10月2日四诊,诉左侧眼睑下垂明显改善,抬举有力,瞳仁可见。针刺百会、天地针、头针视区;双侧太阳、足三里、光明、阴陵泉、三阴交、太冲;左侧头维、阳白、攒竹、鱼腰透丝竹空;右侧太白。嘱其避免长时间使用电脑,坚持灸疗,长期口服补中益气丸、明目地黄丸,12粒/次,2次/d,早晚服用。

**按语:**本案患者患重症肌无力25年,3年前出现左侧眼睑下垂伴四肢无力,2月前加重,上眼睑抬举无力,遮盖瞳仁,视一为二。脾主四肢肌肉,司眼睑开合,本案因脾胃虚弱,肌肉之精失约束,眼睑肌肉失于脾之精气充养,故而发本病。针灸治疗以针刺为主的同时重用灸疗,并配合药物治疗,共奏健脾益气、升阳举陷之功。方中百会、头维、太阳、阳白、攒竹、鱼腰透丝竹空、头针视区均为近部选穴,以清利头目、疏通经络、疏调局部气血;天地针补脾肾;足三里、阴陵泉、三阴交、太白健脾和胃、化生气血;光明、太冲清肝明目。中药汤剂以补中益气、健脾和胃。方中黄芪补中益气,升阳固表,配伍党参、炙甘草、白术以补气健脾;当归养血和营,协党参、黄芪补气养血;枳实理气和胃,使诸药补而不滞;升麻、柴胡升阳举陷,协助君药以升提下陷之中气。重灸百会、阳白、中脘、气海、关元、足三里,以温阳益气、升阳举陷,艾灸涌泉以引热下行;明目地黄丸补肾滋阴、养肝明目;补中益气丸补中益气、升阳举陷。

# 病　案　3

| 国籍:匈牙利 | 首诊时间:2019-4-9 | |
|---|---|---|
| 姓名:Csák K. | 性别:女 | 年龄:71岁 |

**主诉:**视一为二伴视力模糊1年半。

**现病史:**患者职业为作家,工作原因长期长时间使用电脑后眼睛出现复视,单侧眼睛看事物时无复视,双眼同时看事物时出现视一为二的症状,伴有视力模糊。查眼科、神经科未见明显异常。纳食可,睡眠可,二便正常。舌边尖红,少苔,脉沉细、数。

**既往史:**腰椎间盘突出症。

**诊断:**视歧(肝肾阴虚)。

**治疗:**首诊,给予明目地黄丸;菊花、枸杞、红枣代茶饮。针刺双侧风池、太阳、攒竹、外关、合谷、阳陵泉、光明、三阴交。

4月11日二诊,诉上次针刺后回家的路上,视物较清晰,无复视。上方加刺百会、印堂。配合颈肩部拔罐。

4月15日三诊,处方加刺双侧太溪、太冲。

4月17日四诊,诉既往查MRI提示$L_2$~$L_3$、$L_3$~$L_4$椎间盘突出,脊柱曲度异常,晨起有腰痛,咳嗽。处方加刺引气归元、天突;双侧气旁、气穴。天突及背腰部拔罐。

4月23日五诊,诉视一为二症状改善,视物较前清晰,腰痛,咳嗽均消失。点按睛明、太阳、四白。针刺双侧风池、头临泣、太阳、鱼腰透丝竹空、足三里、光明、三阴交、太溪、太冲。背腰部拔罐。

4月26日六诊,诉针刺后视一为二症状明显改善,早晨较夜间好。点按睛明、鱼腰、承泣、太阳。针刺神庭;双侧风池、头临泣、阳白、太阳、四白透睛明、养老、光明、悬钟、三阴交、太溪、太冲。

5月2日七诊,继续上方治疗。

5月6日八诊,诉昨日伏案工作后出现眩晕。上方加点按天柱、肩井、睛明、承泣、太阳穴。加刺百会、印堂;双侧内关。

5月10日九诊,诉视一为二症状进一步改善,近几日未出现复视。点按睛明、鱼腰、承泣、太阳。针刺神庭;双侧风池、头临泣、阳白、太阳、四白透睛明、养老、光明、悬钟、三阴交、太溪、太冲。

5月13日十诊,诉针刺后复视症状明基本消失,视物清晰。点按睛明、鱼腰、承泣、太阳。针刺神庭;双侧风池、头临泣、阳白、太阳、四白透睛明、养老、光明、悬钟、三阴交、太溪、太冲。

**按语:**视歧是指把一物看成两物的疾病,病名出自《灵枢·大惑论》"精散则视歧,视歧见两物",亦称为复视或视一为二证。《审视瑶函·卷五·妄见》云:"此症谓目视一物而为二也。"《灵枢·邪气脏腑病形》曰:"十二经脉,三百六十五络,其血气皆上于面而走空窍,其精阳气上走于目而为之睛。"故复视的发生与五脏六腑,十二经脉,精津气血密切相关,视一为二之症属标,脏腑精血不足属本。《素问》说:"肾者主水,受五脏六腑之精而藏之。"《灵枢》曰:"目者,五脏六腑之精也。"肾精充足则五脏六腑精气充足,目得精濡养才能发挥视物作用。肾精虚衰则视物不明,即《素问·脉要精微论》所言:"夫精明者,所以视万物,别白黑,审短长;以长为短,以白为黑,如是则精衰矣。""肝肾同源",即"乙癸同源",肝肾的精血相互滋养,《审视瑶函》曰:"肝经不足肾经病。"

本案的针灸治疗应以滋阴补肾、养肝明目为主。方中风池、太阳、头临泣清利头目;攒竹主治视物不清、复视,《针灸大成》:"攒竹主目眩眩,视物不明,泪出目眩,瞳子痒,目瞢,眼中赤痛及睑𥆧动不得卧。"外关、合谷为远部选穴,主治头面五官病;《太平圣惠方》:"目不明,生白翳;皮肤痂疥,遍身风疹;小儿疳眼;光明、阳陵泉联络肝胆气血,养肝明目。"悬钟、三阴交、太溪、太冲培补肝肾;养,供养,老,元老,养老穴常用于治疗老年人眼目昏花。明目地黄丸,《医略六书》曰:"方中熟地、萸肉补肾养肝;山药补脾益真阴;丹皮凉血退阴火;当归、川芎养血活血;茯苓、泽泻渗利湿热;麦冬、石斛滋阴润燥。配合成方,共奏滋阴补肾、养肝明目之功。"

# 病 案 4

| | |
|---|---|
| 国籍:匈牙利 | 首诊时间:2019-8-23 |
| 姓名:Lévai Z. | 性别:女　　　年龄:59岁 |

**主诉:**耳鸣10余年。

**现病史:**患者10年前因劳累后出现双侧耳鸣,时作时止,耳鸣如铃铛声,遇劳加重。右耳听力下降3年,左耳听力下降1年,查头颅CT示:未见异常。眩晕,腰膝酸软。纳食可,二便可。舌红,苔薄白,右脉沉细弱。

**既往史:**既往体健。

**诊断:**耳鸣耳聋(肾精亏虚)。

**治疗:**首诊,针刺双侧风池、听宫、听会、三阴交、悬钟、太溪、太冲;左侧外关、中渚;右侧养老。

8月27日二诊,针刺百会、印堂;双侧翳风、完骨;配合颈肩部拔罐。

8月30日三诊,诉左耳听力改善,右耳未见明显改变。上方基础上加刺右侧瘛脉、颅息、角孙。

9月3日四诊,诉右耳耳鸣声音较前减低,左耳越来越清晰。针刺百会、印堂;双侧风池、听宫、听会、翳风、完骨、三阴交、悬钟、太溪、太冲;左侧外关、中渚;右侧养老、瘛脉、颅息、角孙。

9月4日五诊,上方基础上加督脉拔罐。

9月9日六诊,诉右侧耳鸣夜晚鸣声较前减小,左耳明显改善,眩晕消失。针刺双侧风池、听宫、听会、翳风、完骨、三阴交、悬钟、太溪、太冲;左侧外关、中渚;右侧瘛脉、颅息、角孙、养老。

9月12日七诊,诉双侧耳鸣减轻,鸣声降低,耳鸣频率减少。上方去完骨、太溪、太冲,加双侧太冲透涌泉。

9月17日八诊,针刺双侧风池、听宫、听会、翳风、三阴交、悬钟、太冲透涌泉;左侧外关、中渚;右侧瘛脉、颅息、角孙、养老。

9月19日九诊,诉耳鸣好转,右侧耳鸣昨天夜间消失,耳鸣频率减少。针刺双侧风池、听宫、听会、翳风、养老、悬钟、三阴交、太溪、丘墟、太冲透涌泉;左侧外关、中渚;右侧瘛脉、颅息。

9月26日十诊,诉双耳听力明显提高,耳鸣好转,鸣声减小,鸣音降低,耳鸣频率减少。继续上方,配合背俞穴拔罐,以巩固治疗。

嘱其疗程结束休息2周,不适随诊。调饮食,慎起居,避免劳累,避免噪声,自灸养老穴,隔日灸,以巩固疗效。

**按语:**《景岳全书》曰:"耳为肾之窍,宗脉之聚所,肾气充足则耳目聪敏,肾气损伤,必致耳聩。"唐代王冰注云:"两肾在于腰内,故腰为肾之外腑。"

本案患者年老体虚,肾气逐渐虚愈,脑为髓海,肾精不足,精少髓亏,耳窍失养而发本病。针灸治疗以补肾填精、启闭聪耳为目的。针刺处方选取听宫、听会、耳门、完骨、风池、翳风、瘛脉、颅息、角孙穴,均为近部取穴,《针灸甲乙经》:"聋,耳中癫飕风,听会主之。"听会配耳门、翳风以疏导少阳经气、通窍聪耳;《灵枢·经脉》:"三焦手少阳之脉,……其支者,从膻中上出缺盆,上项,系耳后直上,出耳上角……;其支者,从耳后入耳中。出走耳前,过客主人前,交颊,至目锐眦。"故取手少阳三焦经腧穴中渚、外关可治疗耳部疾病;三阴交、悬钟、太溪、太冲可滋补肝肾、填精益髓;养老治疗老年性疾病;百会、印堂清利头目而定眩晕。

配合颈肩部、督脉拔罐以疏通背部经气,改善头面部气血运行。

# 病　案　5

| 国籍:匈牙利 | 首诊时间:2019-2-12 | |
| --- | --- | --- |
| 姓名:Róth L. | 性别:女 | 年龄:62岁 |

**主诉:**右侧耳鸣5年余。

**现病史:**患者5年前出现右侧耳鸣,鸣声如吹口哨音,每遇阴雨天加重,伴眩晕,畏寒,手足不温。1月前不明原因出现右侧口角麻木,查头颅CT、MRI均未见异常。小便频,夜间2次,大便偶有便秘。舌淡,苔薄白,脉沉细。

**既往史:**既往体健。

**诊断:**1.耳鸣(肾阳亏虚);2.血痹。

**治疗:**首诊,给予金匮肾气丸,10粒/次,2次/d。针刺百会、天地针;双侧足三里、三阴交、悬钟、太溪、太冲;左侧外关、中渚;右侧风池、听宫、完骨、地仓、养老。右侧口角阿是穴点刺放血。

2月16日二诊,诉针刺风池穴时耳鸣即止,右侧口角麻木范围缩小。上方加刺右侧听会、承浆。右侧口角阿是穴点刺放血。背俞穴拔罐。

2月18日三诊,诉耳鸣减轻,右侧口角麻木基本消失。上方处方去地仓、承浆及口角麻木点点刺放血,背俞穴拔罐。加刺右侧颔厌、悬颅、悬厘。艾灸气海至关元段,艾条悬起灸养老穴。

2月20日四诊,诉右侧耳鸣减轻,发生频率减少,鸣声降低,右侧口角麻木消失。上方继续巩固治疗。

2月25日五诊,诉右侧耳鸣基本消失。上方改灸命门至腰阳关段。

2月27日六诊,针刺百会、天地针;双侧足三里、三阴交、悬钟、太溪、太冲;左侧外关、中渚;右侧风池、听会、完骨、养老。艾灸命门至腰阳关段。

3月4日七诊,诉右侧耳鸣消失,右侧口角麻木及眩晕症状消失。欲继续巩固治疗。针刺百会、四神聪、天地针;双侧足三里、三阴交、悬钟、太冲透涌泉;左侧外关、液门;右侧风池、率谷、听会、养老。艾灸气海至关元段。

3月8日八诊,针刺至阳、命门、腰阳关;双侧督俞、膈俞、胆俞、肾俞、三焦俞、委中、悬钟、三阴交、太溪。灸中脘、关元。

3月11日九诊,针刺百会、四神聪、神庭、天地针;双侧风池、头临泣、足三里、丰隆、阴陵泉、三阴交、悬钟、太溪、太冲;右侧率谷、完骨。艾灸百会、养老穴。

3月13日十诊,诉经过一个疗程的治疗,右侧耳鸣、右侧口角麻木感、眩晕症状均消失。针刺至阳、命门、腰阳关;双侧督俞、膈俞、胆俞、肾俞、三焦俞、委中、悬钟、三阴交、太溪。艾灸中脘、关元。嘱患者一个疗程后休息2周。自服中药及灸疗,2周后继续治疗。耳部按摩,将双手掌搓热,用掌心捂双耳,然后双手松开,如此重复30次;鸣天鼓,双手放在耳后枕骨上,用双手手掌捂住双耳,手指放于后枕部。示指压于中指之上,示指、中指交叉轻弹后枕部,连续轻敲60下。穴位按摩,用示指或拇指按揉耳前3穴,每个腧穴按揉5min。

　　**按语:**肾开窍于耳,耳为肾之外窍,内通于脑。《灵枢·脉度》云:"肾气通于耳,肾和则耳能闻五音矣。"《灵枢·海论》曰:"髓海不足则脑转耳鸣。"《灵枢·口问》曰:"上气不足,脑为之不满,耳为之苦鸣。故人于中年之后,每多耳鸣,如风雨,如蝉鸣,如潮声者,皆是阴衰肾亏而然。"肾阳亏虚,下焦气化不行,水饮不得外排,留于体内,广泛为病,泛溢肌肤则为水肿,上射于肺则为咳喘,凌于心则为心悸,而循经上犯耳窍,则发为耳鸣、耳聋。

　　本案治疗针刺以近部选穴配合远部选穴为主,重用灸疗,同时配合金匮肾气丸,共奏补益肾阳、启闭聪耳之功。疗程间歇给予患者饮食起居指导,配合耳部按摩、穴位按摩以及鸣天鼓,以达醒脑开窍、聪耳定眩之功。

# 病　案　6

| | |
|---|---|
| 国籍:匈牙利 | 首诊时间:2020-6-17 |
| 姓名:Ragacs T. | 性别:男　　　年龄:59岁 |

　　**主诉:**听力下降半年。

　　**现病史:**患者半年前无明显诱因出现双侧听力下降,无耳鸣,有疲乏感,头昏蒙。左侧膝关节及踝关节疼痛。偶尔胃脘部烧灼感,食后腹胀,无腹痛,无反酸。睡眠可,二便可。舌淡体胖,苔白,边有齿痕,脉沉滑。

　　**既往史:**高血压病。

**诊断：**耳聋（痰浊上扰）。

**治疗：**首诊，针刺百会；双侧头维、听宫、听会、完骨、天枢、足三里、三阴交；左侧鹤顶、膝关、膝阳关、丰隆、昆仑；右侧养老、阴陵泉。左膝关节拔罐。

7月8日二诊，诉头昏蒙减轻，针刺后左膝及踝关节疼痛消失。上方加刺双侧梁门、内庭；左侧液门；右侧翳风、外关；中脘拔罐。

7月15日三诊，诉听力较前清晰，左膝关节及踝关节疼痛消失，胃脘部灼热感基本消失。针刺百会、天地针；双侧听宫、听会、完骨、梁门、天枢、足三里、三阴交、太溪；左侧外关、液门；右侧养老、阴陵泉。颈肩部拔罐。

7月31日四诊，诉听力改善，头昏蒙消失，腹胀减轻。针刺大椎、至阳、命门、腰阳关；双侧完骨、翳风、率谷、脾俞、胃俞、肾俞、委中、太溪。中脘拔罐。

**按语：**《素问·玉机真藏论》云："脾为孤脏……其不及则令人九窍不通。"阐明脾与耳病发病的病理生理关系。李杲通过对大量临床实践总结，得出头面五官九窍是以脾胃为根本，如《脾胃论·胃胜衰论》云："脾胃强健……九窍通利也。"《脾胃论·脾胃虚实传变论》亦言："九窍者，五脏主之，五脏皆得胃气乃能通利。"

本案患者脾胃虚弱，内生痰湿，痰浊上扰清窍而发本病。针灸治疗以健脾利湿、化痰通窍为治则。针刺处方以局部配合远部腧穴，结合随症加减配穴，选取百会、头维以清利头目；听宫、听会、完骨通窍聪耳；天枢、足三里、三阴交、丰隆、阴陵泉健脾利湿化痰；大椎、至阳、命门、腰阳关以通阳化湿；鹤顶、膝关、膝阳关以强筋健骨、通络止痛。中脘拔罐以清胃腑之痰。

# 病 案 7

国籍:匈牙利　　　　　　首诊时间:2020-9-22

姓名:Olah B.　　　　　性别:女　　　　年龄:32岁

**主诉:**双侧耳聋1年半。

**现病史:**患者于2018年11月患右侧中耳炎及右侧面神经炎,即出现听力减退。2019年2月右耳再次患中耳炎以致右耳听力完全丧失。2019年3月左耳神经发炎,听力逐渐下降。2018年12月及2019年2月右耳分别行2次手术。现右耳听力完全丧失,左耳略有听力,双耳均佩戴助听器。纳食可,睡眠可,夜间1次小便,大便可。舌红边有齿痕,苔薄白,脉细弱。

**既往史:**既往体健。

**诊断:**耳聋(气血亏虚)。

**治疗:**首诊,针刺双侧听宫、听会、颧髎、完骨、率谷、血海、阴陵泉、三阴交、悬钟、太溪、太冲;左侧液门、足三里;右侧养老、外关、丰隆。

9月24日二诊,诉上次针刺治疗后自觉身体舒服,无不适。针刺双侧听宫、听会、下关、血海、三阴交、太溪、太冲;左侧翳风、中渚、外关、足三里、悬钟;右侧养老、液门、阴陵泉、丰隆。

9月29日三诊,嘱自灸百会、气海、关元、足三里、涌泉。针刺百会、天地针;双侧下关、完骨、血海、三阴交、太溪;左侧液门、悬钟、足三里;右侧丰隆、外关。

10月1日四诊,诉自觉舒服,无不适。嘱其坚持艾灸,夜间取下助听器后观察听力是否有改变。针刺百会;双侧听宫、听会、完骨、下关、三阴交、太溪、太冲;左侧养老、足三里;右侧外关、阴陵泉、丰隆。

10月6日五诊,今日给予中药汤药治疗,如无不适继续服药,并根据病情进行药物调整。针刺双侧完骨、听宫、听会、下关、血海、三阴交、悬钟、太溪、太冲;左侧外关、足三里;右侧养老、中渚、阴陵泉、丰隆。给予益气聪明汤6剂:

| | | | |
|---|---|---|---|
| 黄芪15g | 升麻10g | 炒黄柏6g | 葛根10g |
| 蔓荆子g | 党参20g | 甘草10g | 白芍10g |

10月8日六诊,诉口服汤药后无不适。针刺双侧角孙、听宫、听会、完骨、翳风、三阴交、悬钟、太溪、太冲;左侧外关、液门、血海、丰隆;右侧养老、中渚、梁丘、阳陵泉。

10月15日七诊,诉自觉身体越来越舒服。针刺双侧角孙、听宫、听会、完骨、中渚、阴陵泉、太溪;左侧足三里、悬钟、太冲;右侧养老、阳陵泉、三阴交、丘墟。继续给予中药汤剂5剂。

10月22日八诊,诉耳朵近距离可听见声音,离开一段距离即听不到声音。欲调理身体,增强免疫力。针刺双侧翳风、角孙、听宫、听会、血海、三阴交、悬钟、太溪、太冲;左侧外关、中渚、足三里;右侧养老、丰隆。

10月29日九诊,针刺时取掉助听器可与医生进行简单交流,反应较可。今日自觉背部僵硬不适。针刺大椎;双侧听宫、听会、完骨、天宗、肩贞、肝俞、胆俞、肾俞、委中、太溪;左侧外关、中渚;右侧养老。颈肩背部拔罐。继续给予中药汤剂5剂。

11月5日十诊,诉欲巩固治疗。针刺双侧完骨、翳风、听宫、听会、角孙、血海、阴陵泉、三阴交、太溪、太冲;左侧中渚。

**按语:**中医关于耳聋的最早定义见于《左传·僖公二十四

年》:"耳不听五声之和谓之聋。"《古今医统大全·耳病门》卷六十二说:"心虚血耗必致耳聋、耳鸣。"

本案治疗以健脾胃、益气聪耳为治则,以耳区局部腧穴及手足少阳、阳明经穴为主。听宫为治疗耳鸣常用腧穴,《循经考穴编》:"耳虚鸣痒,或闭塞无闻,或耳出清汁。"翳风配听宫主治耳鸣、耳聋,《针灸大成》:"主耳鸣耳聋,口眼歪斜,脱颌颊肿,口噤不开,不能言。"外关疏调少阳经气、启闭聪耳,《针灸甲乙经》:"耳焞焞浑浑,(聋)无所闻,外关主之。"《针灸甲乙经》:"聋,耳中癫飕风,听会主之。"中药益气聪明汤以健脾和胃、益气聪耳。方中黄芪、党参补脾胃;甘草和脾胃;葛根、升麻、蔓荆子清阳升发,能入阳明,鼓舞胃气上行头目,中气既足,清阳上升,则九窍通利,耳聪目明矣。白芍敛阴和血;黄柏补肾生水,盖目为肝窍,耳为肾窍,故又用二者平肝滋肾也。

# 病　案　8

| 国籍:匈牙利 | 首诊时间:2019-3-6 | |
| --- | --- | --- |
| 姓名:Potzner A. | 性别:男 | 年龄:37 岁 |

**主诉:**鼻痒、打喷嚏、鼻流清涕7年。

**现病史:**患者7年前因对春夏两季花粉过敏,出现鼻痒、打喷嚏、鼻流清涕,严重时眼痒、耳痒、咽痒,口服抗过敏药物治疗。口干,纳食可,睡眠欠佳,多梦。二便可。舌红,苔薄白,边有齿痕,脉细数。

**既往史:**既往体健。

**诊断：**鼻鼽（肺肾阴虚）。

**治疗：**首诊，给予补中益气丸。针刺上星、印堂、天地针；双侧风池、太阳、完骨、迎香、内关、鱼际、足三里、三阴交、照海。背俞穴闪罐、留罐。

3月13日二诊，诉过敏症状好转。针刺大椎、至阳；双侧风池、肺俞、膏肓俞、督俞、脾俞、肾俞、太溪。背俞穴闪罐、留罐。

3月15日三诊，诉症状有反复，鼻塞，流清涕，眼、咽及耳痒。针刺双侧风池、肺俞、膏肓俞、督俞、膈俞、脾俞、肾俞、太溪。给予中药汤剂4剂：

| | | | |
|---|---|---|---|
| 黄芪20g | 菊花10g | 玄参20g | 白芍10g |
| 桔梗10g | 甘草6g | 辛夷6g | 大枣10g |
| 蝉蜕12g | 桑叶10g | 太子参15g | |

3月22日四诊，诉打喷嚏频率减少，鼻塞，眼、耳及咽痒症状均好转。针刺上星、印堂、引气归元；双侧风池、太阳、完骨、迎香、内关、鱼际、足三里、三阴交、照海。继续给予中药汤剂7剂。

自4月1日至6月6日间断性治疗近一个疗程后其过敏症状得到了有效控制。嘱其三伏贴做穴位贴敷疗法，平素练习八段锦以增强抗病能力。

**按语：**《黄帝内经》中即有关于该病的记载，如《素问·脉解》指出："所谓客孙脉，则头痛、鼻鼽腹肿者，阳明并于上，上者则其孙络太阴也。故头痛、鼻鼽、腹肿也。"肺居胸中，为五脏六腑之华盖，上连气道、喉咙，开窍于鼻，合称肺系。本病病位在鼻，与肺脾肾有关。本案辨证为肺肾阴虚证，治疗培补正气、通利鼻窍。针刺选局部腧穴以宣通鼻窍；引气归元以治心肺、调脾胃、补肾气；鱼际清肺热；照海滋肾阴；《针灸大成》："上星穴主治面赤肿，头风，头皮肿，面虚，鼻中息肉，鼻塞头痛，疟振寒，热病汗不出,目眩,目睛肿,不能远视,口鼻血不止。"中药汤剂中黄芪补中益气;太子参益气健脾、生津润肺;玄参清热凉血、滋阴降火;辛夷宣通鼻窍;桔梗宣肺利咽;菊花清肝明目;白芍养血敛阴;甘草补中益气;大枣健脾益气;蝉蜕清热利咽;桑叶清肺润燥、清肝明目。

## 病 案 9

| 国籍:匈牙利 | 首诊时间:2020-6-16 |
| --- | --- |
| 姓名:Radnóti B. | 性别:男 年龄:14岁 |

**主诉:**鼻塞、鼻流清涕、打喷嚏5年。

**现病史:**患者足球运动员,5年前开始出现对花粉过敏,春夏季严重,鼻塞、鼻流清涕、打喷嚏、头痛、咽痒,偶尔眼痒以及皮肤瘙痒。睡眠可,纳食可,二便可。舌红,花剥苔,脉浮。

**既往史:**既往体健。

**诊断:**鼻鼽(肺气虚寒)。

**治疗:**首诊,针刺百会、上星、印堂、气海;双侧风池、迎香、太渊、足三里。

7月6日二诊,诉鼻流清涕频率减少。针刺上星、印堂;双侧风池、迎香、内关、太渊、足三里。

8月31日三诊,诉夜间过敏症状缓解,晨起鼻塞、流清涕、打喷嚏、咽痒症状减轻。针刺百会;双侧风门、肺俞、膏肓俞、脾俞、肾俞、足三里。

嘱其自灸肺俞,隔日1次,灸后饮温水。

按语:《灵枢》言:"鼻者,肺之官也。"肺开窍于鼻,在液为涕。《诸病源候论·卷二十九·鼻病诸候》曰:"肺气通于鼻,其脏为风冷所伤,故鼻气不宣利,壅塞成齆。"《景岳全书》也有:"凡由风寒而鼻塞者,以塞闭腠理,则经络壅塞而多鼽嚏。"《灵枢·本神》曰:"肺气虚则鼻塞不利,少气,实则喘喝胸盈仰息。"《诸病源候论·卷二十九》曰:"肺气通于鼻,其脏有冷,冷随气入乘于鼻,故使津涕不能自收。"故肺气虚寒,卫表不固,则腠理疏松,风寒乘虚而入,邪聚鼻窍,正邪相搏,肺气不宣,津液停聚,遂致喷嚏、流清涕、鼻塞等。本案针刺上星、印堂宣通鼻窍;太渊为手太阴经之原穴,补益肺气;足三里益气健脾;风门发散风寒;肺俞补益肺气;膏肓俞补益虚损。

## 病 案 10

| 国籍:匈牙利 | 首诊时间:2019-4-23 |
| --- | --- |
| 姓名:Tarjányi T. | 性别:男   年龄:33岁 |

**主诉:**鼻塞,鼻流白涕3年。

**现病史:**患者长期晚睡,3年前出现鼻塞,鼻流白涕,口苦咽干,咽部不适,不能唱歌。胃脘部疼痛,有灼热感,反酸。经常出现肩背部疼痛,偏头痛。睡眠欠佳,长期晚睡。二便可。舌红,苔黄,脉沉弦数。

**既往史:**高血压病。

**诊断:**1.鼻渊(胆腑郁热);2.胃脘痛。

**治疗:**首诊,针刺上星、印堂、天突、廉泉、膻中、中脘;双侧风池、通天、迎香、梁丘、阳陵泉、丘墟、侠溪。双侧肝俞、胆俞刺络拔罐。嘱其调整作息规律,避免熬夜,有利于疾病的恢复。

4月30日二诊,诉鼻塞症状改善。胃脘痛消失。上方加天突、膻中拔罐5min。

5月8日三诊,诉上周工作压力较大,背痛,血压最高170/100mmHg。嘱其规律服用降压药,监测血压。上方加刺双侧太冲。双侧耳尖点刺放血。背部闪罐、留罐。

5月15日四诊,诉鼻塞症状消失,鼻流白涕的症状改善,咽部偶有不适。口服降压药,目前血压较稳定。针刺上星、印堂、天突、廉泉、膻中;双侧风池、通天、迎香、阳陵泉、丘墟、侠溪。胃脘部、腹部闪罐、留罐。

**按语:**鼻渊是以鼻流腥臭浊涕、鼻塞、嗅觉减退为主症的病证,重者又称"鼻漏"。早在《黄帝内经》中即对本病就有记载,并曰:"鼻渊者,浊涕下不止也。"《灵枢·邪气脏腑病形》指出:"十二经脉三百六十五络,其血气皆上于面而走空窍。其宗气上出于鼻而为臭。"《素问·气厥论》曰:"胆移热于脑,则辛颏鼻渊。"本病病位在鼻,肺开窍于鼻,足阳明胃经起于鼻。

本案患者,长期晚睡,胆失疏泄,胆腑郁久化热而发本病。治疗以疏肝利胆、通利鼻窍为治则。针刺处方选取局部腧穴风池、上星、印堂、迎香,以清郁热而通利鼻窍;通天善通鼻窍;天突、廉泉清热利咽;膻中宽胸理气;中脘、梁丘通调腑气、和胃止痛;阳陵泉、丘墟、侠溪清泻肝胆郁热。肝俞、胆俞刺络拔罐,以加强清泻肝胆郁热之功效。双侧耳尖点刺放血以辅助降压。

# 病　案　11

| 国籍:哈萨克斯坦 | 首诊时间:2019-8-28 |
| --- | --- |
| 姓名:Uibossyn | 性别:女　　年龄:51 岁 |

**主诉:**咽部红肿疼痛 3d。

**现病史:**患者 3d 前外感风热后出现咽部红肿疼痛,吞咽时疼痛明显,轻微咳嗽。颈源性头痛,过度使用手机后颈项疼痛伴短暂几秒钟头痛。经常性腰痛,疼痛位于腰部正中。查 MRI 示:腰椎间盘突出症。腹胀,睡眠尚可,小便黄,大便秘结,1 次/3~4d。舌红,苔薄黄,脉浮数。

**既往史:**胆囊切除术。

**诊断:**喉痹(外感风热)。

**治疗:**首诊,给予小柴胡颗粒、健脾丸。针刺廉泉、天突;双侧天容、天枢、少商、商阳、支沟。双侧少商、商阳点刺放血。大椎刺络拔罐。

9 月 4 日二诊,诉咽喉红肿、疼痛明显减轻,吞咽时疼痛不明显,腹胀减轻。针刺天突、廉泉、印堂、天地针;双侧气穴、气旁、照海;右侧列缺。

9 月 10 日三诊,诉咽痛消失,睡眠可,便秘缓解,1 次/1~2d。今日自觉腰痛。针刺脊柱阿是穴;双侧痞根、肾俞、大肠俞、委中、昆仑。督脉拔罐。

9 月 16 日四诊,诉咽痛消失,腹胀减轻,腰痛减轻,但右侧腰骶部仍有不适,大便每日 1 次。针刺腰阳关、十七椎;双侧痞根、委中、昆仑;右侧腰骶部阿是穴2穴、环跳。腰骶部刺络拔罐。治疗后诉右侧腰骶部疼痛消失。

**按语:**喉痹一词首现于《黄帝内经》。《黄帝内经太素》中提到:"喉痹舌卷,口中干,烦心心痛,臂内廉痛,不可及头,取手小指次指爪甲下,去端如韭叶。"汉代张仲景《伤寒论》中有记载:"伤寒先厥后发热,下利必自止,而反汗出,咽中痛者,其喉为痹。"隋代巢元方《诸病源候论》中记载:"喉痹者,喉里肿塞痹痛,水浆不得入也,人阴阳之气出于肺循喉咙而上下也。风毒客于喉间,气结蕴结而生热,故喉里肿塞而痹痛。"《太平圣惠方》曰:"风邪热气,搏于脾肺,经络不通,邪热冲上,上焦壅滞而令咽喉痛也。"

本案患者外感风热之邪,风热邪毒外袭侵肺,导致肺气不宣,邪热蒸结于咽,气血壅滞,而发本病。本病病位在咽喉,治疗以清热利咽为治则,首诊选取廉泉、天突为局部选穴以清热利咽;天容位于咽喉附近,强于清热利咽;少商、商阳为循经远部取穴,配合点刺放血,以加强清热利咽之功;天枢、支沟通调腑气、润肠通便;大椎刺络拔罐以泻热。

# 病　案　12

| | |
|---|---|
| 国籍:匈牙利 | 首诊时间:2019-11-15 |
| 姓名:Kanakaridu V. | 性别:女　　　　年龄:57岁 |

**主诉:**声音嘶哑3周。

**现病史:**患者职业是教师,经常用嗓子,3周前上呼吸道感染,突然出现喑哑,咳绿色脓痰,当地医院做盐水雾化吸入后症状略有改善。有咽痛,偶尔干咳,无痰。双侧膝痛,左侧严重。胰岛素拮抗。胃脘部不适,纳食可。睡眠欠佳,睡眠深度不够,寐而不酣。小便可,大便秘结。舌暗,苔薄白,边有齿痕,脉细数。

**既往史:**左侧膝关节术后。

**诊断:**1.喑哑(风热壅肺);2.膝痹;3.不寐。

**治疗:**首诊,给予胖大海、板蓝根颗粒。针刺天突、廉泉;双侧安眠、天枢、尺泽、少商、鹤顶、膝关;左侧合谷;右侧支沟、鱼际。双侧少商、商阳点刺放血。

11月18日二诊,诉咽痛、膝痛均减轻。针刺廉泉、天突;双侧少商、商阳、列缺、足三里、梁丘、内膝眼、外膝眼、尺泽。天突、膻中及双侧中府小号玻璃罐拔罐5min。

11月19日三诊,咽痛消失,声音较前清亮,膝痛明显减轻。上方配合双侧肺俞、大肠俞刺络拔罐。

11月20日四诊,诉3周前上呼吸道感染,咳绿色脓痰,现在除针刺外仍做盐水雾化吸入。建议停止盐水雾化吸入。上方配合给予中药汤剂3剂:

| 前胡10g | 桔梗10g | 苦杏仁10g | 紫苏子10g |
| 蝉蜕6g | 陈皮6g | 甘草6g | 百合10g |
| 枇杷叶10g | | | |

11月25日五诊,诉喑哑好转65%,声音较前清亮。加刺颈部阿是穴左右各1穴。中药3剂加黄芩10g,余同。

11月29日六诊,诉喑哑好转80%。二便正常。膝痛明显减轻。针刺廉泉、天突、中脘、下脘;双侧天枢、尺泽、少商、鹤顶、足三里;左侧内膝眼、外膝眼。天突小号玻璃罐拔罐5min。

12月2日七诊,诉喑哑明显好转95%,声音清亮,胃脘部不适减轻。嘱其继续饮胖大海,咽痛时口服板蓝根,平时讲课可配合服用补中益气丸。针刺廉泉、天突、中脘、下脘、气海;双侧天枢、少商、商阳、阴陵泉、足三里、三阴交、悬钟;右侧鱼际。给予中药汤剂3剂,加竹茹10g、黄芪10g,余同。

**按语**:喉喑又称"失音""喑哑",教师、播音员较易罹患本病。《灵枢·忧恚无言》:"喉咙者,气之所以上下者也;会厌者,音声之门户也;口唇者,音声之扇也;舌者,音声之机也;悬雍垂者,音声之关也;颃颡者,分气之所泄也;横骨者,神气所使,主发舌者也。"本病病位在咽喉,声音处于肺而根于肾。

本案患者,职业为教师,平时用嗓较多,经常出现声音嘶哑的症状,本次外感风热之邪,风热邪毒外袭侵肺,导致肺气不宣,邪热蒸结于咽,气血壅滞,而发本病,针灸治疗以针刺为主,重用刺络放血疗法,以加大清热利喉开音之功。配合中药以宣肺理气、利咽开音。方中前胡散风清热、降气化痰;桔梗宣肺利咽、祛痰排脓;苦杏仁降气止咳、润肠通便;紫苏子降气化痰、润肠通便;蝉蜕疏风清热利咽;陈皮理气健脾、燥湿化痰;甘草补中益气、祛痰止咳;百合润燥止咳;枇杷叶、黄芩泻火解毒、清热燥湿。胖大海可清热润肺、利咽开音、润肠通便;板蓝根颗粒可清热解毒、凉血利咽。

# 病 案 13

| | |
|---|---|
| 国籍:匈牙利 | 首诊时间:2020-2-17 |
| 姓名:Dombi V. | 性别:女　　年龄:17岁 |

**主诉**:口气臭秽7月。

**现病史**：患者平素嗜食辛辣刺激之品，自觉口气臭秽，渴喜冷饮，无咳嗽，无咳痰，无口腔疾患。双侧面颊、下颌部、额部及背部痤疮。学习压力较大，月经不调，经期紊乱，有痛经。对麸制品过敏，2周前出现腹胀，咽痛3d。睡眠可，纳食可，小便黄，大便可。舌尖红，苔薄白，脉滑数。

**既往史**：右侧卵巢囊肿。

**诊断**：1.口臭（胃肠湿热）；2.痤疮。

**治疗**：首诊，嘱其每日清晨空腹饮温水，注意观察口气及大便情况。给予小柴胡颗粒、逍遥丸，经前1周至经期服用，10粒/次，2次/d。针刺双侧天枢、二间、疏肝穴、太冲、内庭、足通谷；围刺面部痤疮局部。双侧胃俞、大肠俞刺络拔罐。

3月6日二诊，诉口气偶尔不清新，痤疮好转，腹胀消失，小便正常。嘱其早晨空腹饮温水，早晚淡盐水漱口。针刺承浆、中脘、下脘；双侧阳白、颧髎、天枢、二间、疏肝穴、太冲、内庭；右侧合谷。大椎及双侧肺俞、膈俞刺络拔罐。

6月24日三诊，诉口气清晰，腹胀及咽痛消失。针刺承浆、中脘、下脘；双侧阳白、颧髎、天枢、子宫、二间、三阴交、疏肝穴、太冲、内庭。大椎及双侧胃俞、大肠俞刺络拔罐。

**按语**：各代医家对口臭的病因病机有着不同的阐述，宋代赵佶的《圣济总录·口齿门》曰："口者脾之候，心脾感热蕴积于胃。变为腐糟之气，府聚不散，随气上出熏发于口，故令臭也。"明代李时珍《本草纲目》曰："口臭是胃火、食郁。"清朝吴谦《医宗金鉴》云："口出气臭，则为胃热。"张子和的《儒门事亲》云："肺金本主腥，金为火所炼次主焦臭，故如是也。"元代危亦林《世医得效方》曰："劳郁则口臭，凝滞则生疮。"明代龚廷贤《寿世保元》曰："口臭，牙龈赤烂，腿膝痿软……此肾经虚热。"口为肺胃之门户，脾气通于口，心开窍于舌,肾之经脉夹舌本。口臭的病位主要在脾胃,与心、肝、肺、肾也密切相关。病因主要责之于火热、湿热、食积、阴虚等。

本案患者平素嗜食辛辣厚味,酿生湿热而发。针刺治疗选用内庭、二间以清泻阳明之热,配合胃俞、大肠俞、大椎刺络拔罐以加强清热之功。小柴胡颗粒清热解表利咽;逍遥丸用以疏肝健脾、养血调经。

## 病　案　14

| 国籍:克罗地亚 | 首诊时间:2019-10-4 | |
| --- | --- | --- |
| 姓名:Ragacs T. | 性别:男 | 年龄:38岁 |

**主诉:**牙痛2周余。

**现病史:**患者2周前右侧上牙齿断裂,牙医给其做了假牙,但因假牙太大,引起局部疼痛。目前牙医已经调整了假牙大小,现右侧上牙齿仍有疼痛不适,牙龈红肿,口气臭秽,口渴,欲借助针灸止痛。睡眠可,纳食可,小便可,大便干。舌红,苔薄黄,边有齿痕,脉沉数。

**既往史:**既往体健。

**诊断:**牙痛(足阳明经证,胃火牙痛)。

**治疗:**首诊,针刺双侧合谷、三间、陷谷、内庭;右侧下关、颊车、地仓。诉针刺后疼痛即止,自觉很舒服。嘱其近期注意饮食,勿食用生冷、辛辣、鸡肉、羊肉等。给予中药汤剂3剂:

生地10g　　当归10g　　丹皮9g　　黄连6g

升麻9g

　　**按语**：本案患者上牙齿疼痛不适，牙龈红肿，口气臭秽，口渴，《灵枢·经脉》："胃足阳明之脉，起于鼻，交颎中，旁约太阳之脉，下循鼻外，入上齿中……"依据发病部位辨经为足阳明经证，四诊合参辨证为胃火牙痛。针刺右侧下关、颊车、地仓均为局部选穴，以疏泄局部经气、消肿止痛；陷谷、内庭分别为足阳明胃经的输穴、荥穴，以清泻阳明火热、消肿止痛；合谷、三间为同名经取穴，以加强清泻阳明火热、消肿止痛之功。中药汤剂清胃散以清胃凉血，主治胃火牙痛。方中苦寒之黄连为君药，泻胃腑之火。升麻清热解毒，升而能散，故为臣药，可宣达郁遏之伏火，有"火郁发之"之意；胃热则阴血亦必受损，故以生地凉血滋阴；丹皮凉血清热，皆为臣药。当归养血和血，为佐药。升麻兼以引经为使。诸药合用，共奏清胃凉血之功。

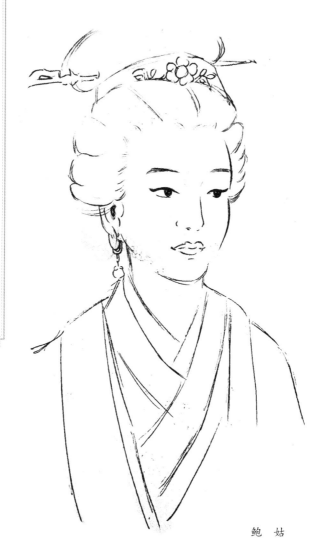

第六篇　其他病证

鲍姑

# 病　案　1

| | |
|---|---|
| 国籍:匈牙利 | 首诊时间:2020-7-6 |
| 姓名:Hös S. | 性别:女　　年龄:32岁 |

**主诉:**疲乏、健忘1年余。

**现病史:**患者自幼性格内向,1年前因孩子2岁需要照顾,自觉压力大,思虑过度,后逐渐出现疲乏、记忆力减退、健忘、注意力很难集中、多汗、脱发。纳食欠佳,喜食甜食,食后腹胀。睡眠欠佳,11点入睡,凌晨5点醒来,晨起疲乏。小便可,大便溏薄。舌暗体胖,舌体湿滑,苔薄白,边有齿痕,脉沉滑。

**既往史:**既往体健。

**诊断:**1.虚劳(心脾两虚);2.不寐。

**治疗:**针刺百会、引气归元;双侧天枢、大横、血海、阴陵泉、足三里、三阴交;左侧神门;右侧太白。给予中药归脾汤加减7剂:

| | | | |
|---|---|---|---|
| 干姜6g | 大枣10g | 党参20g | 炙黄芪20g |
| 柴胡12g | 炒白术10g | 茯苓10g | 远志6g |
| 当归10g | 浮小麦15g | 炙甘草3g | |

2周后电话随访,上述症状均有改善,疲乏感减轻,腹胀消失。嘱其自灸气海至关元段以补益气血。畅情志,适劳逸,参与户外运动,加强营养,均衡饮食,避免嗜食甜食。

**按语:**慢性疲劳综合征属于中医学"虚劳""五劳"等范畴,与情志内伤、饮食不调、劳累过度等有着极为密切的联系。心主血藏神,脾统血主思,忧思过度,会导致气血亏虚而发本病。针灸处选取引气归元以治心肺、调脾胃、补肝肾；天枢、大横通调腑气；太白、神门健脾养心；血海、阴陵泉、足三里、三阴交健脾和胃、化生气血。

# 病 案 2

| 国籍：匈牙利 | | 首诊时间：2020-3-5 |
| --- | --- | --- |
| 姓名：Szabóné F.A. | 性别：女 | 年龄：58 岁 |

**主诉：**疲乏 2 年余。

**现病史：**患者 2 年前出现疲乏，充分休息后仍不能缓解，脱发严重，偶尔有心悸。颈肩部不适，手足心热，血脂高于正常值，食欲佳，体重增加，形体肥胖，欲减肥。胃脘部灼热感，心烦，睡眠欠佳，入睡困难。二便可。舌尖红，苔薄黄，脉沉细数。

**既往史：**高脂血症。

**诊断：**虚劳（心肾不交）。

**治疗：**首诊，针刺百会、神庭、印堂、中脘透下脘、下脘透水分、气海、关元；双侧天枢、带脉、滑肉门、水道、梁丘、阴陵泉、丰隆、太溪；左侧神门；右侧照海；双侧内庭点刺放血；腹部闪罐、留罐。针后即诉疲乏感减轻，自觉有力量。

3 月 10 日二诊，诉疲乏、脱发改善，胃脘部烧灼感消失，偶尔心悸。针刺膻中、天地针；双侧内关、天枢、大横、滑肉门、水道、梁丘、阴陵泉、丰隆、三阴交、太溪。针后诉心悸症状消失。

**按语：**《虚损启微》是论述虚损的中医专著，系清代医家洪缉庵所撰，该书系统地论述了虚劳的病因病机、辨证论治、传变预后等内容,具有很高的学术价值,至今仍对临床治疗虚损相关性疾病具有较强的指导意义。虚损以脏腑阴阳气血亏虚为基本病机。洪缉庵认为,虚劳日久不论阴阳皆能传变,并引述《难经》"五损"论点加以阐释,同时提出自己的学术观点。并指出:"有谓男子自肾传心肺肝脾,女子自心传肺肝脾肾者,此其说不可信也。"认为虚损根据发病因素,传变具有不同的特点:"凡思虑劳倦外感等则伤阳,伤于阳者,病必自上而下也。色欲醉饱内伤等则伤阴,伤于阴者,病必自下而上也。"

本案针刺印堂、百会、神庭以安神定志;太溪、神门交通心肾;膻中以理气宽胸;中脘透下脘、下脘透水分、气海、关元、阴陵泉、三阴交以健脾益气;胖人多痰湿,针刺天枢、带脉、大横、滑肉门、水道、梁丘、丰隆以健脾利湿而达减肥之功;内关宁心定悸;内庭点刺放血以清泻胃火。

# 病　案　3

| 国籍:中国 | 首诊时间:2020-10-15 | |
|---|---|---|
| 姓名:Jin W. | 性别:女 | 年龄:30岁 |

**主诉:**畏风畏寒,疲乏3年。

**现病史:**患者3年前产后出现畏寒,加衣后仍怕冷。畏风,吹风后易头痛。贫血,眩晕,疲乏,手足不温。平素月经不调,量少,经期5d,无痛经,有血块。面色苍白,睡眠欠佳,夜间醒来照看孩子,醒后很难再次入睡。纳食可,二便可。舌暗,苔薄白,边有齿痕,脉细弱。

**既往史:**既往体健。

**诊断:**1.虚劳(气血不足);2.月经不调;3.不寐。

**治疗:**嘱自灸气海至关元段;中脘至下脘段;艾条灸大椎、至阳、腰阳关、涌泉;三组交替进行,隔日灸1次,每次20~30min,灸后饮温水。给予中药汤剂14剂:

| | | | |
|---|---|---|---|
| 当归10g | 白术10g | 茯苓10g | 川芎6g |
| 大枣10g | 黄芪10g | 党参10g | 熟地20g |
| 炙甘草3g | 阿胶3g | 白芍10g | 酸枣仁10g |

**按语:**《黄帝内经》中有"血脱者,色白,天然不泽";"脑转耳鸣,胫酸眩冒,目无所见";"病名血枯,此得自少年时,有所大脱血"等描述。本案首诊自灸气海至关元段;中脘至下脘段;艾条灸大椎、至阳、腰阳关、涌泉;三组交替进行,隔日灸1次,每个部位20min,以健脾和胃、温阳益气、化生气血。给予十全大补汤,方中党参、白术、茯苓、甘草,补中益气、健脾养胃;当归、熟地黄、白芍、川芎,养血滋阴、补益肝肾;黄芪补气升阳;酸枣仁宁心安神。诸药合用,共奏益气养血之功。

# 病 案 4

| | |
|---|---|
| 国籍:中国 | 首诊时间:2020-7-24 |
| 姓名:Chi X. | 性别:女 年龄:39岁 |

**主诉:**疲乏无力半月余。

**现病史:**患者1个月前大便溏薄,有时每日2次,脐周疼痛。半月前突然高烧,体温最高41°,脐周隐隐作痛,恶心,干呕,咽喉肿痛。就诊于当地医院,核酸检测阴性,血液检查白细胞数 $2.06 \times 10^9/L$,医生考虑肠道炎症,给予退烧、消炎、补充电解质等治疗,治疗后体温恢复正常,无腹痛,无腹泻。出院时查白细胞数 $2.49 \times 10^9/L$,疲乏无力。B超、心电图、妇科检查均未见异常,劳累后心前区不适,有胸闷。面色淡白,纳食欠佳,食欲差,过饱或疲劳时恶心。睡眠欠佳,多梦,清晨4~5点醒来,二便可。舌暗,苔薄白,体胖边有齿痕,脉沉细。

**既往史:**过敏性鼻炎。

**诊断:**虚劳(脾胃虚弱)。

**治疗:**首诊,嘱自灸脾俞、胃俞。给予中药汤剂6剂:

| | | | |
|---|---|---|---|
| 党参20g | 黄芪20g | 白术10g | 茯苓10g |
| 川芎10g | 鸡内金15g | 当归10g | 干姜6g |
| 大枣10g | 焦山楂10g | 炙甘草6g | |

7月31日二诊,诉疲乏感减轻,自觉有力量,食欲好转,精神好,干呕、恶心症状消失,偶尔有胸闷,睡眠好转。平素经前2d乳房胀痛,痛经。舌淡,苔薄白,边有齿痕,脉沉细。给予逍遥丸,嘱其经前1周至经期服用;继续给予上方中药7剂。

8月18日三诊,诉口服中药后食欲佳,大便一日1次,成形。上方去大枣,加薏苡仁15g。

**按语:**白细胞减少症属于中医"虚劳""虚损"的范畴。《素问·通评虚实论》指出"精气夺则虚"。《灵枢·五禁》篇解释"夺"之意为"形肉已夺,是一夺也;大夺血之后,是二夺也;大汗出之后,是三夺也;大泄之后,是四夺也;新产及大血之后,是五夺也"。《素问·上古天真论》也将"竭其精,……耗散其真"作为虚劳发病的关键因素。《灵枢·本神》更指出了损伤脏腑真精导致虚损的严重后果,谓"是故五脏,主藏精者也,不可伤,伤则失守而阴虚,阴虚则无气,无气则死矣"。本案患者白细胞数$2.49 \times 10^9$/L,疲乏无力,面色淡白,纳食欠佳,食欲差。西医诊断为白细胞减少症,中医辨病为虚劳。首诊给予八珍汤加减,以益气补血。方中党参、黄芪益气养血;白术、茯苓健脾渗湿;川芎活血行气;鸡内金、焦山楂健胃消食;当归养血和营;干姜温中散寒;大枣补益脾胃、益气生津;炙甘草益气和中,调和诸药。二诊给予逍遥丸,经前1周至经期服用,以疏肝健脾调经。三诊上方去大枣,加薏苡仁以健脾利湿。

# 病　案　5

| | |
|---|---|
| 国籍:匈牙利 | 首诊时间:2019-2-26 |
| 姓名:Ruska L. | 性别:女　　　年龄:42岁 |

**主诉:**疲乏无力7月余。

**现病史:**患者去年6月查出患有宫颈癌,在当地医院行子宫部分切除手术,术后未做放疗、化疗。出院后自觉疲乏无力,逐渐加重,少气懒言。情绪欠佳,形体消瘦,皮肤苍白,手足冰凉。纳食欠佳,腹胀。入睡困难,睡眠欠佳,多梦。小便可,大便溏薄。舌淡,苔薄白,舌边有齿痕,脉沉细弱。

**既往史:**既往体健。

**诊断:**虚损(气血亏虚)。

**治疗:**首诊,给予十全大补丸,10粒/次,3次/d。针刺引气归元;双侧血海、足三里、三阴交、太冲;左侧神门;右侧内关。艾条悬起灸双侧足三里。

3月5日二诊,诉上次针刺后自觉身体舒服,夜间睡眠改善,入睡较前容易。6孔温灸器艾灸下脘至关元段。

3月16日三诊,诉疲乏感减轻,自觉较前有力量,情绪稳定,睡眠改善。针刺引气归元;双侧内关、血海、足三里、阴陵泉、三阴交、太冲。艾条悬起灸双侧足三里。

3月25日四诊,诉诸症均有改善。4孔温灸器艾灸命门至腰阳关段。

4月5日五诊,诉自觉有力量,精神可,食欲改善,睡眠改善,入睡容易。针刺天地针;双侧血海、足三里、丰隆、三阴交、太冲。6孔温灸器艾灸下脘至关元段。

4月16日六诊,诉经过针灸治疗后,整体状态良好,自觉有力量,手足转温,纳食、睡眠均明显改善,大便成形。4孔温灸器艾灸命门至腰阳关段。治疗后嘱其继续口服十全大补丸。自行艾灸双侧足三里,下脘至关元段,两组交替进行,隔日灸,灸后饮温水。避风寒,畅情志,适劳逸,均衡饮食。

**按语:**本案为宫颈癌手术后,损伤机体气血,气虚则症见疲乏无力,少气懒言,腹胀,便溏。血虚则面色苍白。舌淡,苔薄白,舌边有齿痕,脉沉细弱,为气血两虚之象。针灸以扶助阳气、温补气血为主。治疗采用针刺配合药物,并重用灸疗。方中引气归元以调脾胃、补肝肾;足三里为胃之下合穴,三阴交为足三阴经的交会穴,两穴相配,益气养血、健运脾胃;天地针由中脘、关元组成。腹针以神阙为中,关元为天,中脘为地。中脘是胃之募穴,胃与脾相为表里,有水谷之海之称;关元是小肠的募穴,别名丹田,有培肾固本、补气回阳之功,两穴合用具有补脾肾的功能;血海、阴陵泉健脾益气养血;太冲疏肝理气;内关、神门宁心安神。艾灸足三里,扶助正气、健运脾胃、益气养血;艾灸下脘至关元段,健脾益胃、温补肾阳;艾灸命门至腰阳关段以扶助阳气、温补气血。十全大补丸以温补气血。

# 病 案 6

| | |
|---|---|
| 国籍:匈牙利 | 首诊时间:2019-7-25 |
| 姓名:Varga Á. | 性别:男 年龄:18岁 |

**主诉:**诉心慌、胸闷2月余。

**现病史:**患者2年前吸烟,每天2包,吸烟成瘾。2月前戒烟后出现心慌、胸闷、气短、焦虑不安、恐惧等症状。曾吸毒,戒毒后身体不适,视力减退。舌尖红,苔黄,脉浮数。

**既往史:**既往体健。

**诊断:**戒断综合征。

**治疗:**针刺百会、印堂、膻中;双侧尺泽、内关、甜美穴、丰隆、太冲、丘墟;左侧神门;右侧列缺、照海。耳穴贴压:心、肺、口、胆、神门、交感。嘱其在有吸烟欲望时按压,忌揉搓,2~3d后自行摘取。

**按语:**戒断综合征,中医学无此病名。朱震亨曾指出:"今人虚劳咳嗽,多用粟壳止咳;湿热泄沥者,用之止涩。其止病之功虽急,杀人如剑,宜深戒之。"《救迷良方》中也有对鸦片的描述:"其味涩,故滞;其性热,故毒;其色青黑,故入肝肾;其臭香,故走而不守。"《本草汇言》中描述:"烟草,味苦辛,气热,有毒。"《不居集》中指出:"无病之人频频熏灼,津巧液枯,暗损天年。"

本案患者与长期吸烟有关,针刺以宁心清肺、安神除烦为主。取穴以心经、肺经腧穴为主。穴取百会、印堂、神门、膻中安神定志;太冲、丘墟疏肝利胆;内关宽胸理气、安神定悸;甜美穴为戒烟的经验效穴,位于列缺与阳溪连线中点;尺泽配丰隆可宣肺化痰、调和气血;列缺配照海宣肺利咽;耳穴贴压可疏肝解郁、宁心安神。

# 病　案　7

国籍:匈牙利　　　　　　　首诊时间:2020-10-20

姓名:Petrovszky I.　　　　性别:男　　　　　年龄:57 岁

**主诉:**形体肥胖15年。

**现病史:**患者15年前因饮食不节,加之运动量骤减,逐渐出现形体肥胖,面肥颈壅,项厚背宽,腹大腰粗,臀丰腿圆,肢体有沉重感,欲减肥,体重150kg,身高170cm。曾踢足球15年,膝关节磨损,现因工作长时间跪地致双侧膝关节疼痛。肩痛。长期吸粉尘导致呼吸困难,夜间严重。控制饮食,压力大,睡眠欠佳,夜间多次醒来,食后腹泻。舌红,苔白腻,脉沉滑。

**既往史:**高血压病。

**诊断:**1.肥胖症(痰湿壅滞);2.膝痹。

**治疗:**首诊,针刺中脘、下脘;双侧滑肉门、天枢、外陵、带脉、鹤顶、膝关、梁丘、丰隆、阴陵泉、阳陵泉、三阴交、太白。中脘及腹部拔罐。

10月30日二诊,诉体重减轻2kg,自觉身体沉重感减轻,膝痛明显减轻,血压130/90mmHg。针刺中脘透下脘、下脘透水分、气海、关元;双侧天枢、大横、滑肉门、水道、外陵、梁丘、鹤顶、内膝眼、外膝眼、膝关、膝阳关、丰隆、阴陵泉;左侧三阴交。腹部及膝关节拔罐。嘱其调饮食,少食肥甘厚味之品,健康饮食,适度功能锻炼。

1个月后电话随访,体重减轻10kg。

**按语:**中医对肥胖的认识,最早可见于《黄帝内经》,《灵枢·卫气失常》言"人有肥、有膏、有肉",指出了依据形体胖瘦程度,可分为肥人、膏人、肉人三种体型。其中,肥人因膏脂有余,蓄积于内而表现为形体丰腴。《黄帝内经》中谈到,人分为金、木、水、火、土五大类型,其中土型人(其为人黄色,圆面,大头,美肩背,大腹,美股胫,小手足,多肉)和水型人(其为人黑色,面不平,大头,广颐,小肩,大腹,动手足)最容易肥胖。中医认为肥胖症乃真元之气不足、痰湿内停所致。病因主要为痰湿瘀滞,其形成原因之一是饮食不节,恣食膏粱厚味,致脾胃功能失常,酿生痰湿而形成肥胖;二是情志失调,肝郁犯脾,致脾运失健,不能将水谷化为精微反而酿生痰湿,阳虚运血无力而为瘀滞,痰湿瘀滞交阻而为本病。

本案患者属痰湿壅滞型肥胖症。针刺滑肉门、外陵称为腹四关,可通调腑气,引脏腑之气向全身散布。滑肉门在腹针中对应区肩部,既能用于减肥,又有利于疏通肩部气血;带脉属足少阳胆经,为足少阳胆经与带脉的交会穴,以通调水道、健脾利湿;丰隆、梁丘、阴陵泉、太白以健脾利湿化痰;中脘、下脘健脾和胃、祛湿化痰。诸穴合用,共奏祛湿化痰、通经活络之功。

# 参 考 文 献

1.黄帝内经·素问[M].太原:山西科学技术出版社,2019.

2.黄帝内经·灵枢[M].北京:中国医药科技出版社,2016.

3.张仲景.伤寒论[M].太原:山西科学技术出版社,2018.

4.张仲景.金匮要略[M].北京:人民卫生出版社,2017.

5.皇甫谧.针灸甲乙经[M].北京:中国医药科技出版社,2018.

6.巢元方.诸病源候论[M].太原:山西科学技术出版社,2015.

7.孙思邈.千金方[M].南京:江苏凤凰科学技术出版社,2019.

8.孙思邈.备急千金要方[M].太原:山西科学技术出版社,2020.

9.赵佶敕.大德重校圣济总录[M].成都:四川人民出版社,2018.

10.王怀隐.《太平圣惠方》校注[M].郑州:河南科学技术出版社,2015.

11.朱震亨.丹溪心法[M].北京:中国医药科技出版社,2020.

12.杨继洲.针灸大成[M].太原:山西科学技术出版社,2017.

13.徐凤.针灸大全[M].北京:中国医药科技出版社,2021.

14.楼英.医学纲目[M].北京:中国医药科技出版社,2021.

15.张介宾.景岳全书[M].杭州:浙江古籍出版社,2017.

16.王肯堂.证治准绳·眼科[M].北京:中国中医药出版社,2018.

17.戴思恭,程志源.推求师意[M].北京:中国中医药出版社有限公司,2021.

18.李时珍.本草纲目[M].北京:光明日报出版社,2015.

19.李时珍.濒湖脉学[M].北京:中国医药科技出版社,2020.

20.徐春甫.古今医统大全[M].合肥:安徽科学技术出版社, 1995.

21.黄元御.黄元御医书全集[M].北京:中医古籍出版社,2016.

22.张璐.张氏医通[M].北京:中国医药科技出版社,2011.

23.王清任.医林改错[M].北京:中国医药科技出版社,2018.

24.林佩琴.类证治裁[M].北京:中国医药科技出版社,2011.

25.吴谦.御纂医宗金鉴[M].太原:山西科学技术出版社,2011.

26.叶桂.临证指南医案[M].北京:中国医药科技出版社,2020.

27.叶茶山.采艾编翼[M].北京:中医古籍出版社,1985.

28.李东垣.兰室秘藏[M].北京:中国医药科技出版社,2016.

29.严用和.严氏济生方[M].北京:中国医药科技出版社,2012.

30.徐江雁,刘文礼《儒门事亲》校注[M].郑州:河南科学技术 出版社,2015.

31.王耀帅,陈仁寿.针经三书[M].北京:中国中医药出版社, 2010.

32.贾春华,钟相根.金匮要略[M].北京:中国中医药出版社, 2021.

33.王文远.王氏平衡针疗法[M].北京:中国中医药出版社, 2016.

34.温木生.腹针疗法治百病[M].北京:人民军医出版社,2010.

# 后　　记

　　匈牙利是一个人口不足千万(979.8万)的国家,国土面积93 030km²,位于欧洲的中部,被誉为"镶嵌在多瑙河上的明珠"。著名而美丽的欧洲第二大河多瑙河,从斯洛伐克南部流入匈牙利,从首都布达佩斯穿城而过,西岸为布达,东岸为佩斯,以链子桥为纽带。布达佩斯是一座安静的城市、朴素的城市、浪漫的城市、富有文化底蕴的城市,更是世界上为数不多的美丽的双子城市。按人口比例计算,匈牙利是获诺贝尔奖密度最高的国家,迄今为止已有14位匈牙利人获诺贝尔奖,他们在文学、生理学或医学和物理学等领域为人类作出了杰出的贡献,成为诺贝尔奖密度最高的国家。匈牙利人都以此为荣,引以为豪。罗伯特·巴拉尼在1914年因对于内耳前庭的生理学与病理学研究而获得诺贝尔生理学或医学奖;圣捷尔吉·奥尔贝特关于维生素C和延胡索酸的催化作用而获得1937年的诺贝尔生理学或医学奖;盖欧尔格·冯贝凯希于1961年获得了诺贝尔生理学或医学奖,主要贡献是对于哺乳动物听觉器官中耳蜗所发挥的功能的发现和研究成果;阿夫拉姆·赫什科由于发现了泛素调节的蛋白质降解,获得了2004年诺贝尔化学奖,也是中国科学院外籍院士。匈牙利公立幼儿园以及12年义务教育都是免费的,只需要交一些伙食费和学杂费。高等教育阶段,学生可以申请贷款,以后免息偿还。读到博士,可以领取不低的薪资,依靠读书深造,可以养活自己,从而有时间和精力作出更多的科研成绩。

有这么一首耳熟能详的诗:"生命诚可贵,爱情价更高,若为自由故,二者皆可抛!"诗的作者就是裴多菲,他是匈牙利的爱国诗人和英雄,也是匈牙利民族文学的奠基人,革命民主主义者,为了这首诗的真谛,在同沙俄军队作战时牺牲,献出了年轻的生命,年仅26岁。把裴多菲的作品介绍到中国来,首推鲁迅先生。鲁迅先生的塑像坐落于裴多菲的故乡基什克勒什市,他是裴多菲作品的传播者,亲自写过裴多菲传,译过他的7首诗,在文章中多次引用他的话,称他为"诗人和英雄"。

匈牙利也算是老牌体育强国,纵观奥运历史,匈牙利共计获得465枚奖牌,按人数比例是最高的。当谈到地铁时,或许你知道莫斯科是一个"地铁城"。但是,你可能不知道欧洲大陆的第一条地铁是在匈牙利建成的。匈牙利地铁1号线具有128年的历史,1896年建成,于2002年被宣布为世界文化遗产。匈牙利官方语言是匈牙利语,货币是福林。匈牙利民风朴实,主要信奉天主教,老百姓的工资水平远远低于西欧地区。当地居民对中国人十分友好,有许多风俗习惯和中国一样,本地人很喜欢中国餐,有很多人讲中文,是欧洲唯一一个把中文纳入双语教学的国家。中匈关系源远流长,匈牙利人对中国有着谜之好感,他们一致认为,古时候在中国大西北以放牧为生骁勇善战的匈奴人是他们的祖先。根据中国匈奴人销声匿迹的时间以及欧洲匈牙利人崛起的时间,二者某种程度上是有渊源的。匈牙利一直以来都是中国的"老朋友",两国从1949年建交以来一直保持着友好的全面的合作关系。

我于2019年2月11日晚抵达匈牙利布达佩斯,12日即投入甘肃—匈牙利岐黄中医中心的医疗工作。国外接诊患者均采用预约制,患者可以通过电话、Facebook、E-mail等形式提前预约就诊时间及接诊医生,患者就诊时需提前半小时达到诊所候诊,接诊一个患者大约用时一个小时,采取一诊室一患者的诊疗模式。如果患者预约的时间无法正常就诊,需提前通过打电话或者E-mail等形式取消预约或者更换就诊时间,这其中不收取任何变更费用。接诊过程中,对于讲英语的患者我直接接诊,对于讲匈牙利语的患者则由翻译协助完成接诊。在接诊俄罗斯、法国、德国、韩国等国家的患者时,经常需要两个翻译,需要把俄语、法语、德语、韩语等翻译成英语或匈牙利语,再翻译成汉语。

作为中医药文化的传播者,如何让匈牙利人民信任、深爱中医?经过28年近两代人中医药同行们的努力,2014年12月17日匈牙利国会终于立法,使中医药行医合法化。2015年9月18日,匈牙利人力资源部又在该法律的基础上制定了实施细则,该法令对中医药行医从业人员许可证发放进行了规定。申请人需要向匈牙利医疗注册培训中心递交至少5年的中医药高等教育文凭、至少5年中医药专业经历,并掌握专业语言,才有资格向有关当局递交申请。

亲和自信,亲力亲为,大力宣传、推广中医药文化。自2019年2月12日工作至两年援外医疗工作结束,期间不忘初心,踏实工作,认认真真地服务于当地及不同国家各界人士。严于律己,履尽职责,先后诊治了来自欧洲、美洲、非洲、亚洲等各大洲50多个国家的患者。期间所治疾病,复杂程度高于国内,从渐冻症、肿瘤到哮喘,从小儿科疳证到心血管科的心脏瓣膜钙化,从皮肤科的牛皮癣到外科的痈疽,从妇科病的不孕症到骨伤科的脊柱疝,从脾胃病的溃疡到精神病的抑郁、焦虑等,每天都会遇到截然不同的病种。欣慰的是有很多患者,西医无效但却是中医帮到了他们，他们无比开心和感激，感激我，感谢中医！看到自己辛勤的付出能够让各国就诊的患者感受到中医的博大精深，从而对我们的中医充满感激之情，是我最为幸福的时刻。

用中国智慧服务于匈牙利当地民众，欧洲、美洲等各大洲患者，为挪威、韩国、中国等国驻匈牙利大使馆工作人员及匈牙利各界传媒人士提供医疗服务，吸引来了匈牙利、美国、土耳其、日本、韩国、希腊、中国等国患者，纷纷介绍亲朋好友前来就诊，也有患者慕名从周边国家前来就诊，充分体现了中医药及中国传统文化的魅力，大力宣传、推广了中医药文化，大大促进了中匈文化交融和民心相通。众所周知，韩国人很喜欢针灸。韩国驻匈牙利大使夫人一直以来都是我的患者，2019年5月29日在匈牙利多瑙河上发生的韩国观光船翻覆事故，成为当地68年以来死伤最为惨重的事故之一。身为大使夫人，沉船事件后出现了焦虑、紧张、失眠、腰痛、足跟痛等症状，一直坚持针灸调理，并取得了满意的疗效。大使的厨师，长期偏头痛、腰腿痛，也是我的忠实患者，直到韩国大使结束在匈牙利的三年任期，临行前他们仍然坚持针灸治疗。

在《匈牙利新导报》发表中医科普文章20余篇；为当地从事中医药的医师及中医爱好者开展中医讲座，普及宣传中医药文化，展现了一名教育工作者及医务工作者良好的专业水准，受到参与培训人员的喜爱和好评；参加了匈牙利华人华侨"中国春"精彩纷呈的中国文化吸引了无数匈牙利民众。参加了匈牙利退休人员义诊活动，义诊让中医逐渐走进匈牙利民众心中，80%的匈牙利民众接受中医治疗，他们深信针灸，热爱针灸，需要针灸。看到匈牙利老人充满信任和渴望获得帮助的眼神，内心感触颇多！医者仁心，那一刻真心希望能用一己之力真真正正地帮助到这些老人。

"传承精华,守正创新",大力协助并参加了中东欧中医药学会学术会议。参加全球同庆首个"世界中医药日"庆典暨第十六届世界中医药大会新闻发布会,聆听各位同仁精彩汇报,亲身体验手法演示,交流学习。在参会人员中,有我们熟悉的人,我们的校友、同事、原甘肃中医学院针灸推拿系张毅教授,现任世中联副主席、南非针灸学会会长;师从于郑魁山、杨甲三、贺普仁针灸名家的陆飚教授,现任全美中医药大学联合会针灸部主任;全美多所中医药大学客座教授及博士生导师,他们均参加了会议,并做了精彩的发言。

在异国他乡工作虽然寂寞而又艰辛,但依然感觉温暖。2019年3月甘肃省副省长一行前来中心慰问援外医生,并给予高度评价和工作肯定。学校、附属医院、学院领导、人事处、国际交流合作处组织召开援外人员家属慰问会,让我倍感温暖,也让我心怀感恩。与此同时,亲爱的家人、同事、朋友和同学们对我也是无比的担忧与惦念,对本人安危表示了关心和牵挂!

予人玫瑰,手留余香。中医药造福中外患者,一分付出,一分收获,自己辛勤的工作和努力的付出,得到了前来就诊的各国患者的一致好评,中国医生在他们心目中非常的伟大、谦和而富有亲和力。我也荣幸地成为他们的 lovely doctor、best doctor、fantastic doctor……他们的微笑和竖起的大拇指是对我工作的莫大肯定,也更是对祖国医学的认可。

依依离别情,两年的援外医疗工作忙碌而充实,在自己喜欢的平凡岗位上做了应该做的事情,帮助到了需要帮助的人,作为一名教育工作者、医务工作者这就是最大的幸福。两年来历经匈牙利第一、二波疫情,期间有汗水,有泪水,有欣慰,有辛酸,有艰辛和不易,但更多是收获了人生中一种可贵的经历;收获了疫情恐慌中带来的惊喜(有很多匈牙利、日本、中国不孕不育的患者在中医的帮助下,有了自己可爱的宝宝,并打电话,发邮件表达了对医生的感激之情)。针灸花开香布达,妙手回春在佩斯,中医神技效为王,连理并蒂采其薇。收获了与患者及邻居老人忘年之交的深厚友谊……(疫情期间与邻居老人相互陪伴,相互帮助,产生了深厚的母女情,有幸品尝了老人家做的各种美食,每种食物都倾注了老人浓浓的情谊)依依离别情,紧紧相拥,潜然泪下,与患有新冠肺炎的法国患者视频告别……(法国患者得知我要离开匈牙利,坚持要与我告别,诊所安排了视频告别)现在想起仍有温度!回头看时,庆幸自己的坚持和执着,感恩亲爱的患者两年来的支持和信任,感激邻居老人和身边温暖的人提供的一切帮助和陪伴!

## 附:悬壶镜鉴

中医药历经数千年源流不息,赓续不辍,济世活人,造福华夏。尤其针灸乃中医药中之奇葩。源中国古典之哲学,循华夏文明源头,植黄帝灵枢理论之本;流中华文化之血脉,依天人合一思想,发气血经络运行之端。承源流,明纲纪;定腧穴,化配伍;依四时,有开阖;创手法,立规矩;四季明,因时宜;治疾厄,砭针始;文明续,有针灸。

针灸者中华之智慧,人类之幸事。启天地之理,张治病之法。针灸治病,循经取穴,有上下左右之别;针灸疗疾,内经外络,有奇经八脉之异。揣摩者,探腧穴气血之节,下针深浅自明;运针者,调经络气机之畅,行针手法自如。由此,以字载之,用文叙之,理法方穴传千古,济世活人开万端。

医案者,医之诊疗之实录,案之经验之总结。但凡医者,无不重视。名医大家，精撰遗世。后世之学，视作奇珍，尚为宝馔。经世之谈，别具一格，阐发幽微。当学医者，成才成医，济世活人，无不敝帚自珍。吾为中医，以针灸立世。悬壶济世，发慈悲愿景。解病痛，除疾厄。书记诊疗过程与针灸处方，阐发疾病源流与治验心得。两载治验，效如桴鼓者有之，覆杯而愈者有之，针药合用愈疾者亦有之。凡此种种，尤其域外针灸治要，更当存证。若此，当留清誉在兹，更存验案集册。若是，医者当治病除疾，临证治验存真，由案索骥。立一家之言，以表凤愿，成一方学术，方便后学。为医者上下求索，医途漫漫，择一事终一生，用一生成一事，此是医者之愿，患者之福。

王薇
农历甲辰年季春于金城

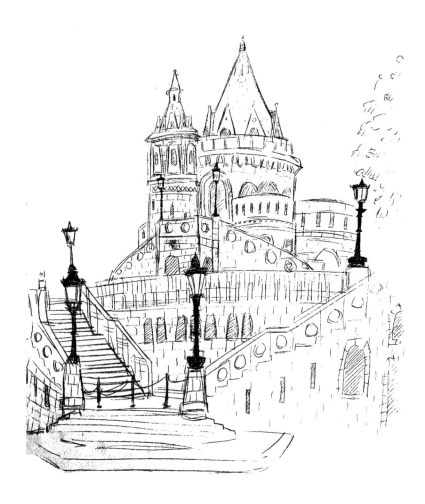